Port-Operationen

Springer Nature More Media App

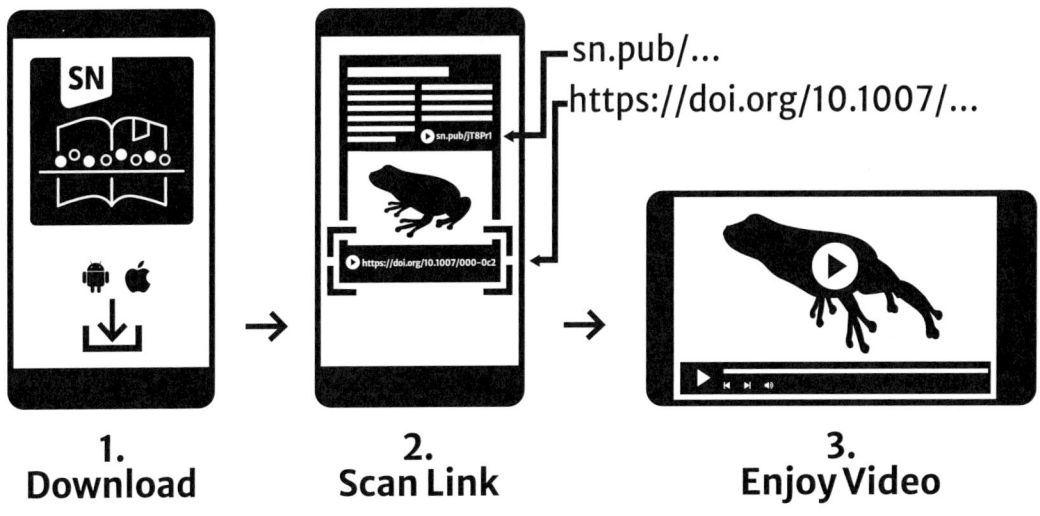

sn.pub/...
https://doi.org/10.1007/...

1.
Download

2.
Scan Link

3.
Enjoy Video

Support: customerservice@springernature.com

Roland Hennes
(Hrsg.)

Port-Operationen

Implantations- und
Explantationsverfahren in Praxis
und Klinik

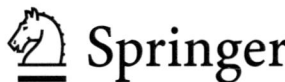 Springer

Hrsg.
Roland Hennes
Klinik für Allgemein-, Viszeral-
und Transplantationschirurgie
Universitätsklinikum Heidelberg
Heidelberg, Deutschland

Die Online-Version des Buches enthält digitales Zusatzmaterial, das durch ein Play-Symbol gekennzeichnet ist. Die Dateien können von Lesern des gedruckten Buches mittels der kostenlosen Springer Nature „More Media" App angesehen werden. Die App ist in den relevanten App-Stores erhältlich und ermöglicht es, das entsprechend gekennzeichnete Zusatzmaterial mit einem mobilen Endgerät zu öffnen.

ISBN 978-3-662-67270-9   ISBN 978-3-662-67271-6   (eBook)
https://doi.org/10.1007/978-3-662-67271-6

Die Deutsche Nationalbibliothek verzeichnet diese Publikation in der Deutschen Nationalbibliografie; detaillierte bibliografische Daten sind im Internet über https://portal.dnb.de abrufbar.

Planung/Lektorat: Fritz Kraemer
Springer ist ein Imprint der eingetragenen Gesellschaft Springer-Verlag GmbH, DE und ist ein Teil von Springer Nature.
Die Anschrift der Gesellschaft ist: Heidelberger Platz 3, 14197 Berlin, Germany

Das Papier dieses Produkts ist recycelbar.

Geleitwort

Seit 18 Jahren entwickelt Prof. Hennes kontinuierlich die Operationstechniken für zentralvenöse Katheter, insbesondere für Ports. Dies mün-
dete in die Gründung des Portzentrums an der Chirurgischen Universitätsklinik Heidelberg, das erste Portzentrum an einer Universitätsklinik weltweit. Er führt dieses Portzentrum erfolgreich seit 2011 mit der Erfahrung
von inzwischen 20.000 eigenen Port-Operationen. Anhand mehrerer durch-
geführter Studien des Studienzentrums der Chirurgischen Universitätsklinik
Heidelberg zu Ports konnten die angewandten Operationstechniken überprüft und evaluiert werden.

Sein umfassendes Wissen zu den Operationstechniken von zentralvenösen Kathetern und die Entwicklung alternativer und mikrochirurgischer
Verfahren erhöhen die Erfolgsrate, reduzieren intra- und postoperative Komplikationen auf ein Minimum und verbessern die Lebensqualität der Port-
Träger. Doch nicht nur die Operationstechniken sind in seinem Fokus, sondern auch die Port-Pflege, der er ein eigenes Lehrbuch mit Frau Gisela Müller, Pflegedienstleitung der Chirurgischen Universitätsklinik Heidelberg,
gewidmet hat.

Beides, eine standardisierte, evidenzbasierte Operationstechnik und eine
ebenso professionelle Pflege der Port-Patienten, gibt den ganzheitlichen
Kontext für einen zufriedenen und kompetent therapierten Patienten.

Der Verbreitung dieses Lehrbuch wünsche ich den gebührenden Erfolg,
den dieses wichtige Thema für die Versorgung unserer onkologischen und
Ernährungs-Patienten hat.

Prof. Dr. med. Christoph Michalski
Universitätsklinik Heidelberg
Chirurgische Klinik

Vorwort

Mit der Erstbeschreibung der Portkatheter durch Niederhuber 1982 haben Ports als zentralvenöse Katheter in den letzten 40 Jahren eine zentrale Rolle in der Behandlung von onkologischen Patienten eingenommen. Eine ähnliche Bedeutung haben sie auch für alle Patienten, die einer dauerhaften parenteralen Ernährung bedürfen.

Portkatheter zeigen gegenüber anderen zentralvenösen Kathetern, wie Hickman, ZVK und Picc-Kathetern, viele entscheidende Vorteile. Ports geben den Patienten die beste Lebensqualität. Praktisch alle körperlichen Aktivitäten und Sportarten wie Schwimmen, Langlauf, Tennis, um einige zu nennen, können problemlos durchgeführt werden. Sie können mindestens 5 Jahre im Körper verbleiben, bevor sie aufgrund von Materialermüdung entfernt oder gewechselt werden sollten. Eine der wichtigsten Aspekte für den Patienten ist jedoch die geringste Infektionsrate gegenüber allen anderen Kathetern.

Damit all diese Vorteile zum Tragen kommen, sind standardisierte und evidenzbasierte Operationstechniken notwendig.

Gerade für unsere Patienten mit schwierigen Gefäßsituationen, Rezidiveingriffen und Tumoren, die beispielsweise eine Portanlage im Thorax-Bereich unmöglich machen, sind alternative Operations-Methoden und Techniken notwendig.

Die Wertschätzung für diese Operationen ist gegenüber diesen Anforderungen erstaunlicherweise oft sehr gering, auch innerhalb der Chirurgie und anderen Disziplinen, die Port-Operationen durchführen. Als „kleiner" Eingriff wird er oft abgetan, der „als letzter Punkt" des Operations-Tages vom jüngsten Assistenten durchgeführt werden soll.

Wie auch die Sichtweise dazu sein mag, die Anforderungen an eine exzellente Chirurgie sind insbesondere auch für die Chirurgie der zentralvenösen Katheter zu fordern und umzusetzen. Dazu möge dieses Lehrbuch eine Inspiration und Unterstützung sein.

Die Lebensqualität und auch das Überleben der Patienten hängt ganz entscheidend von der Umsetzung der Exzellenz für diese Chirurgie ab.

Dies geht einher mit einer kompetenten Pflege der Port-Patienten.

In diesem Sinne ist für die Planung und standardisierte Durchführung der Operationen die konstruktive interdisziplinäre Zusammenarbeit aller beteiligten Berufsgruppen wichtig.

Alle Maßnahmen und handlungsorientierten Schritte dienen einer kompetenten und professionellen Behandlung der Patienten, die durch ihre Krebserkrankungen maximal herausgefordert sind.

Es ist das Privileg der Operateure, einen Unterschied zu machen für die Bedürfnisse und die Zufriedenheit dieser Patienten, um am Ende die Versorgungsqualität zu verbessern.

Roland Hennes

Inhaltsverzeichnis

Über den Herausgeber

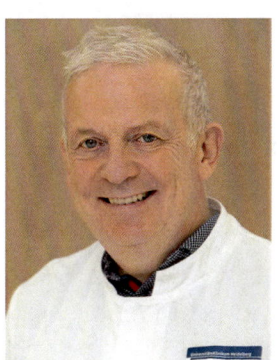

Prof. Dr. med. Roland Hennes Leiter des Heidelberger Portzentrum.

Prof. Dr. med. Roland Hennes gründete 2011 das weltweit erste Portzentrum an einer Universitätsklinik. In Zusammenarbeit mit dem Deutschen Studienzentrum der Chirurgischen Universitätsklinik Heidelberg konnte er – evidenzbasiert – Operationstechniken weiterentwickeln und neue mikrochirurgische Verfahren etablieren.

Er verfolgt einen ganzheitlichen Ansatz für die Behandlung der Port-Patienten, um die Versorgungs- und Lebensqualität der Patienten zu verbessern. Mit dem Nationalen Tumorzentrum und weiteren Kliniken der Universitätsklinik Heidelberg konnte er in 18 Jahren umfassende Erfahrungen mit vielen tausenden Port-Patienten sammeln und die operative Expertise anhand von über 20.000 Port-Operationen entwickeln.

Autorenverzeichnis

Karoline Bleymehl Klinik für Anästhesiologie, Universitätsklinikum Heidelberg, Heidelberg, Deutschland

Prof. Dr. med. De-Hua Chang Radiologie und Nuklearmedizin, Kantonsspital Luzern, Luzern, Schweiz

Dr. med. Vanessa Eichel Sektion für Krankenhaus-und Umwelthygiene, Zentrum für Infektiologie, Universitätsklinikum Heidelberg, Heidelberg, Deutschland

Prof. Dr. Reinhart T. Grundmann Arzt für Chirurgie, Unfallchirurgie, Gefäßchirurgie, Medizinischer Sachverständiger, Burghausen, Deutschland

Dr. med. Dipl.-Ing. Hans Haindl Sachverständiger für Medizintechnik, Wennigsen, Deutschland

Prof. Dr. med. Roland Hennes Klinik für Allgemein-, Viszeral- und Transplantationschirurgie, Universitätsklinikum Heidelberg, Heidelberg, Deutschland

Felix Johannes Jost Universitätsklinikum Heidelberg, Heidelberg, Deutschland

Alexander Daniel Wollkopf Institut für Hygiene und Public Health, Universitätsklinikum Bonn, Bonn, Deutschland

Teil I
Grundlagen und Operationsvor-
bereitung

Grundlagen und Bedeutung von zentralvenösen Kathetern und die Stellung der Portkatheter

Roland Hennes

▶ Zentralvenöse Katheter haben in der stationären wie auch in der ambulanten Behandlung schon immer eine herausragende Stellung für die Behandlung von Krebs- und Ernährungspatienten eingenommen. Die wichtigsten zentralvenösen Katheter wollen wir in diesem Kapitel kurz behandeln; zu diesen gehören der ZVK, der Hickman-Katheter, der Demerskatheter, der PICC-Katheter und die Portkatheter.

Zentralvenöse Katheter zeigen hinsichtlich ihres Aufbaus und Funktion unterschiedliche Anwendungen. Die Indikationen gleichen sich zum Teil und gleichzeitig müssen immer die individuellen Bedürfnisse des Patienten bedacht werden.

Die Zugangswege für die zentralvenösen Katheter sind die Vena jugularis interna und externa, die Vena subclavia, die Vena cephalica im Bereich der Mohrenheim'schen Grube, die Vena basilica am Arm, die Vena cephalica im Bereich der äußeren Ellenbeuge, die Vena brachialis und die Vena femoralis mit ihren Zuflüssen.

Abhängig vom Katheter haben sich bevorzugte Zugangswege ergeben.

R. Hennes (✉)
Klinik für Allgemein-, Viszeral- und Transplantationschirurgie, Universitätsklinikum Heidelberg, Heidelberg, Deutschland
E-Mail: Roland.Hennes@med.uni-heidelberg.de

Während zentralvenöse Katheter heutzutage aus der klinischen Behandlung, insbesondere von Krebs- und Ernährungspatienten, nicht mehr wegzudenken sind, ist ihre Anwendung mit Risiken für den Patienten verbunden, wenn in der Pflege und Handhabung der zentralvenösen Katheter nicht strenge Hygienemaßnahmen beachtet werden und die Pflegenden nicht geschult sind (Needleman et al. 2002). Zu diesen Risiken gehören vor allem systemische und auch lokale Infektionen, die über den Blutstrom in den Körper eingebracht werden oder durch eine septische Streuung zu einer Katheter-Infektion führen (Hennes und Müller 2021; Bundesgesundheitsbl 2017).

1.1 Portkatheter

Portkatheter kennen wir seit Niederhuber, der in den 1990er-Jahren Ports in den klinischen Bereich etabliert hat. Inzwischen sind Portkatheter in Bezug auf Material und Hochdruckfähigkeit weiterentwickelt worden.

Ein Portkatheter setzt sich zusammen aus Portkammer, Verbindungsmechanismus und Portkatheter (Abb. 1.1, Abb. 1.2).

Im Portzentrum Heidelberg verwenden wir seit 12 Jahren nur noch Hochdruck-Ports, d. h. Ports, die mit einer Flussgeschwindigkeit von 5 ml/sec belastet werden können. Sie sind damit für die Kontrastmittelgabe im Rahmen einer CT-

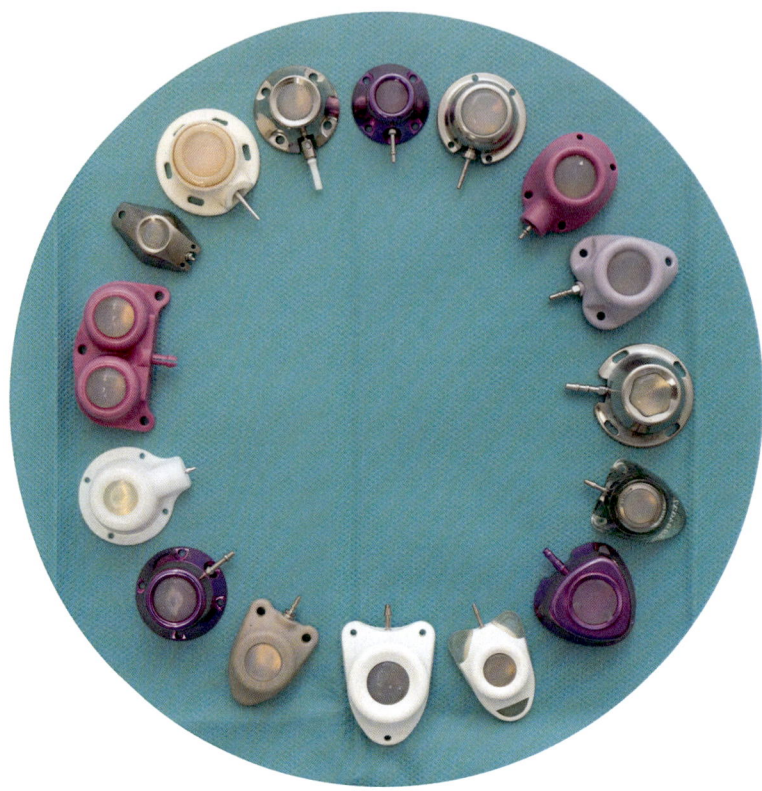

Abb. 1.1 Portkammern in unterschiedlichen Größen und Ausführungen. (© R. Hennes; alle Rechte vorbehalten)

und MRT-Untersuchung geeignet. Insbesondere für onkologische Patienten, die heute in einem modernen Setting für ihre Staging-Untersuchungen ein CT und/oder MRT erhalten, ist diese Funktion des Portkatheters ein großer Vorteil. Portkatheter können mit einliegender Nadel in MRT-Geräten bis 3 T verwendet werden.

Sie können über Jahre im Körper verbleiben und haben damit die längste Liegedauer von allen zentralvenösen Kathetern.

Selbst Ports, die über 10 Jahre m Körper eines Patienten verblieben sind, zeigten fast alle noch eine gute Funktion. Allerdings finden sich dann öfters Material-Ermüdungen, die sich in Einrissen und weiteren Problemen äußern. Daher empfehlen wir, dass der Port nach 5 Jahren gewechselt oder entfernt werden sollte (siehe Kap. 3 Materialien).

Portkatheter bieten gegenüber allen zentralvenösen Kathetern für die Patienten die beste Lebensqualität. Tatsächlich können alle Sportarten und körperlichen Tätigkeiten ausgeführt werden. Darin sind die Patienten nicht eingeschränkt.

Da das Implantat vollständig unter der Haut verschwindet, ist eine Infektion von außen nicht gegeben. Nur durch die Benutzung des Portkatheters und die Punktion der Portkammer ist eine Infektion von außen möglich. Hier ist, wie bei allen Kathetern, die Pflege unter den Vorgaben einer strengen Hygiene notwendig, um Infekte zu vermeiden.

Wie oben dargestellt, können auch durch septische Streuung über den Blutstrom Patienten mit zentralvenösem Katheter ggf. eine Infektion bekommen.

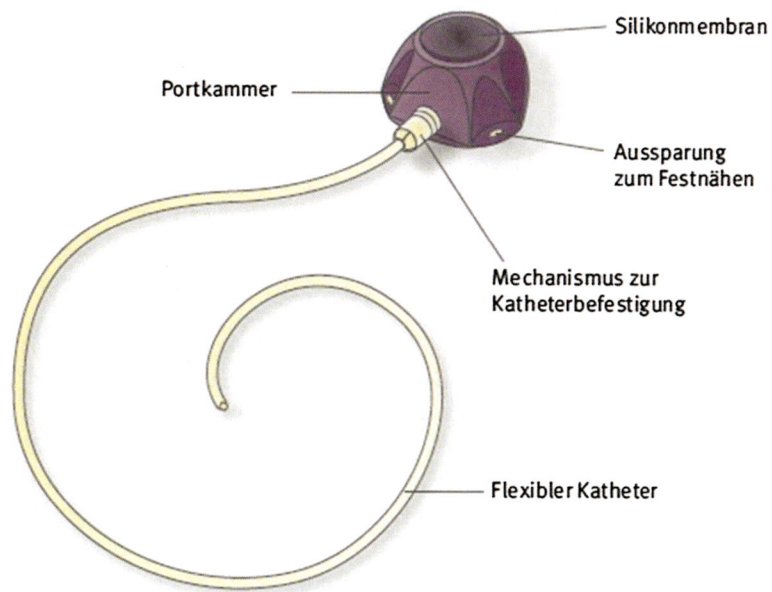

Silikonmembran

Portkammer

Aussparung
zum Festnähen

Mechanismus zur
Katheterbefestigung

Flexibler Katheter

Abb. 1.2   Aufbau eines Portkatheter-Systems. (© R. Hennes; alle Rechte vorbehalten)

1.1.1   Auswahl der Portkammern und Portkatheter und Beachtung kosmetischer Aspekte

Durch viele tausende Gespräche mit Port-Patienten, insbesondere Patientinnen mit gynäkologischen Erkrankungen, wird das Bedürfnis nach einem guten kosmetischen Ergebnis und einer der Konstitution angepassten Portkammergröße deutlich.

Wir verwenden im Portzentrum 5 verschiedene Portkammergrößen, die wir individuell an die Gewebetiefe des Weichteilmantel anpassen.

Als Portkatheter setzen wir Größen von 6,6 F, 7,5 F und 9 F ein.

Der 9 F-Katheter gehört zu einem Apherese-Port, der therapeutisch zur „Blutreinigung" genutzt wird. Über einen 6,6 Fr-Katheter können grundsätzlich fast alle Therapien gegeben werden.

Wir achten sehr genau auf die Größe der Schnittführung und das kosmetische Ergebnis. Und natürlich ist es für alle Patienten wichtig, dass eine Stigmatisierung über die Portkammer oder den Katheterverlauf, der durch die Haut sichtbar wird, nicht stattfinden soll (siehe dazu die entsprechenden Kapitel zur Implantation über Venae sectio). Hier werden die Schnittführung und die Auswahl des Materials genauer beschrieben.

1.1.2   Zusammenfassung Portkatheter

Aus der Erfahrung am Universitätsklinikum Heidelberg von über 40.000 Port-Patienten in den letzten 18 Jahren gilt es festzustellen, dass Portkatheter neben der besten Lebensqualität für den Patienten einen langlebigen und sicheren venösen Zugang bietet und den Patienten in seinem Alltag am wenigsten einschränkt.

Voraussetzung hierfür ist eine kompetent und professionell durchgeführte Portoperation mit der richtigen Auswahl der Materialien (Portkammergrößen, Kathetergrößen) und einer ebenso professionellen Portpflege der Patienten.

1.2 Der ZVK – Zentraler Venenkatheter

Der ZVK ist mit Abstand der am häufigsten genutzte zentralvenöse Katheter, der in der Akutmedizin als auch auf Intensivstationen und für Narkosen genutzt wird. Bevorzugte Zugänge sind die Vena jugularis interna, Vena jugularis externa sowie die Vena subclavia, aber auch die Vena femoralis wird zur Anlage des ZVKs genutzt. Der ZVK wird in der Regel über Punktion eingebracht. Die Liegedauer eines ZVKs wird nicht klar definiert. Grundsätzlich sollte ein ZVK, wenn keine Indikation mehr besteht, so früh wie möglich entfernt werden. Es weisen verschiedene Studien darauf hin, dass kein routinemäßiger Wechsel des ZVKs zur Infektionsprävention indiziert ist (Bundesgesundheitsbl 2017) (Abb. 1.3).

1.3 PICC-Katheter

Der PICC-Katheter wird über eine peripher gelegene Vene, z. B. die Vena cephalica, Vena brachialis, durch Punktion oder Venae sectio eingelegt und zentral vorgeschoben. Insbesondere in den USA werden PICC-Katheter häufig implantiert (Abb. 1.4). Im Vergleich zu Ports zeigen PICC-Katheter zwar ein höheres Infektionsrisiko, kommen jedoch den guten Ergebnissen der Portkatheter sehr nahe. Sie zeigen allerdings eine vom Hersteller vorausdefinierte Liegedauer, die drei Monate nicht überschreiten sollte. Der PICC-Katheter kann sicher eine vorübergehende Lösung für einen zentralvenösen Katheter darstellen, der länger als ein ZVK liegt und für verschiedene Anwendungen im klinischen Setting genutzt werden kann. Er zeigt jedoch auch typische Risiken, die diesem Katheter eigen sind. So werden Verschiebungen der PICC-Katheter-Spitze am Vorhof des Herzens bis zu 4 cm durch die Bewegung des Armes nach oben beobachtet. Das bedeutet, es können Irritationen am Herzen beobachtet werden mit Herzrhythmusstörungen, die insbesondere nachts auftreten. (Baskin et al. 2008).

Diese Symptome können erhebliche Beeinträchtigungen der Patienten verursachen. Des Weiteren zeigen sich aus eigener Erfahrung verschiedene mechanische Komplikationen der Katheter, die zur Entfernung des PICC-Katheters führten. Es kam zu Irritationen am Oberarm oder auch zum Bruch des Katheters mit Extravasat in der Ellenbeuge bei distaler Anlage im Unterarm (siehe Kap. 16, Abb. 16.11). Weiterhin berichten die Patienten, insbesondere die jüngeren Patienten, dass ihre Lebensqualität erheblich eingeschränkt ist. Schwimmen ist nicht möglich, sportliche Betätigung und andere Belastungen über den Arm sind eingeschränkt.

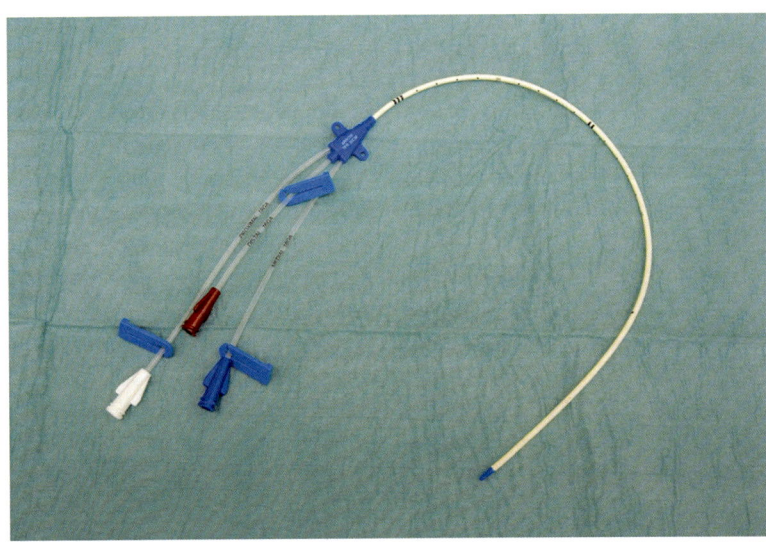

Abb. 1.3 ZVK. (© R. Hennes; alle Rechte vorbehalten)

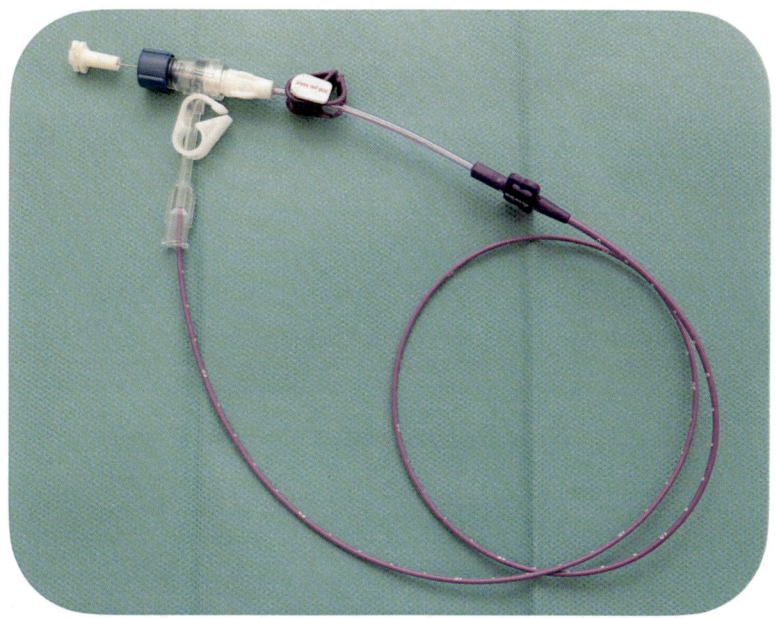

Abb. 1.4 PICC-Katheter. (© R. Hennes; alle Rechte vorbehalten)

Weiterhin zeigten verschiedene Studien, dass der PICC-Katheter signifikant erhöhte Risiken für Thrombosen, Thrombophlebitiden, Katheterfehllagen und Dislokationen hatten (Patel et al. 2014; Chopra et al. 2013).

1.4 Hickman-Katheter

Der Hickman-Katheter ist ein teilimplantierter Katheter, der über einen längeren Zeitraum (über 1 Jahr) im Körper verbleiben kann. Den Hickman-Katheter gibt es in ein- bis mehrlumigen Ausführungen. Die Indikation ist die Gabe von Stammzellen, von parenteralen Ernährungslösungen und auch zur Chemotherapie. Wie bei allen Kathetern ist auch hier auf die Umsetzung der Hygienemaßnahmen zu achten. Der Katheter ist nur teilimplantiert, wird in der Regel pectoral ausgeleitet und reagiert auf Verletzung und grobe Gewalt sehr empfindlich. Immer wieder zeigt sich in der Praxis, dass beim Duschen oder anderen Körperpflegemaßnahmen der Katheter versehentlich gezogen wird. Die Dacron-Muffe, die zum Einwachsen des Katheters unmittelbar unter der Ausleitungsstelle für eine Fixierung sorgt, ist nur bedingt belastbar. Dieser Umstand sollte dem Patienten ausführlich mitgeteilt werden. Auch wenn der Katheter angenäht wird, stellt dies nur eine bedingte Sicherheit dar. Da der Katheter aus Silikon besteht, kann er durch spitze Gegenstände und auch durch das Kneifen mit den Fingernägeln beschädigt werden und es kann zu Leckagen am Katheter kommen. In diesem Zusammenhang ist insbesondere darauf hinzuweisen, dass beim einlumigen Hickman-Katheter das Abklemmen mit dem Clip nur im verstärkten Bereich erfolgen soll (siehe Abb. 1.5).

Portkatheter oder Hickman-Katheter?

Immer wieder stellt sich im klinischen Bereich für den Patienten die Frage: Soll besser ein Hickman-Katheter oder ein Portkatheter angelegt werden?

Portkatheter
Vorteil:

- kann über 5 Jahre im Körper verbleiben
- geringste Infektionsquote

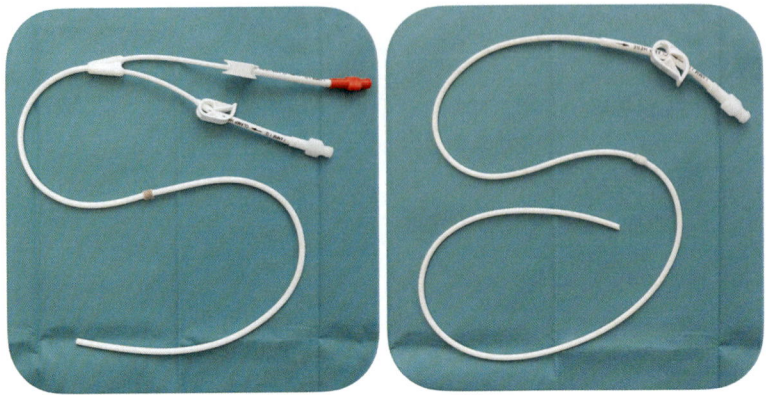

Abb. 1.5 a,b Ein- und Doppelumiger Hickman-Katheter. (© R. Hennes; alle Rechte vorbehalten)

- beste Lebensqualität, keine Einschränkung der körperlichen Tätigkeiten

Nachteil:

- Die Portkammer muss zur Nutzung des Portkatheters jeweils punktiert werden oder mit einer Dauernadel für maximal 7 Tage versorgt werden.
- Nur geschultes Personal sollte einen Patienten mit einem Portkatheter pflegen respektive punktieren.

Hickman-Katheter

Vorteil:

- Große Volumina können injiziert werden.
- Der Katheter kann auch vom Patienten selbst oder von den Angehörigen nach Schulung bedient werden.
- Für die Gabe von Stammzellen geeignet.

Nachteil:

- deutliche Verletzungsgefahr des Katheters
- höhere Infektionsgefahr
- aufwendige Verbandsanlagen und Verbandswechsel

- Einschränkung von körperlicher Betätigung und Sport

Für die Indikationsstellung ist immer das Bedürfnis des Patienten ausschlaggebend.

Fallbeispiel

Ein Manager, der seine Ernährungslösung selbstständig anhängt und sich dementsprechend schulen ließ, weil er früh morgens in seine Firma fahren muss, hat auf einen Hickman-Katheter bestanden. Die Priorität war seine Firma und nicht das Schwimmen, also seine sportlichen Ambitionen. ◀

1.5 Demers-Katheter

Der Demers-Katheter wird zur Dialyse verwandt (Abb. 1.6 und 1.7). Wir werden hier nur in verkürzter Form auf diesen Katheter eingehen. Dialysekatheter haben für den Patienten eine ganz besondere Bedeutung, insofern unmittelbar das Überleben und die Relevanz für die eingeschränkte Nierenfunktion ständig im Fokus stehen. Die Pflege und Benutzung des Dialysekatheters ist ausnahmslos in der Verantwortung der zuständigen Nephrologen und Dialysezentren und sollte gerade im ambulanten-häuslichen Bereich unangetastet bleiben, um den Katheter zu schützen.

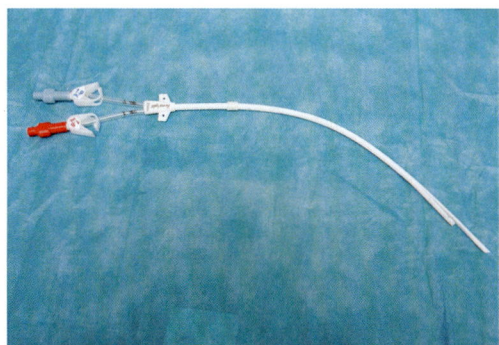

Abb. 1.6 Demers-Katheter. (© R. Hennes; alle Rechte vorbehalten)

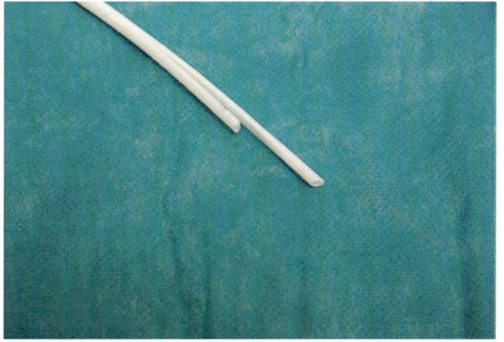

Abb. 1.7 Typisches Katheterende des Demers-Katheters mit unterschiedlichen Auslässen. (© R. Hennes; alle Rechte vorbehalten)

Literatur

Bundesgesundheitsbl (2017) Prävention von Infektionen, die von Gefäßkathetern ausgehen. © Springer-Verlag, Berlin. 60:171–206. https://doi.org/10.1007/s00103-016-2487-4. Zugegriffen: 16. Jan 2017

Baskin KM, Jimenez RM, Cahill AM, Jawad AF, Towbin RB (2008) Cavoatrial junction and central venous anatomy: implications for central venous access tip position. J Vasc Interv Radiol 19(3):359–365. https://doi.org/10.1016/j.jvir.2007.09.005. PMID: 18295694

Chopra V, Anand S, Hickner A et al (2013) Risk of venous thromboembolism associated with peripherally inserted central catheters: a systematic review and meta-analysis. Lancet 382(9889):311–325 22

Chopra V, Anand S, Krein SL, Chenoweth C, Saint S (2012) Bloodstream infection, venous thrombosis, and peripherally inserted central catheters: reappraising the evidence. Am J Med 125(8):733–741 2

Patel GS, Jain K, Kumar R et al (2014) Comparison of peripherally inserted central venous catheters (PICC) versus subcutaneously implanted port-chamber catheters by complication and cost for patients receiving chemotherapy for non-haematological malignancies. Support Care Cancer 22(1):121–128 2

Hennes R, Müller G (2021) Portpflege. Springe. ISBN 978-3-662-60482-3

Needleman J, Buerhaus P, Mattke S, Stewart M, Zelevinsky K (2002) Nurse-staffing levels and the quality of care in hospitals. N Engl J Med 346:1715–1722.

Evidenz der Portimplantation

2

Reinhart T. Grundmann

▷ Zur Frage, ob bei der Implantation eines Portsystems die V. cephalica offen freigelegt („cutdown") oder aber der Katheter über eine Punktion der V. subclavia implantiert werden sollte, liegt eine Metaanalyse von Klaiber et al. (2021) vor. Auf Basis von 6 randomisierten Studien mit 1831 Patienten kamen die Autoren zu dem Schluss, dass die offene Technik hinsichtlich der Auslösung eines Pneumothorax der Punktionstechnik signifikant überlegen ist (Odds Ratio, OR 0,308; 95 % Konfidenzintervall, CI 0,122 bis 0,776). Hinsichtlich Morbidität und Mortalität gab es keine Unterschiede zwischen beiden Verfahren. Die primäre Versagerquote war aber bei offenem Vorgehen höher (OR 2,364, 95 % CI 1,051 bis 5,315). Da es sich bei einem Pneumothorax um eine schwerwiegende Komplikation handelt, plädierten die Autoren für das offene Vorgehen als Erstlinienvorgehen bei Implantation von Access-Ports.

R. T. Grundmann (✉)
Arzt für Chirurgie, Unfallchirurgie, Gefäßchirurgie,
Medizinischer Sachverständiger, Burghausen,
Deutschland
E-Mail: grundmann@medsachverstand.de

2.1 Metaanalysen und randomisierte Studien zur Portimplantation

Techniken der Portimplantation

Zur Frage, ob bei der Implantation eines Portsystems die V. cephalica offen freigelegt („cutdown") oder aber der Katheter über eine Punktion der V. subclavia implantiert werden sollte, liegt eine Metaanalyse von Klaiber et al. (2021) vor. Auf Basis von 6 randomisierten Studien mit 1831 Patienten kamen die Autoren zu dem Schluss, dass die offene Technik hinsichtlich der Auslösung eines Pneumothorax der Punktionstechnik signifikant überlegen ist (Odds Ratio, OR 0,308; 95 % Konfidenzintervall, CI 0,122 bis 0,776). Hinsichtlich Morbidität und Mortalität gab es keine Unterschiede zwischen beiden Verfahren. Die primäre Versagerquote war aber bei offenem Vorgehen höher (OR 2,364, 95 % CI 1,051 bis 5,315). Da es sich bei einem Pneumothorax um eine schwerwiegende Komplikation handelt, plädierten die Autoren für das offene Vorgehen als Erstlinienvorgehen bei Implantation von Access-Ports. Eine Limitierung dieser Analyse waren die unterschiedlichen verwendeten Techniken bei der geschlossenen Kanülierung. Die Autoren kamen zu dem Schluss, dass eine signifikant niedrigere Pneumothoraxrate (als hier gefunden) eventuell beobachtet würde, wenn die geschlossene Kanülierung konsequent ultraschallgestützt erfolgt.

Vor dieser Analyse war ein Cochrane Review publiziert worden (Hsu et al. 2016). Diese Autoren fanden mäßige Qualität der Evidenz für die Aussage, dass die Seldinger-Technik eine primär höhere Implantations-Erfolgsrate im Vergleich zum venösen „cutdown" habe.

Mäßige Qualität der Evidenz besagte, dass zwischen Seldinger-Technik und offenem Vorgehen insgesamt keine signifikanten Unterschiede in den Komplikationsraten bestünden. Jedoch war, wenn die V. subclavia als Zugang bei der Seldinger-Technik genutzt wurde, das Risiko katheterbezogener Komplikationen höher als beim offenen Vorgehen. Diese Autoren fanden in der Pneumothorax- und Infektionsrate keine signifikanten Unterschiede zwischen den Seldinger- und „Cutdown"-Gruppen. Der Review konnte nicht entscheiden, welche Vene der optimale Zugang bei der Seldinger-Technik wäre. In der klinischen Praxis sei die V. jugularis interna der am häufigsten genutzte venöse Zugang. Im Gegensatz dazu wurde in der Mehrzahl der analysierten Studien die V. subclavia als venöser Zugang bei der Seldinger-Technik verwendet. Der Review stellte weiter fest, dass die Seldinger-Technik grundsätzlich ultraschallgestützt erfolgen sollte.

Nach diesem Cochrane Review wurde die randomisierte kontrollierte PORTAS-3-Studie publiziert (Hüttner et al. 2020), in der offenes Vorgehen vs. geschlossene Implantation (Seldinger-Technik) miteinander verglichen wurden. In dieser Studie wurde für das primär offene Vorgehen als chirurgische Technik die Freilegung der V. cephalica verwendet. Wenn der Katheter so nicht platziert werden konnte, erfolgte die Katheterplatzierung über einen Führungsdraht mit Venendilatation. Bei der geschlossenen Technik wurde die V. subclavia direkt punktiert, entweder anhand von anatomischen Merkmalen („landmark") oder ultraschallgestützt oder mittels Röntgenkontrolle. In die Studie gingen 1159 Patienten ein (offen n = 583; geschlossen n = 576). Die Pneumothorax- oder Hämatothoraxrate war bei offenem Vorgehen signifikant reduziert (Odds Ratio 0,27; 95 % Konfidenzintervall [CI] 0,09–0,88; P = 0,029) (Pneumothoraxrate bei offe-

nem Vorgehen 0,7 %, bei geschlossenem Vorgehen 2,5 %; Hämatothoraxrate offen 0,2 %, geschlossen 0,0 %). Hinsichtlich 30-Tagesterblichkeit und Morbidität gab es keine signifikanten Unterschiede. Die Autoren folgerten auf Basis der niedrigeren Pneumothorax-/Hämatothoraxrate, dass der offene chirurgische Zugang die Referenzstandardtechnik für die Portimplantation sein sollte. Kritisch muss angemerkt werden, dass in dieser Studie bei der Seldinger-Technik bei 546 von 576 Patienten (94,8 %) die Punktion über „landmarks" erfolgte, eine Technik, die bereits im Cochrane Review (Hsu et al. 2016) als nicht optimal bezeichnet wurde.

Port vs. peripher inserierter zentralvenöser Katheter zur Chemotherapie

In einer randomisierten schwedischen Zwei-Zentren-Studie (Taxbro et al. 2019) erhielten Tumorpatienten (hauptsächlich Brust und kolorektal) die Chemotherapie entweder über einen peripher inserierten zentralen Venenkatheter (ZVK) (n = 201) oder über einen Port (n = 198). Die Beobachtung erfolgte über 1 Jahr. Die ZVK waren mit 16 (8 %) tiefen Venenthrombosen assoziiert, verglichen mit 2 (1 %) in der Portgruppe (p = 0,002). Darüber hinaus war die Inzidenz an unerwünschten Ereignissen (Kompositendpunkt) bei ZVK signifikant höher als bei Port (Hazard Ratio, HR 2,7; 95 % Konfidenzintervall 1,6–4,6; P < 01). Die Autoren bezeichneten ihre Studie als die bisher größte randomisierte Studie, die ZVK vs. Port bei Tumorpatienten mit Chemotherapie verglichen hat. Die Studie demonstrierte die Überlegenheit der Portimplantation bezüglich katheterbezogenen Thrombosen und unerwünschten Nebenwirkungen im Vergleich zum peripher inserierten ZVK.

Taxbro et al. (2020) publizierten zu ihrer randomisierten Studie zusätzlich eine Kostenanalyse. In dieser gesundheitsökonomischen Untersuchung war die Anlage eines ZVK mit höheren Kosten assoziiert, verglichen mit der Portimplantation, wenn klinisch relevante Outcome-Parameter inkludiert wurden, wie Katheter-Insertion, Pflege und Entfernung. Die Differenz in den Kosten wurde hauptsächlich durch die Kosten bei dem Management von unerwünschten

Ereignissen bestimmt. Bei Kombination der Kosten in allen Kategorien betrug der Preis für ein implantiertes Device bei ZVK 824,58 EUR, verglichen mit 662,34 EUR bei Port. Wenn die Kosten hinsichtlich der Katheterverweildauer adjustiert wurden, ergaben sich Kosten von 6,58 EUR/Tag bei ZVK und 3,01 EUR/Tag bei Port. Die täglichen Kosten sind demnach aus gesundheitsökonomischer Perspektive bei ZVK ungefähr doppelt so hoch wie bei Port.

Die Studie von Taxbro et al. (2019) bestätigt letztlich die Ergebnisse einer früheren kleinen randomisierten Studie von Patel et al. (2014), in der 70 Patienten entweder einer Gruppe mit ZVK oder mit Port zur Chemotherapie bei nicht-hämatologischen Malignomen zugeteilt wurden. In dieser Studie war die mediane Verweildauer bei den Ports länger als bei den ZVKs (160 vs. 115 Tage; p = 0,0057) und die Ports wiesen signifikant weniger Komplikationen auf (Hazard Ratio 0,25, CI 0,09–0,86, P = 0,038). Pro 100 Kathetertage wurden bei Port 0,047 Major-Komplikationen gesehen, verglichen mit 0,193 bei ZVK, entsprechend 6 % vs. 20 % der Patienten. Thrombose war die häufigste Komplikation, mit 25 % bei ZVK vs. 0 % bei Port. Hinsichtlich Lebensqualität und Kosten unterschieden sich beide Gruppen nicht.

Wundverschluss nach Portimplantation
Witting et al. (2021) haben insgesamt 156 Patienten mit einer Indikation zur Portimplantation in eine prospektive randomisierte kontrollierte monozentrische Studie eingeschlossen. Die Hautwunde wurde entweder mit Gewebekleber oder Intrakutannaht verschlossen. Zu den primären Endpunkten gehörte die Gesamtbewertung der Narbe durch die Patienten und Untersucher. Sekundäre Endpunkte umfassten unter anderem Komplikationen (Entzündung, Wunddehiszenz) und die Dauer des Wundverschlusses. Die Patientenbewertung ergab eine Nichtunterlegenheit des Wundverschlusses mit Kleber gegenüber dem Verschluss mit Hautnaht. Untersucher und verblindete Prüfärzte bewerteten den Verschluss mit Naht besser als den Verschluss mithilfe von Kleber. Weder bezüglich der Lebensqualität noch bezüglich der Häufigkeit von Wundinfektionen oder -dehiszenz wurden bedeutende Unterschiede zwischen den Gruppen festgestellt. Die Autoren folgerten, dass das Verkleben der oberen Hautschicht eine geeignete und sichere Option des Wundverschlusses nach der Portimplantation darstellt.

2.2 Retrospektive Studien zur Portimplantation

Offene Portimplantation über V. jugularis in Seldinger-Technik
Becker et al. (2021) werteten retrospektiv die Daten von 500 konsekutiven Patienten aus, bei denen über einen offenen Zugang in Seldinger-Technik ein Portkatheter in die V. jugularis implantiert wurde. Die Implantation erfolgte in Allgemein- oder Regionalanästhesie, führende Indikationen waren Malignome (in 96,6 %). Die primäre technische Erfolgsrate wurde mit 100 % angegeben, die durchschnittliche Operationszeit mit 35,9 ± 15,8 (14 bis 175) min. Intraoperativ traten 4 (0,8 %) Komplikationen auf, darunter eine akzidentelle Punktion der A. carotis und 1 Pneumothorax. Im Follow-up in den ersten 30 Tagen nach dem Eingriff wurden 4 Komplikationen beobachtet, darunter eine revisionspflichtige Nachblutung und 3 Wundinfektionen, von denen eine zur Portentfernung zwang. Im Follow-up bis zu einem Jahr traten 22 Infektionen auf, die eine Portentfernung erforderlich machten. Die kumulierte Rate an Portentfernungen betrug nach 1 Jahr insgesamt 5,6 % (28 Fälle). Die Autoren bezeichneten diese Technik als ein sicheres Vorgehen, wenn die Voraussetzungen für den offenen Zugang via V. cephalica nicht gegeben sind. Nachteilig waren die relativ langen Operationszeiten und die hohe Rate an Eingriffen, die unter Allgemeinanästhesie erfolgten (72 %).

Geschlossene Portimplantation via V. jugularis in Seldinger-Technik
Über Langzeitergebnisse bei Portimplantation über die V. jugularis interna in Seldinger-Technik berichteten Tsuruta et al. (2020) bei 482 Patienten. Es handelte sich um ein geschlossenes Vorgehen mit ultraschallgestützter Punktion der

V. jugularis interna, bevorzugt rechts (88,2 %), in Lokalanästhesie. Die mediane Beobachtungszeit betrug für die Ports 319 Tage, entsprechend 218.971 Kathetertagen. Die kumulative Portverfügbarkeit war 70 % nach 3 Jahren. Die Inzidenz an Komplikationen machte 9,1 % aus (0,201 Komplikationen/1000 Kathetertage), die an Infektionen 4,4 % (0,096 Infektionen/1000 Kathetertage). Die Rate an katheterbezogenen Komplikationen wurde mit 2,9 % (0,064/1000 Kathetertage), die an portbezogenen Komplikationen mit 1,9 % (0,041/1000 Kathetertage) angegeben. Patientenalter < 65 Jahre war in dieser Serie mit einer erhöhten Komplikationsrate assoziiert, Gleiches galt für nichtgastrointestinale Erkrankungen.

Geschlossene Implantation (Seldinger-Technik) ohne Ultraschall-Führung

Paprottka et al. (2019) berichteten eine retrospektive monozentrische Erhebung von 8654 radiologischen Portimplantationen mittels Seldinger-Technik, ohne Ultraschallunterstützung, über die V. subclavia. Die technische Erfolgsrate machte 99,8 % aus, die Komplikationsrate 6,52 %. Peri-, Früh- und Spätkomplikationen nach Intervention wurden in 1,69 %, 0,15 % und 4,68 % beobachtet. Die Pneumothoraxrate periinterventionell betrug 1,02 %, arterielle Punktionen/Hämatome wurden in 0,34 % gesehen. Die Komplikationsrate war vom Trainingslevel des Interventionalisten abhängig, mit einer Pneumothoraxrate bei den Erfahrenen von 0,5 % vs. 1,16 % bei Ärzten in Weiterbildung (p = 0,028), einer Rate an akzidentellen arteriellen Punktionen von 0,12 % vs. 0,42 % (p = 0,034) und Hämatomen von 0,25 % vs. 0,35 % (p = 0,049). Die Autoren bezeichneten ihre Erhebung als die bisher größte retrospektive Studie zu Komplikationen bei radiologischer Portimplantation und verwiesen auf die niedrige Komplikationsrate, auch bei Implantation ohne Ultraschallunterstützung.

Arm-Ports

Von über 570 Frauen mit frühem Brustkrebs, bei denen ein Port im Oberarm in Lokalanästhesie platziert wurde, berichteten Xu et al. (2020). Die Implantation des Katheters erfolgte ultraschallgestützt in Seldinger-Technik, punktiert wurde eine Oberarmvene (V. basilica oder V. brachialis). Komplikationen wurden bei 32 Patienten beobachtet, darunter eine frühe Portentfernung, entsprechend einer Komplikationsrate von 0,263/1000 Kathetertage. Infektionen (n = 13) und Thrombosen (n = 8) waren die häufigsten Komplikationen. Die Autoren sahen den Vorteil ihrer Methode in der Vermeidung schwerwiegender Komplikationen wie Pneumothorax, Hämatothorax oder arterielle Punktionen. Außerdem sei von den Frauen aus ästhetischen Gründen die Portimplantation am Oberarm Platzierungen im Brustwandbereich vorgezogen worden.

Zu dem Vergleich Arm-Port vs. BrustwandPort erstellten Liu et al. (2020) eine systematische Übersicht mit Metaanalyse auf Basis von 6 Vergleichsuntersuchungen und 16 einarmigen Studien. Die Platzierung des ArmPorts (Oberarm oder Unterarm) wurde nicht angegeben. Es fanden sich keine Unterschiede in der Komplikationsrate über alles zwischen Arm und Brustwand-Ports in den Vergleichsstudien. Alle Studien zusammengefasst, könnte jedoch das Risiko der Gesamtkomplikationsrate und an katheterbezogenen Thrombosen bei Arm-Ports höher sein. Diese Autoren sahen den BrustwandPort bei Frauen mit Brustkrebs als geeigneter als den Arm-Port an. Bei der insgesamt schwachen Datenbasis wären aber randomisierte Studien nötig, um eine sichere Aussage machen zu können.

Wildgruber et al. (2015) berichteten über 1704 konsekutive Patenten, bei denen der Portkatheter nach Punktion der Kubitalvene und dann meist via V. brachialis, seltener V. cephalica, nach zentral eingebracht und der Port selbst im Bereich des Unterarms platziert wurde. Sie nannten eine technische Erfolgsrate von 99,2 % (1690/1704 Fällen) bei der Implantation und eine Komplikationsrate von 3,2 % (55/1704). Die Komplikationen wurden als minor kategorisiert, Majorkomplikationen traten periinterventionell nicht auf. Das Follow-up umfasste 643.200 Kathetertage, 380,6 Tage/Patient. Insgesamt wurden 243 Komplikationen (14,4 %) bei 226 Patienten beobachtet (0,4/1000

Kathetertage), bei 140 Patienten (8,3 %) musste der Port wieder entfernt werden. Diskonnektionen zwischen Port und Katheter wurden in 1,6 %, Frakturen in 0,8 % und Leckagen in 0,6 % gesehen. Sie traten häufiger auf, wenn der Katheter über die V. cephalica anstatt der V. brachialis eingebracht wurde. Venöse Thrombosen wurden bei 40 Patienten dokumentiert (0,0622/1000 Kathetertage). Die Autoren bezeichneten ihre Technik als ein minimalinvasives Vorgehen, das Majorkomplikationen (wie Pneumothorax) vermeidet. Auch sei die Portimplantation im Bereich des Unterarms nicht mit einer erhöhten Thromboserate assoziiert. Sie meinten, dass aufgrund der niedrigen Komplikationsrate Portimplantationen im Unterarmbereich als wenigstens gleichwertig den Brustwand-Ports angesehen werden können und hinsichtlich Patientenkomfort und Kosmetik vielleicht sogar überlegen wären.

Tiefe Venenthrombose der oberen Extremität
Der innen liegende Katheter des Ports, verbunden mit einer Hyperkoagulabilität bei manchen Tumoren, unterwirft Patienten mit Port einem erhöhten Risiko für tiefe Venenthrombosen der oberen Extremität (O-TVT). Tabatabaie et al. (2017) untersuchten bei Port-Patienten Risikofaktoren für ein O-TVT mit dem Ziel, Patientengruppen zu benennen, die eventuell einen Nutzen von einer Thromboseprophylaxe haben könnten. In dieser Untersuchung entwickelten unter 51.049 Patienten 926 (1,81 %) eine O-TVT, die im Median spät (nach 95,5 Tagen) auftrat. In der multivariaten Analyse waren Alter < 65 Jahre, Elixhauser Score von 1 bis 2, verglichen mit 0, Niereninsuffizienz im Endstadium und TVT in der Anamnese signifikante Prädiktoren für eine O-TVT. Darüber hinaus hatten Patienten mit gastrointestinalen Karzinomen, Metastasen und Lungenkarzinomen ein höheres Risiko im Vergleich zu solchen mit urogenitalen Tumoren. Langfristige Einnahme von Thrombozytenaggregationshemmern und oder Antikoagulantien veränderte nicht die Wahrscheinlichkeit einer O-TVT. Die Frage, ob Patienten mit den genannten Risikofaktoren von einer Thromboseprophylaxe profitieren könnten, ließ diese Beobachtungsstudie offen.

Portfixierung
Chirurgische und interventionelle Lehrbücher empfehlen die Präparation der Porttasche bis auf das Niveau der Pectoralisfaszie und dort das Befestigen des Ports mit nichtabsorbierbarer Naht. So sollen das Umkippen des Ports und Verdrehungen bei Gebrauch in der Tasche vermieden werden. Da die Fixierung des Ports eventuell die Portentfernung erschwert, verzichteten McNulty et al. (2010) auf die Präparation der Pectoralisfaszie und platzierten die Ports in einer kleinen subkutanen Tasche, ohne Fixation. Es handelte sich um 534 Ports, die mittlere Dauer des Portgebrauchs betrug 341 Tage (182.235 Port-Tage). Zu einem Umkippen des Ports kam es in einem Fall (0,2 %). Andere Komplikationen, die eine Portentfernung erforderlich machten, waren Infektionen (n = 26; 5 %), Thrombosen (n = 2; < 1 %), Katheterfrakturen (n = 1; < 1 %), Schmerzen (n = 2; < 1 %) und Hauterosionen (n = 3; 1 %). Insgesamt machte die Komplikationsrate 7 % aus. In Anbetracht dessen, dass in ihrer Serie die Rate an Portkippungen selten und nicht höher war als mit oder ohne Portfixierung in der Literatur beschrieben, sprachen sich die Autoren weiterhin für den Verzicht auf eine Portfixierung aus, da die Portentfernung so erleichtert und die Operationszeit bei Entfernung des Ports kürzer würde.

Risiko der Portinfektion und periinterventionelle Antibiotikaprophylaxe
In einer retrospektiven Erhebung von Nezami et al. (2019) erhielten 3978 (67 %) von 5067 Patienten bei Portimplantation eine perioperative Antibiotikaprophylaxe. Durchgeführt wurde eine Portimplantation in Seldinger-Technik (meist über die V. jugularis interna) unter Lokalanästhesie von insgesamt 16 Interventionalisten. In der nichtgematchten Population mussten insgesamt 65 (1,09 %) Ports innerhalb von 30 Tagen nach Platzierung wieder entfernt werden, 48 von ihnen wegen Infektionen oder Infektionsverdacht (0,27 Ereignisse/1000 Kathetertage). Die Infektions-Inzidenzrate betrug 0,29 Ereignisse/1000 Kathetertage (n = 34) bei Patienten mit Antibiotikaprophylaxe, verglichen mit 0,24 Ereignissen/1000 Kathetertage

($n = 14$) bei Patienten ohne Prophylaxe. Die Autoren führten zusätzlich ein Propensity-Score-Matching durch mit je 1952 Patienten in jeder Gruppe (Antibiotikaprophylaxe ja/nein). Es gab keine Unterschiede zwischen beiden Gruppen. 30 Ports mussten insgesamt wegen Infektion entfernt werden, je 15 in jeder Gruppe, mit einer Infektionsinzidenz von 0,26 Ereignissen/1000 Kathetertage. In dieser Erhebung war die Infektionsrate signifikant höher, wenn der Eingriff bei Patienten mit stationärem Krankenhausaufenthalt im Vergleich zu ambulanten Eingriffen vorgenommen wurde, unabhängig von der Antibiotikaprophylaxe. Die Folgerung dieser Studie war demnach, dass die Portimplantation unter stationären Bedingungen das Infektionsrisiko erhöht. Die Antibiotikaprophylaxe kann die kurzfristige prozedurbedingte Infektionsrate nicht senken.

Die Aussage der Studie von Nezami et al. (2019) deckt sich mit dem Ergebnis einer früher durchgeführten Metaanalyse von vier Studien mit 2154 Port-Patienten (16,7 %), in denen 360 (16,7 %) Patienten eine perioperative Antibiotikaprophylaxe erhielten, 1794 (83,3 %) nicht (Johnson et al. 2016). 27 Infektionen (1,25 %) wurden insgesamt gesehen, 5 in der Gruppe der Prophylaxe (1,39 %) und 22 (1,23 %) in der Nichtprophylaxe Gruppe (Odds Ratio 0,84; CI $= 0,29$–2,35). Diese Autoren sprachen sich gegen die routinemäßige Antibiotikaprophylaxe bei Portimplantation aus, wobei – nicht ganz eindeutig – die Aussagen sich wohl auf die radiologische Portimplantation konzentrierten.

Eine weitere Erhebung liegt von Choksi et al. (2020) vor. Es handelte sich ausschließlich um radiologische Eingriffe (Seldinger-Technik), in der 709 Patienten bei Portimplantation eine periinterventionelle Antibiotikaprophylaxe erhielten, 752 nicht. In dieser Untersuchung mussten 8 Ports wegen Infektion innerhalb 30 Tagen nach dem Eingriff entfernt werden, 4 davon bei Patienten mit Antibiotikaprophylaxe (Odds Ratio 0,97 (95 % CI 0,24–3,91; P $= 0,97$; ohne Prophylaxe vs. mit Prophylaxe). Auch diese Autoren empfahlen die periinterventionelle Antibiotikaprophylaxe bei Portimplantation nicht.

Zeitintervall zwischen Portplatzierung und Chemotherapie

Welchen Einfluss hat das Zeitintervall zwischen Portplatzierung und erster Chemotherapie auf Infektionsrate und Portexplantation? Dieser Frage gingen Kakkos et al. (2017) in einer prospektiven Beobachtungsstudie mit 4045 Patienten nach. Die Portimplantation erfolgte offen oder geschlossen, am häufigsten über die V. jugularis interna in Seldinger-Technik (69,2 %). In dieser Serie mussten 7,2 % der Ports wegen Komplikationen wieder entfernt werden, 2,5 % wegen Infektionen. Es bestand eine signifikante Beziehung zwischen Portimplantation und Zeitpunkt der ersten Nutzung des Ports. Die komplikationsbedingte Portexplantationsrate war 9,4 %, wenn das Intervall weniger als 6 Tage ausmachte, verglichen mit 5,7 % bei einem Intervall von ≥ 6 Tagen (p $= 0,008$). Ein weiterer Faktor, der die Portexplantationsrate bestimmte, war das Leukopenie-Risiko der applizierten Chemotherapie. Die Portexplantationsrate wegen Komplikationen machte 5,5 % bei niedrigem und 9,4 % bei mittlerem oder hohem Leukopenie-Risiko aus (p $= 0,003$). Die Autoren empfahlen, ein Intervall von 6 Tagen zwischen Portimplantation und erster Chemotherapie einzuhalten, um so das Risiko der Portexplantation aufgrund von Komplikationen und speziell Infektionen zu reduzieren.

Langzeitergebnisse nach Portimplantation

Es gibt nur wenige prospektive Erhebungen, die das Langzeitergebnis nach Portimplantation kontrolliert haben. Eine der größten Monozenterstudien wurde von Voog et al. (2018) publiziert. Diese Autoren implantierten 493 Ports bei 483 Tumorpatienten mit einer Beobachtungsdauer von 1 bis 94 Monaten (median 18 Monate), entsprechend einer Erfahrung über 367.359 Kathetertage. Die Inzidenz an Komplikationen ($n = 87$) betrug insgesamt 0,237/1000 Kathetertage, mit wenigen Majorkomplikationen. Die Rate an Infektionen ($n = 37$) wurde mit 0,101/1000 Kathetertage berechnet, die der symptomatischen Thromboembolien ($n = 17$) mit 0,046/1000 Kathetertage. Zusätzlich fanden sich 9 Extravasationen. Von 87 unerwünschten

Ereignissen wurden 62 (71,3 %) im ersten Jahr nach Implantation beobachtet, danach waren unerwünschte Ereignisse sehr selten. 41 Ports mussten aufgrund von Komplikationen wieder entfernt werden, darunter 9 aufgrund von Portinfektionen, 9 wegen Sepsis und 9 wegen venöser Thrombose. Im Median betrug die Zeit bis zur Portentfernung wegen einer Komplikation 264 Tage nach Implantation (Spanne 8 bis 2533 Tage). Die Autoren bezeichneten die Toleranz der Ports für die Chemotherapie auf Basis dieser Daten als exzellent.

Portimplantation als Ausbildungseingriff

In der Untersuchung von Becker et al. (2021) waren 26,8 % der Eingriffe von Assistenzärzten vorgenommen worden, mit keinen signifikanten Unterschieden in den Komplikationsraten im Vergleich zu den Fachärzten. Schreckenbach et al. (2018) stellten sich in einem Kollektiv von 760 Portimplantationen ebenfalls die Frage, ob sich die Ergebnisse der Portimplantation (offener Zugang über V. cephalica) danach unterscheiden, ob die Eingriffe von Nichtfachärzten in der Ausbildung (Gruppe A), Nichtfachärzten mit Assistenz von Fachärzten (Gruppe B) oder von Fachärzten (Gruppe C) vorgenommen wurden. Hinsichtlich intraoperativer und schwerer postoperativer Komplikationen bestanden keine signifikanten Unterschiede zwischen den Gruppen. Allerdings waren die Operationszeiten signifikant unterschiedlich: Gruppe A im Mittel 49 min vs. 53 min in B und 39 min in C. Die Wundinfektionsrate machte in Gruppe A 3,6 % vs. 0,3 % in C aus (p = 0,003) und 2,5 % vs. 0,3 % in Gruppen B vs. C (p = 0,027). In Anbetracht dessen, dass sich die Gruppen in den Majorkomplikationen nicht unterschieden, sahen die Autoren die Portimplantation als eine sichere Ausbildungsoperation an.

Zur Portimplantation als Ausbildungseingriff nahmen auch Alsfasser et al. (2016) Stellung. In ihrer Untersuchung wurde überwiegend das interventionelle Punktionsverfahren bei 1322 von 1423 Fällen (92,9 %) gewählt, mit einer Konversion zum offenen Verfahren der Venae sectio in 19 Fällen (1,4 %). Insgesamt traten 67 (4,7 %) Frühkomplikationen auf, von denen 44 (3,1 %) revisionspflichtig waren. Mit

2,2 % (n = 32) am häufigsten war der iatrogene Pneumothorax, hiervon erhielten 26 Patienten (1,8 %) eine Thoraxdrainage, 6 Patienten (0,4 %) wurden konservativ behandelt. Es fanden sich insgesamt 129 (9,1 %) Spätkomplikationen unterschiedlicher Art, von denen 124 (96 %) revisionspflichtig waren.

Die Infektion stellte mit insgesamt 3,9 % (n = 55) die häufigste Spätkomplikation dar. Die Rate an Frühkomplikationen war 8,3 % im 1. Ausbildungsjahr, während die anderen Ausbildungsstufen ca. 5 % oder weniger frühe Komplikationen hatten. Die durchschnittliche Operationszeit betrug 39 ± 0,4 min (Range: 15–145 min) mit einer steten Abnahme von 45 min im 1. Ausbildungsjahr auf 36 min im 5. Jahr und einer Zunahme bei den Fach- und Oberärzten auf 37 min bzw. 43 min. Die OP-Zeitunterschiede zwischen den ersten beiden Ausbildungsjahren und dem 5. Ausbildungsjahr/Facharztstatus waren statistisch signifikant (p < 0,0001). Die Folgerung war, dass trotz vorhandener Lernkurve die Rate an Komplikationen auch in den ersten Ausbildungsjahren gering war. Die Rate an Komplikationen war unabhängig vom Ausbildungsstand der Operateure, jedoch sank die Rate an Gesamt- und Spätkomplikationen mit steigender Operationsfrequenz.

Auf den Zusammenhang zwischen individueller Fertigkeit des Chirurgen und postoperativem Ergebnis bei der Portimplantation („cutdown" subclavia, jugularis interna, cephalica) wiesen Ertel et al. (2017) hin. Sie sahen bei 1200 Portimplantationen ganz erhebliche Unterschiede in den Ergebnissen bei einem Vergleich von 7 Chirurgen. In dieser Untersuchung machte die gewählte Operationsmethode nur einen maximalen Unterschied von 15 min in der Operationszeit aus und hatte auch relativ wenig Einfluss auf die Pneumothoraxrate und die Notwendigkeit, intraoperativ auf eine andere Methode überzugehen. Entscheidender waren die individuellen Ergebnisunterschiede zwischen den Operateuren, mit Unterschieden in der Operationszeit von maximal 37 min. Die beiden Chirurgen mit den längsten Operationszeiten hatten auch die höchste Komplikationsrate. Dabei waren die Ergebnisse nicht vom Fallaufkommen des Chirurgen abhängig, sodass gefolgert wurde, dass es mehr auf die operative Technik des einzelnen Chirurgen und seine Geschicklichkeit ankommt als auf die Erfahrung per se, um den Eingriff zügig und komplikationsarm durchzuführen.

2.3 Fazit für die Praxis

1. Das offene Prozedere ist das Erstlinienvorgehen bei Implantation von Access-Ports. In der klinischen Praxis wird allerdings sehr häufig die Seldinger-Technik verwendet, wobei die ultraschallgestützte Punktion der V. jugularis das bevorzugte Verfahren darstellt.
2. Die Chemotherapie über einen Port ist bezüglich katheterbezogenen Thrombosen und unerwünschten Nebenwirkungen einem peripher inserierten zentralen Venenkatheter signifikant überlegen. Der Port ist auch die kostengünstigere Alternative.
3. Ein Portkatheter kann nach Punktion der Kubitalvene und dann meist via V. brachialis, seltener V. cephalica nach zentral eingebracht und der Port selbst im Bereich des Unterarms platziert werden. Dieses minimalinvasive Vorgehen vermeidet Majorkomplikationen (wie Pneumothorax). Vergleichsserien zu Unterarm-Port vs. Brustwand-Port fehlen.
4. Die Notwendigkeit einer perioperativen Antibiotikaprophylaxe bei Portimplantation, zumindest sofern sie in Seldinger-Technik erfolgt, ist nicht belegt.
5. Es wird empfohlen, ein Intervall von 6 Tagen zwischen Portimplantation und erster Chemotherapie einzuhalten, um so das Risiko der Portexplantation aufgrund von Komplikationen (und speziell Infektionen) zu reduzieren.
6. Die Hautwunde nach Portimplantation kann gleichermaßen mit Intrakutannaht oder Gewebekleber verschlossen werden.
7. Retrospektive Studien zeigen, dass die Portimplantation sehr gut als Ausbildungseingriff geeignet ist. Allerdings sind die Operationszeiten deutlich länger als bei den erfahrenen Operateuren.

Literatur

Alsfasser G, Neumann A, Klar E, Eisold S (2016) Portimplantation als idealer Ausbildungseingriff – eine Analyse von 1423 Eingriffen [Venous Access Port Implantation is an Ideal Teaching Operation – An Analysis of 1423 Cases]. Zentralbl Chir 141:183–189

Becker F, Wurche LA, Darscht M, Pascher A, Struecker B (2021) Totally implantable venous access port insertion via open Seldinger approach of the internal jugular vein-a retrospective risk stratification of 500 consecutive patients. Langenbecks Arch Surg 406:903–910

Choksi A, Finnegan K, Etezadi V (2020) Does systemic antibiotic prophylaxis prior to the placement of totally implantable venous access devices reduce early infection? A retrospective study of 1485 cases at a large academic institution. Am J Infect Control 48:95–99

Ertel AE, McHenry ZD, Venkatesan VK, Hanseman DJ, Wima K, Hoehn RS, Shah SA, Abbott DE (2017) Surgeon, not technique, defines outcomes after central venous port insertion. J Surg Res 209:220–226

Hüttner FJ, Bruckner T, Hackbusch M et al (2020) Primary open versus closed implantation strategy for totally implantable venous access ports: the multicentre randomized controlled PORTAS-3 trial PORTAS-3 Trial (DRKS 00004900). Ann Surg 272:950–960

Hsu CC, Kwan GN, Evans-Barns H, Rophael JA, van Driel ML (2016) Venous cutdown versus the Seldinger technique for placement of totally implantable venous access ports. Cochrane Database Syst Rev:CD008942

Kakkos A, Bresson L, Hudry D et al (2017) Complication-related removal of totally implantable venous access port systems: does the interval between placement and first use and the neutropenia-inducing potential of chemotherapy regimens influence their incidence? A four-year prospective study of 4045 patients. Eur J Surg Oncol 43:689–695

Klaiber U, Probst P, Hackbusch M, Jensen K, Dörr-Harim C, Hüttner FJ, Hackert T, Diener MK, Büchler MW, Knebel P (2021) Meta-analysis of primary open versus closed cannulation strategy for totally implantable venous access port implantation. Langenbecks Arch Surg 406:587–596

Liu Y, Li LL, Xu L, Feng DD, Cao Y, Mao XY, Zheng J, Jin F, Chen B (2020) Comparison between arm port and chest port for optimal vascular access port in patients with breast cancer: a systematic review and meta-analysis. Biomed Res Int 2020:9082924

McNulty NJ, Perrich KD, Silas AM, Linville RM, Forauer AR (2010) Implantable subcutaneous venous access devices: is port fixation necessary? A review of 534 cases. Cardiovasc Intervent Radiol 33:751–755

Nezami N, Xing M, Groenwald M, Silin D, Kokabi N, Latich I (2019) Risk factors of infection and role of antibiotic prophylaxis in totally implantable venous access port placement: propensity score matching. Cardiovasc Intervent Radiol 42:1302–1310

Paprottka KJ, Voelklein J, Waggershauser T, Reiser MF, Paprottka PM (2019) Retrospective outcome analysis of rates and types of complications after 8654 minimally invasive radiological port implantations via the subclavian vein without ultrasound guidance. Radiol Med 124:926–933

Patel GS, Jain K, Kumar R et al (2014) Comparison of peripherally inserted central venous catheters (PICC) versus subcutaneously implanted port-chamber catheters by complication and cost for patients receiving chemotherapy for non-haematological malignancies. Support Care Cancer 22:121–128

Schreckenbach T, Münch I, El Youzouri H, Bechstein WO, Habbe N (2019) The Safety Level of Total Central Venous Access Port Implantation Performed by Residents. J Surg Educ 76:182–192

Tabatabaie O, Kasumova GG, Kent TS, Eskander MF, Fadayomi AB, Ng SC, Critchlow JF, Tawa NE, Tseng JF (2017) Upper extremity deep venous thrombosis after port insertion: what are the risk factors? Surgery 162:437–444

Taxbro K, Hammarskjöld F, Thelin B, Lewin F, Hagman H, Hanberger H, Berg S (2019) Clinical impact of peripherally inserted central catheters vs implanted port catheters in patients with cancer: an open-label, randomised, two-centre trial. Br J Anaesth 122:734–741

Taxbro K, Hammarskjöld F, Juhlin D, Hagman H, Bernfort L, Berg S (2020) Cost analysis comparison between peripherally inserted central catheters and implanted chest ports in patients with cancer-A health economic evaluation of the PICCPORT trial. Acta Anaesthesiol Scand 64:385–393

Tsuruta S, Goto Y, Miyake H, Nagai H, Yoshioka Y, Yuasa N, Takamizawa J (2020) Late complications associated with totally implantable venous access port implantation via the internal jugular vein. Support Care Cancer 28:2761–2768

Voog E, Campion L, du Rusquec P et al (2018) Totally implantable venous access ports: a prospective long-term study of early and late complications in adult patients with cancer. Support Care Cancer 26:81–89

Wildgruber M, Borgmeyer S, Haller B, Jansen H, Gaa J, Kiechle M, Meier R, Ettl J, Berger H (2015) Short-term and long-term outcome of radiological-guided insertion of central venous access port devices implanted at the forearm: a retrospective monocenter analysis in 1704 patients. Eur Radiol 25:606–616

Witting S, Ingwersen M, Lehmann T et al (2021) Wound closure after port implantation – a randomized controlled trial comparing tissue adhesive and intracutaneous suturing. Dtsch Arztebl Int 118:749–755

Xu H, Chen R, Jiang C, You S, Zhu Q, Li Y, Li S, Zha X, Wang J (2020) Implanting totally implantable venous access ports in the upper arm is feasible and safe for patients with early breast cancer. J Vasc Access 21:609–614

Hans Haindl

▶ Trailer

Ports sind das Mittel der Wahl, um einen längerfristigen zentralvenösen Zugang zu er-möglichen

Die Zahl der unterschiedlichen Ports ist groß. Sie unterscheiden sich hinsichtlich Materialien, Konstruktion, Preis und Qualität. Das Kapitel gibt einen Überblick über die technischen Merkmale der Ports und ihre Auswirkungen auf die Leistungsfähigkeit. Zum Verstehen der Entwicklung wird auch die Entstehungsgeschichte der Ports dargestellt. Das Ziel ist eine nach Qualitätskriterien erfolgende Auswahl des Ports und die Erkenntnis, dass es außer dem Preis noch andere Kriterien für die Auswahl eines Ports gibt.

3.1 Der Port

Er besteht aus einer kleinen Dose aus Metall, Kunststoff oder sonst etwas, hat einen Deckel aus Silikon, und es hängt ein Katheter daran. Aber ganz so einfach ist die Sache wohl doch nicht. Was sich daran zeigt, dass die Standzeiten und Komplikationsraten verschiedener Portkatheter sich durchaus erheblich unterscheiden.

H. Haindl (✉)
Sachverständiger für Medizintechnik, Wennigsen, Deutschland
E-Mail: post@haindl.eu

Wir wissen inzwischen eine ganze Menge darüber, wie sich die verschiedenen Materialien verhalten, wie eine Portkammer zu konstruieren ist, welche Katheter man am besten nimmt und wie man sie günstigerweise befestigt. Auch die Gestaltung der Portkathetersysteme hat sich im Laufe der Jahre weiterentwickelt.

Eine Besonderheit ist aber, dass diese Entwicklung nicht unbedingt evolutionär verlaufen ist. Denn es ist festzustellen, dass die ersten Portkathetersysteme auf dem Markt (NuTech, Pharmacia) schon in sehr vielen Aspekten optimal konstruiert waren, wie sich erst später aus dem Vergleich mit anderen Portkathetersystemen ergeben hat. Die Portkatheter, die später auf den Markt gekommen sind, sind nicht durchgängig besser geworden, sondern im Gegenteil, viele sind deutlich schlechter geworden als die ersten Produkte auf dem Markt. Dies ist darauf zurückzuführen, dass man immer nach Möglichkeiten gesucht hat, die Produkte preisgünstiger zu fertigen.

Für den Anwender ist es schwer zu unterscheiden, ob er für einen höheren Preis auch ein besseres Produkt bekommt. Bei kürzeren Einsatzzeiten wird man möglicherweise auch sagen: Wir brauchen gar nicht das beste Produkt, es reicht auch das billigste. Es ist nicht das Ziel dieses Kapitels, Ihnen zu sagen, welchen Port Sie benutzen sollten, denn dies wäre ohnehin nur eine Momentaufnahme und ändert sich durch neue Produkte ständig. Vielmehr soll

R. Hennes (Hrsg.), *Port-Operationen*, https://doi.org/10.1007/978-3-662-67271-6_3

Ihnen dieses Kapitel zeigen, welche Materialien und konstruktiven Merkmale zu welchen Eigenschaften von Portkathetern führen, sodass Sie qualifizierter auswählen können.

Die Erfüllung der Anforderungen der DIN EN ISO 10555-6:2020-02 sollte bei jedem Port selbstverständlich sein.

Aussagen und Abbildungen ohne Quellenangabe stammen aus eigenen Untersuchungen.

3.2 Geschichte

Der Portkatheter ist ein Spin-off, der bei der Einführung einer neuen Technologie entstanden ist. Die Probleme und Risiken des durch die Haut hinausgeführten Vena-cava-Katheters waren seit vielen Jahren bekannt, ohne dass jemandem eine Lösung dafür eingefallen ist. Erst mit der Entwicklung der implantierbaren Pumpen und dem damit verbundenen Problem, die Pumpe, während sie im Körper eingebaut ist, wieder mit Medikamenten zu füllen, führte zu der Idee, in die Pumpe ein Silikonseptum einzubauen, das man durch die Haut anpunktieren kann, um die Pumpe zu befüllen. Die implantierbaren Pumpen wiederum waren ein Spin-off aus der Raumfahrt (so wird es jedenfalls erzählt), und zwar soll man dort den Gasantrieb aus einem Zwei-Phasen-Gemisch, wie er bei der implantierbaren Pumpe verwendet wird, für die Zuführung von Schmiermitteln zu beweglichen Teilen verwendet haben. Die Idee der Pumpe wurde zum ersten Mal von Blackshear (1970) beschrieben. Der Einsatz im Tier erfolgte 1975, der Einsatz im Menschen 1977. Damals hatte man in erster Linie die kontinuierliche Gabe von Heparin im Sinn. 1981 erhielt die erste Infusaid-Pumpe die FDA-Zulassung.

Infusaid, der erste Hersteller implantierbarer Pumpen, bemerkte schnell, dass Patienten einen Port nicht nur für die Befüllung der Pumpe brauchen konnten, sondern auch für Bolus-Injektionen. Dazu wurde dann an der Infusaid-Pumpe ein Bolus-Port angebracht (Abb. 3.1) und gleichzeitig entwickelte man mit dem Infuse-a-port einen eigenständigen Portkatheter (Abb. 3.2). Parallel dazu haben sich einige ehe-

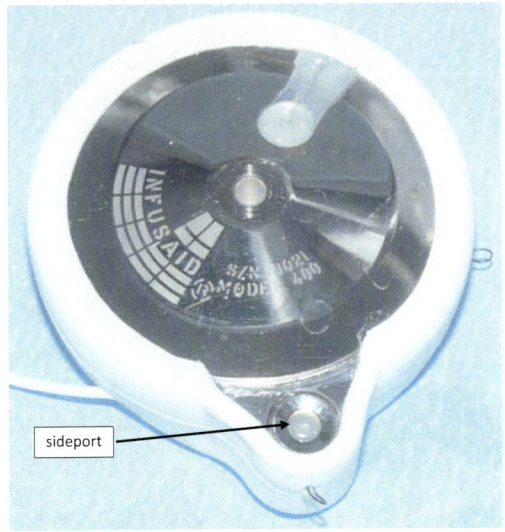

Abb. 3.1 Infusaid-Pumpe mit Sideport

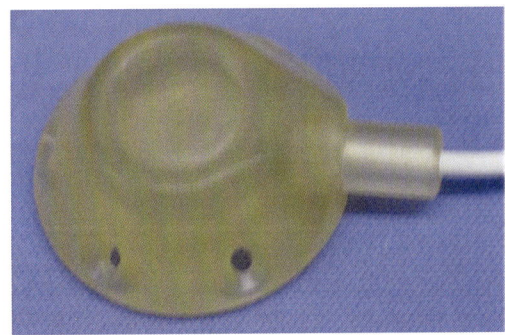

Abb. 3.2 Infuse-a-port von Infusaid

malige Mitarbeiter der Infusaid Inc. an die Entwicklung des Port-a-Cath (Abb. 3.3) gemacht, der ihnen offensichtlich besser gelungen ist als der Infuse-a-port, denn es gibt ihn mit minimalen Veränderungen noch heute, während der Infusaid-Port längst Geschichte ist. Es bleibt unklar, wer nun wirklich der Erste war. Die erste Veröffentlichung über den Infuse-a-port erfolgte von Niederhuber und Ensminger (1982), die erste Veröffentlichung über den Port-a-Cath von der Firma NuTech (später Pharmacia) erfolgte von Ecoff et al. im Jahr (1983).

Parallel zu der Entwicklung der Pumpen und der daraus resultierenden Ports entwickelte die Pudenz-Schulte Medical Inc., 1978 gegründet, ebenfalls einen implantierten Port,

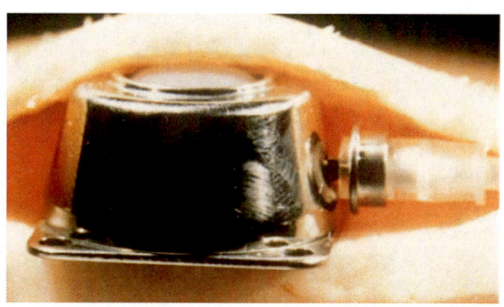

Abb. 3.3 Port-a-Cath von NuTech (später Pharmacia). (Copyright: Rainer Janßen; mit freundlicher Genehmigung)

aber nicht, um Medikamente zu injizieren, sondern um beim Hydrocephalus-Flüssigkeit abzupunktieren. Dieses Produkt hatte auch noch eine kurze Karriere als Port zur Medikamentengabe, aber es war bald klar, dass es dafür nicht richtig geeignet ist. Es entstand dann rasch eine Vielzahl von Produkten, von denen einige auf Abb. 3.4 zu sehen sind. Hier handelt es sich (von links nach rechts) um Vygon Silicon, Baxter, Port-a-cath, Norport, Medinorm, Fresenius Intraport I, Pudenz-Schulte, Braun Implantofix II, alle sind heute vom Markt verschwunden.

Nachdem zunächst an vielen Stellen Ports mehr oder weniger gut entwickelt wurden, kam es auch zu den ersten Veröffentlichungen über die systematische Untersuchung der Eigenschaften von Ports (Haindl 1989; Janßen 1989), in der Folgezeit verschwanden einige Ports wieder vom Markt.

Als besondere Variante des Portkatheters wurden verschiedentlich Armports angeboten. Pharmacia hat einen Armport auf dem Markt, der in herkömmlicher Weise punktiert wird, d. h. senkrecht von oben, und dadurch, dass er natürlich sehr flach gebaut sein muss, nur eine relativ dünne Membran und damit auch nur eine sehr begrenzte Standzeit hat (Abb. 3.5). Fresenius war mit einem Mikroport auf dem Markt, der vollständig per Punktion implantierbar ist, aber dann tangential angestochen werden muss (Abb. 3.6). Versuche, Portkatheter zu etablieren, die tangential angestochen werden müssen bzw. können, hat es viele gegeben, allerdings alle ohne Erfolg. Offensichtlich ist das senkrechte

Anstechen des Ports inzwischen so in den Gewohnheiten der Anwender verankert, dass eine Änderung nicht mehr erfolgen kann.

Eine Ausnahme stellen Ports zur Hämodialyse dar, bei denen aufgrund der hohen Blutflüsse eine möglichst gerade Fließrichtung erwünscht ist (Abb. 3.7). Im größeren Umfang haben sich diese Ports in der Dialyse noch nicht durchsetzen können.

Es hat verschiedene Ansätze gegeben, den Portkathetern ihre Bedeutung als langfristiger zentralvenöser Zugang streitig zu machen. Die Überlegenheit gegenüber den Hickman- und Broviac-Kathetern (Abb. 3.8) ist aber schon seit langem belegt (Ng et al. 2007). Insbesondere die Verletzlichkeit der Silikon-Katheter und die Gefahr der Luftembolie sprechen gegen perkutane Katheter.

Ein neuerer Ansatz sind die sog. PICC-Katheter. Dies sind Katheter, die durch Punktion der Venen im Bereich der Ellenbeuge oder am unteren Oberarm eingeführt werden und bis in die Nähe des Vorhofs geschoben werden. Es hat sich gezeigt, dass diese Katheter besser vertragen werden als die früheren Basilica-Katheter, insbesondere dann, wenn sie proximal der Ellenbeuge eingesetzt werden und damit die Reizung der Venen durch die Bewegung in der Ellenbeuge entfällt. Die PICC-Katheter können möglicherweise für kürzere Liegezeiten eine Alternative zum Port darstellen (Patel et al. 2014).

Es darf dabei aber nicht vergessen werden, dass damit Risiken, die man mit den Portkathetern erfolgreich vermieden hat, insbesondere das Risiko der Luftembolie, wieder eingeführt werden. Daran kann auch die Tatsache nichts ändern, dass heute die PICC-Katheter gerne mit desinfizierbaren, nadellosen Zuspritzkonnektoren ausgestattet werden, sodass auch ohne Einsatz eines Dreiwegehahnes ein versehentlicher Lufteintritt nach Öffnen des Konnektors praktisch ausgeschlossen ist. Es muss aber auch immer an Katheterbeschädigungen gedacht werden, wie sie erfahrungsgemäß hin und wieder, insbesondere beim Verbandwechsel, auftreten. Insofern kann der PICC-Katheter nicht als eine vollwertige und langfristige Alternative zum Portkatheter angesehen werden.

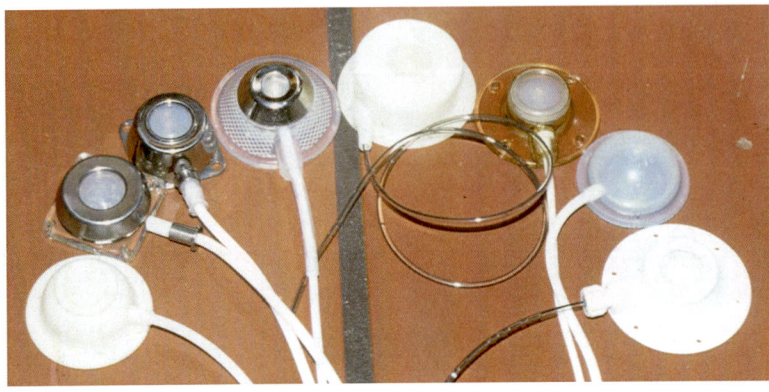

Abb. 3.4 Die frühen Portkatheter, von links: Vygon Silicon, Baxter, Port-a-cath, Norport, Medinorm, Fresenius Intraport I, Pudenz-Schulte, Braun Implantofix II

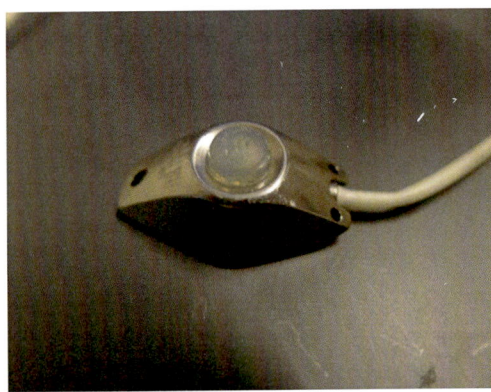

Abb. 3.5 Pharmacia Armport

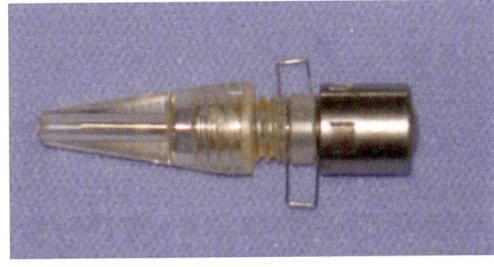

Abb. 3.6 Microport Fresenius

3.3 Entwicklung

Die Mitarbeiter der Firma NuTech um Elton Tucker haben vom ersten Moment an etwas begriffen, was den meisten anderen Portentwicklern verborgen geblieben ist. Es bedarf einer hohen axialen Kompression der Membran, um diese auch nach vielen Punktionen noch sicher schließen zu lassen. Dies konnten wir durch ganz einfache Versuche mit einem Portgehäuse mit verstellbarer Membranspannung nachvollziehen. Zwischenzeitlich waren viele skurrile Produkte auf den Markt gekommen, z. B. ein Silikonport, der sich ohne große Mühe auf ein Vielfaches seines Volumens aufblasen ließ (Abb. 3.9), ebenso wie der Port von Pudenz-Schulte (Abb. 3.10). Es wurden Ports auf den Markt gebracht mit radial komprimierten Membranen, die die Standzeit der NuTech- bzw. Pharmacia-Ports aber nicht erreichen konnten.

Man konnte den Pharmacia-Ports ansehen, dass die Membran unter deutlichem Druck stand, allerdings war für viele Porthersteller Kunststoff das bevorzugte Gehäuse-Material, und mit diesem Material war es schwer, einen entsprechenden Druck zu erreichen, um eine Membrankompression zu bekommen, die in etwa der des Pharmacia-Ports glich. Deshalb behalfen sich viele Hersteller damit, dass sie das Hervorquellen der Membran unter Druck kurzerhand vortäuschten, indem sie spritzgegossene Membranen verwendeten, die auch ohne Druck eine schöne Wölbung über den Port ergaben (Abb. 3.11).

Mit der weiteren Verbreitung der Ports blieben auch Komplikationen nicht aus. So kam es hin und wieder zu desaströsen Zerstörungen der Membranen (Abb. 3.12 und 3.13), die sich leicht

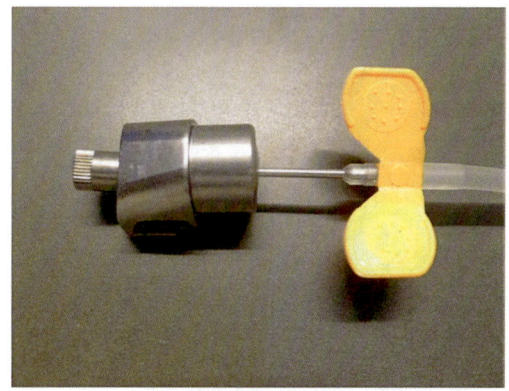

Abb. 3.7 Dialyse Port

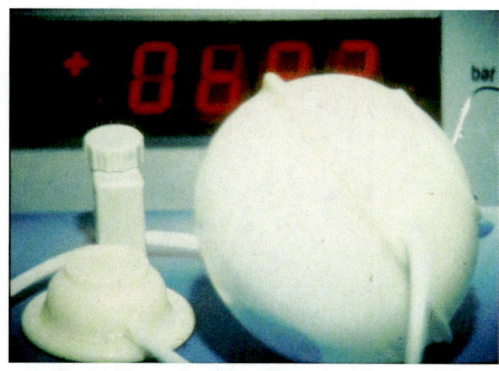

Abb. 3.9 Silikonport Vygon

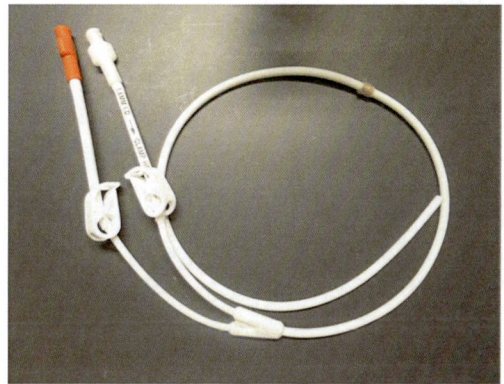

Abb. 3.8 Hickman-Katheter

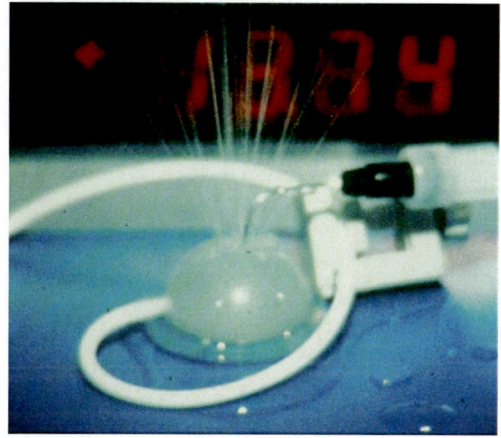

Abb. 3.10 Port von Pudenz-Schulte

erklärten, als das Verhalten der Kanülen in den Membranen systematisch untersucht wurde. Es stellte sich dabei heraus, dass die Huber-Kanüle, die sozusagen als Goldstandard der nicht stanzenden Kanüle angesehen wurde, große Stücke aus der Membran stanzte (Müller und Zierski 1988) (Abb. 3.14). Es hatte hier die Behauptung der Stanzfreiheit genügt, überprüft hatte es offensichtlich nie jemand. Spätestens damit war klar, dass Port und Kanüle ein System darstellen und dass auch ein guter Port nur begrenzt eine schlechte Kanüle verträgt.

Zu den weiteren Komplikationen gehörten auch Perforationen von Portkathetern, die zwar selten, aber wenn, dann ausgerechnet bei der Infusion von Zytostatika auftraten und zu teilweise erheblichen Gewebsnekrosen führten (Sharp, Nicole et al. 2014). Perforationen traten haupt-

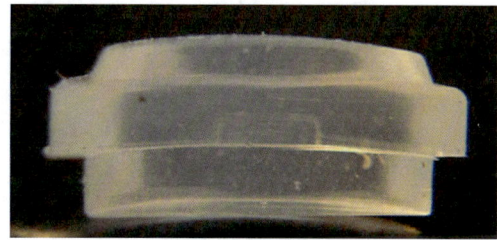

Abb. 3.11 Gewölbte Membran

sächlich auf bei Ports aus dem Material POM (Polyoxymethylen), das nur eine eingeschränkte Stabilität im sauren pH-Bereich hat. Da einige Zytostatika aber im sauren Bereich stabilisiert sind, haben diese möglicherweise zu den Schäden beigetragen. Das Nachstellen des Schadens-

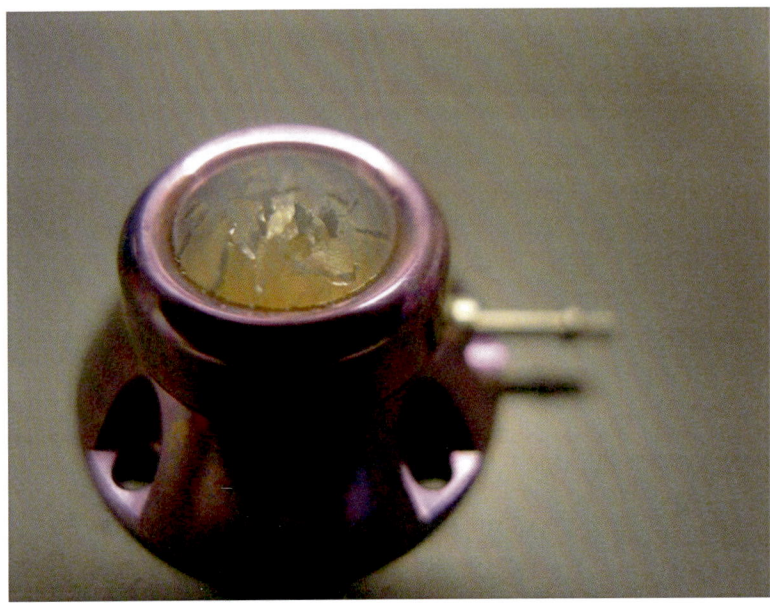

Abb. 3.12 Zerstörte Membran

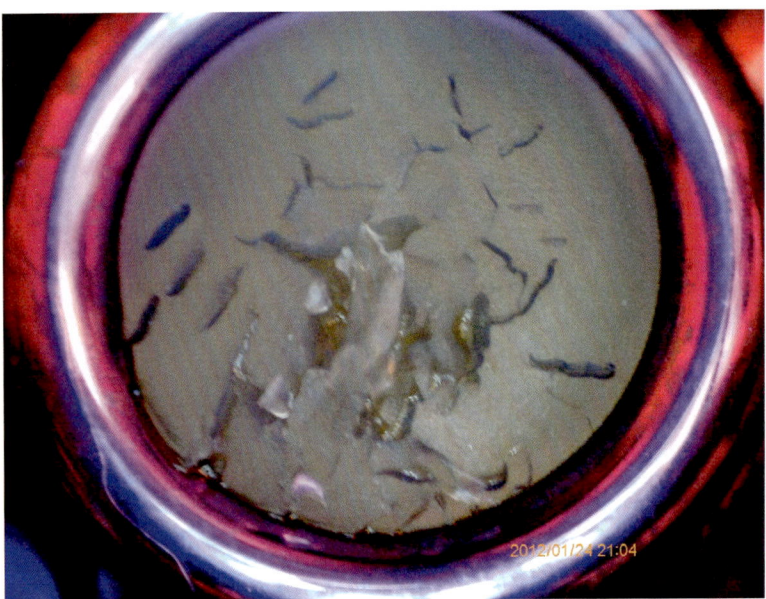

Abb. 3.13 Große Punktionsnarben und herausquellendes Silikon

verlaufes im Labor ist uns allerdings nicht gelungen.

Es wurde aber offensichtlich, dass gerade bei der Verwendung des Portkatheters zur Infusion, wenn die Kanüle tagelang im Port bleibt und sich durch die Körperbewegungen des Patienten auch im Port bewegt, bei Kunststoffports ein sichtbarer Materialabtrag entsteht. Auch wenn dies nicht immer gleich zur Perforation des Ports führte, setzte sich doch die Erkenntnis durch, dass es auch nicht gut ist, wenn die dabei entstehenden Partikel in der Lunge des Patienten landen.

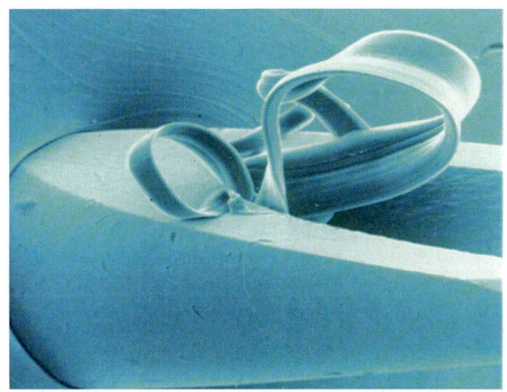

Abb. 3.14 Huber-Kanüle nach Membranpassage

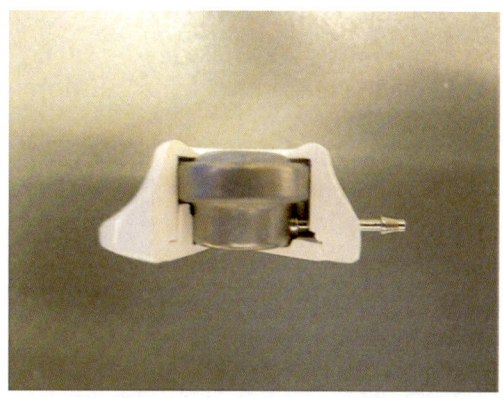

Abb. 3.15 Titantopf in Kunststoffgehäuse (Braun)

Damit gab es eine Verschiebung hin zu dem Material Titan, weil sich Edelstahl als Portmaterial doch in mehrfacher Hinsicht als ungünstig erwiesen hatte, nicht nur seines Gewichtes wegen, sondern auch wegen der ausgeprägten Artefakte in der Schnittbilddiagnostik. Nicht jedem gelang die Bearbeitung von Titan. Da Titan ein teures Material ist, gab es auch viele Versuche, Materialien zu kombinieren, z. B. Titantöpfe oder -platten in Kunststoff-Portkatheter einzubringen (Abb. 3.15). Um 1990 wurde Aluminiumoxidkeramik als Portmaterial eingeführt (Abb. 3.16). Dieses hat gegenuber allen anderen Portmaterialien einige Vorteile (Haindl et al. 1995), aber der hohe Preis verhinderte eine breite Durchsetzung als Portmaterial.

Die letzte größere Neuerung auf dem Gebiet der Portkatheter waren die hochdruckfesten Ports, die für den Einsatz von Hochdruckinjektoren für die mit dem CT synchronisierte Kontrastmittelinjektion mit bis zu 5 ml/s entwickelt wurden. Dies war keine echte Neuentwicklung, da einige Ports auf dem Markt die Anforderungen hinsichtlich Druckfestigkeit zu der Zeit längst erfüllten. Die Hauptneuerung war es, diese Tatsache im Röntgenbild sichtbar zu machen, indem röntgendichte Markierungen in die Ports eingeführt wurden, die im Röntgenbild erkennen ließen, dass der Port für Hochdruckinjektion geeignet ist. Da eine Verwechslung zu schweren Verletzungen des Patienten führen kann, wäre es wünschenswert, dass in Zukunft alle Ports für Hochdruck-

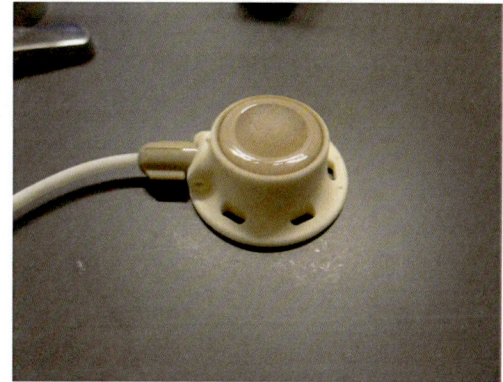

Abb. 3.16 Keramikport (Fresenius)

injektion geeignet sind, was technisch kein Problem wäre.

Auch die implantierbaren Pumpen wurden über die Zeit weiterentwickelt und kommen hauptsächlich zum Einsatz zur intravenösen kontinuierlichen Gabe von 5-FU in der Onkologie oder zur Gabe von Baclofen bei der Behandlung der Spastik, neuerdings auch zur Behandlung des pulmonalen Hochdrucks. Neben den gasdruckbetriebenen Pumpen kamen auch elektrische, von außen steuerbare Pumpen auf den Markt und als neueste Entwicklung gasdruckbetriebene Pumpen, deren Einstellwerte elektronisch kontrolliert werden. Dadurch brauchen diese Pumpen erheblich weniger Energie, da die Pumpfunktion über den Gasdruck betrieben wird und nur wenig Energie für die Kontrolle der Funktion aufgewendet wird.

3.4 Technische Herausforderungen an Material und Konstruktion

3.4.1 Konstruktion des Portgehäuses

Unter Kapitel 3 Entwicklung sind bereits wesentliche Konstruktionsmerkmale, z. B. hinsichtlich der Membrankompression, behandelt worden. Bei der Konstruktion des Ports besteht ein Zielkonflikt zwischen einer geringen Bauhöhe einerseits, die bei schlanken oder kachektischen Patienten wichtig ist, damit keine Hautnekrosen über den Port entstehen, und der Höhe der Portkammer andererseits, die hoch genug sein muss, um das komplette Schliffauge der Portkanüle aufzunehmen. Wird die Portkammer zu flach gewählt, um eine niedrige Bauhöhe zu erreichen, kann beim Aufstoßen der Kanülenspitze das Schliffauge der Kanüle noch nicht vollständig freiliegen und dadurch der Durchfluss, für den die Kanüle der Flaschenhals ist, weiter eingeschränkt werden.

Weiterhin ist ein Effekt zu beachten, der insbesondere auftritt, wenn die Membran nicht hinreichend komprimiert ist. Dann kommt es dazu, dass die Kanüle bis zum Aufstoßen auf den Portboden die Membran ein kleines Stück in den Port hineindrückt. Sobald die Kanüle dann losgelassen wird, federt die Membran zurück und hebt die Kanülenspitze wieder ein Stück vom Portboden ab. Diese Distanz muss bei der Höhe der Portkammer mit berücksichtigt werden. Das Volumen der Portkammer variiert zwischen den einzelnen Ports erheblich. Es sollte auf jeden Fall dem Anwender bekanntgegeben werden, und zwar einschließlich des Kathetervolumens, damit Lösungen zur Befüllung des Ports bei Nichtnutzung angemessen dosiert werden können.

Die Fügetechnik ist insbesondere bei Kunststoffports, wenn sie druckfest sein sollen, sehr anspruchsvoll. Schnappverbindungen sind offensichtlich inzwischen verlassen worden. Auch die Verschweißung von Portoberteil und -unterteil mit Ultraschall ist durch die dazwischenliegende Silikonmembran technisch nicht einfach. Die Silikonmembranen, die in der Regel in der Dicke leichte Schwankungen haben, dämpfen, abhängig von ihrer Kompression, die Ultraschallenergie. Es muss konstruktiv dafür gesorgt werden, dass es zu einer absolut zuverlässigen Verschweißung kommt.

In der äußeren Formgebung des Ports gibt es zahlreiche Variationen. Es ist sicher so, dass sich ovale Formen leichter durch einen knappen Hautschnitt schieben lassen als runde Ports, letztlich ist dies aber mehr oder weniger Geschmacksache. Wichtig ist, dass durch den Port keine größeren Hohlräume im Gewebe entstehen, d. h., er sollte einen möglichst kontinuierlichen Übergang von der Oberseite zur Unterseite haben, damit sich das Gewebe gut anlegen kann.

Eine Sonderform ist der Doppelkammerport (Abb. 3.17), der mit einem zweilumigen Katheter verbunden wird. Er ermöglicht die gleichzeitige Infusion von Substanzen, die nicht miteinander mischbar sind. Wenn er diesem Anspruch aber tatsächlich genügen will, ist es wichtig, dass die Austrittsöffnungen an der Katheterspitze mit einem Abstand voneinander angeordnet sind, damit die Flüssigkeiten tatsächlich nicht miteinander in Kontakt kommen können, bevor sie mit Blut vermischt sind. Sofern es möglich ist, die beiden unverträglichen Wirksubstanzen nacheinander zu infundieren, ist ein Doppelkammerport nicht indiziert.

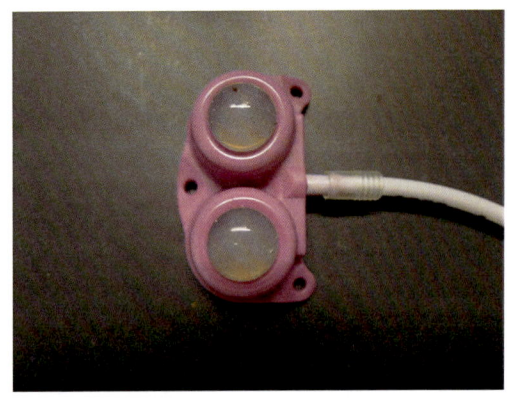

Abb. 3.17 Doppelkammerport

3.4.2   Materialien des Portgehäuses

Schon bei den ersten Portkathetern gab es zwei unterschiedliche Ansätze. Infusaid produzierte seine Portkatheter aus dem Kunststoff Polysulfon und nahm dafür in Kauf, dass eine nennenswerte Kompression der Membran mit diesem Material nicht realisierbar ist.

NuTech bzw. Pharmacia hatte offensichtlich erkannt, dass sich die Standzeit der Membran durch axiale Kompression deutlich verbessert, und hat, um die erforderlichen Kräfte aufbringen zu können, die ersten Portkatheter aus medizinischem Edelstahl hergestellt.

Wegen des hohen Gewichtes des Edelstahls kam es allerdings zu Portmigrationen, wenn dieser nicht absolut sicher befestigt war. Daraufhin wurde nach einigen Jahren auf das Material Titan gewechselt, das bis heute ein etabliertes und gutes Portmaterial ist. Der einzige wirkliche Nachteil des Titans ist, dass es, wenn es in größeren Mengen eingesetzt wird, zu deutlichen Artefakten im CT führt. Deshalb und auch, um teures Material zu sparen, sind im Laufe der Zeit viele Hersteller auf die Kombination von Titan mit Kunststoffen übergegangen, was, wenn das Titan die Kompressionskräfte aufnimmt, sicherlich eine sinnvolle Lösung ist.

Bei den Kunststoffen gehörte neben dem Polysulfon auch das Polyoxymethylen zu den ersten Portkunststoffen. Aufgrund der guten Federeigenschaften des Polyoxymethylen wurden Portkatheter gebaut, die durch eine Schnappverbindung zusammengehalten wurden (Abb. 3.18). Aus nie ganz geklärten Gründen kam es aber bei einigen Patienten zur Lösung dieser Schnappverbindungen. Außerdem traten unter Zytostatikabehandlung einige Portbodenperforationen auf, die wahrscheinlich auf die nicht ausreichende Säurebeständigkeit des Polyoxymethylen zurückzuführen sind, aber auch nie vollständig geklärt werden konnten.

Daraufhin haben einige Hersteller das Polyoxymethylen als Portkunststoff verlassen, andere benutzen es bis heute. Das Polysulfon hat sich als Portkunststoff einigermaßen bewährt, auch wenn es keine wünschenswerte Kom-

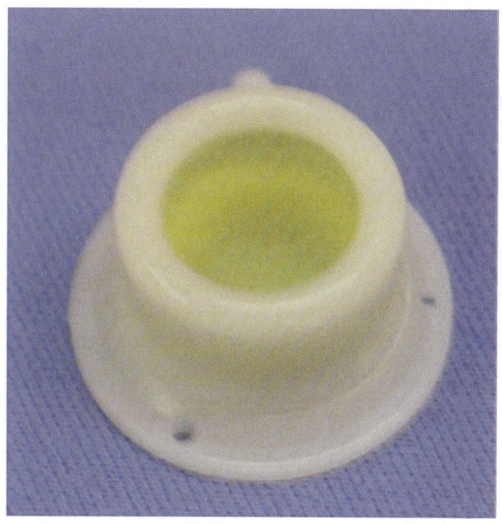

Abb. 3.18   Port mit verschnapptem Gehäuse (Implantofix 1, Braun)

pression der Membran zugelassen hat. Außerdem zeigte sich im Laufe der Zeit, dass bei der Infusion über den Port, wenn die Kanüle mehrere Tage liegt, durch die Kanülenspitze in deutlichem Maße Partikel aus dem Polysulfon herausgelöst werden.

Es hat Versuche gegeben, z. B. über faserverstärkte Materialien, die Nachteile der Kunststoffmaterialien hinsichtlich der Membranpressung zu überwinden, die alle nicht ganz zufrieden stellen konnten. Erst durch die Verwendung des Hochleistungskunststoffes PEEK (Polyetheretherketon) war es möglich, die Membranen auch in Kunststoffports so zu pressen, dass lange Standzeiten gewährleistet waren (Abb. 3.19). Der Preisvorteil des Kunststoffports gegenüber z. B. einem Titanport war damit allerdings weitgehend dahin.

Daneben gab es seit 1990 Ports aus Aluminiumoxidkeramik (Abb. 3.16). Dieses Material hatte sich schon millionenfach in Hüftgelenkskugeln als Implantatmaterial bewährt. Als Portmaterial hatte es den Vorteil, keinerlei Fragmentierung zu erzeugen und gleichzeitig trotz Röntgensichtbarkeit keine Artefakte in der Schnittbilddiagnostik zu erzeugen. Der relativ hohe Materialpreis und die anspruchsvolle Fügetechnik führten aber dazu, dass diese

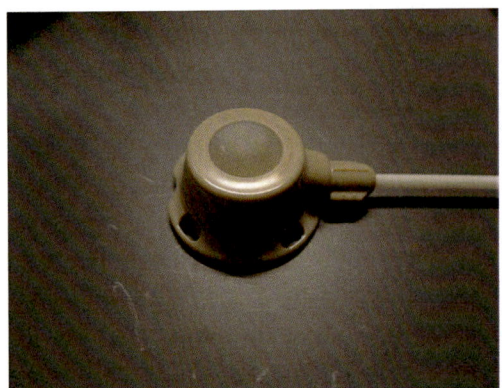

Abb. 3.19 Port aus PEEK (Fresenius)

Portkatheter durch ihren Preis bedingt nur eine begrenzte Verbreitung fanden. In Tab. 3.1 sind die Vor- und Nachteile der einzelnen Portgehäusematerialien noch einmal zusammengestellt.

Dabei wird bei den Kunststoffen unterschieden zwischen herkömmlichen Kunststoffen, wie etwa Polysulfon und Polyoxymethylen auf der einen Seite und Hochleistungskunststoffen, wie PEEK, auf der anderen Seite. Sowohl Titan als auch Keramik werden eingesetzt zur Verstärkung der Portböden oder der

ganzen Innenwandung des Ports, teilweise wird Titanblech auch verwendet, um die Membran zu komprimieren, während die Portaußenfläche dann aus Kunststoff besteht.

Da es häufig schwierig ist, in einem einzigen Material alle wünschenswerten Eigenschaften wirtschaftlich zusammenzuführen, setzen sich zunehmend Verbundkonstruktionen aus der Kombination verschiedener Materialien durch.

3.4.3   Kathetermaterialien

Hier haben sich Silikonkatheter und Polyurethankatheter bislang nebeneinander behaupten können. Die Silikonkatheter werden tendenziell bevorzugt, wenn der Katheter durch Cutdown in die Vena cephalica gelegt wird. Die Polyurethankatheter werden, weil sie sich besser schieben lassen, in der Regel bevorzugt, wenn der Portkatheter per Punktion der Vena subclavia oder anderer Gefäße gelegt wird.

Bei den Silikonen ist das Standardmaterial entsprechend dem Dow Corning Material RX 80 mit 20 % Bariumsulfat, das heute, da Dow Corning seine Aktivitäten im Implantatgeschäft

Tab. 3.1   Vor- und Nachteile verschiedener Portmaterialien

	Stahl	Titan	Kunststoff z. B. POM/PSU	Hochleistungs-Kunststoff z. B. PEEK	Al_2O_3-Keramik
Gewicht	−	+	+++	+++	+
Kratzfestigkeit/Partikelbildung[3]	++	++	−	+	+++
Membrankompression[3.1]	+++	+++	−/+	+++	+++
Korrosionsbeständigkeit	+	++	−/+	+++	+++
Störstrahlenfreiheit	−	+	+++	+++	+++
MR-Tauglichkeit	−	+	+++	+++	+++
Hyperthermie-Tauglichkeit	−	−	+++	+++	+++
Benetzbarkeit	−	−	−	−	++
Beschädigung der Kanülenspitze[2]	−	−	++	+	−
Hochdruckbeständigkeit	+++	+++	−/++	+++	+++

[1] Die Membrankompression ist entscheidend für die Standfestigkeit der Membran und die Druckfestigkeit des Ports. Die erzielbare Membrankompression unterscheidet sich stark je nach Kunststoff
[2] Entscheidend ist hier das Material des Portbodens
[3] Zwischen der Kratzfestigkeit des Portbodens und der Gefahr der Beschädigung der Kanülenspitze besteht ein Zielkonflikt, je besser die Kratzfestigkeit, desto größer die Gefahr der Beschädigung der Kanülenspitze

aufgrund schlechter Erfahrungen stark eingeschränkt hat, von verschiedenen anderen Herstellern geliefert wird. Es handelt sich aber im Prinzip immer um ähnliche Werkstoffe, wenn auch unterschiedlicher Qualität.

Die hervorragende Dauerfestigkeit des Silikons, die im Wesentlichen aus der Erfahrung mit Silikonbrustprothesen erkannt worden ist, lässt sich leider nicht so ohne Weiteres auf die Situation der Portkatheter übertragen. Die Beimischung von Bariumsulfat für die Röntgensichtbarkeit des Katheters hat einen Einfluss auf die Langzeitbeständigkeit. So wird bei der Explantation von lange (über fünf Jahre) liegenden Portkathetern häufig festgestellt, dass das Material seine Zugfestigkeit eingebüßt hat und schon bei geringer Zugbelastung bricht. Deshalb erscheint eine Begrenzung der Liegedauer empfehlenswert zu sein.

Ein weiteres Problem kann dadurch bestehen, dass verschiedene Silikonqualitäten, die zur Schlauchherstellung verwendet werden, unterschiedliche Festigkeiten aufweisen. So konnten wir bei Silikonschläuchen gleichen Innen- und Außendurchmessers erhebliche Schwankungen des Berstdruckes feststellen, der zwischen 400 und 900 kPa lag.

Bei den Polyurethanen sind hinsichtlich der Langzeitstabilität ähnliche Probleme zu berichten.

Mit dem aliphatischen Polyurethan-Elastomer Tecoflex sind bei zentralvenösen Kathetern sehr gute Erfahrungen gesammelt worden, da es im Blutgefäß weicher wird. Daher haben viele Portkatheterhersteller dieses Material auch für die Portkatheterschläuche benutzt. Dies hat bei einigen Portherstellern zu Problemen geführt. Tecoflex ist ein spannungsrissempfindliches Material. Es weist eine hervorragende Dauerbeständigkeit im Milieu des menschlichen Körpers auf, solange es nicht unter Spannung steht.

Nun haben einige Portkatheterhersteller für die Portkupplungen Kanülen mit olivenartigen Aufweitungen verwendet, die die Tecoflex-Katheter zirkulär um mehr als 100 % gedehnt haben. In solchen Fällen ist es zu Abrissen, Spannungsrissen und Lochfraß im Kunststoff gekommen (Abb. 3.20 und 3.21). Sofern derartige spannungsinduzierende Maßnahmen

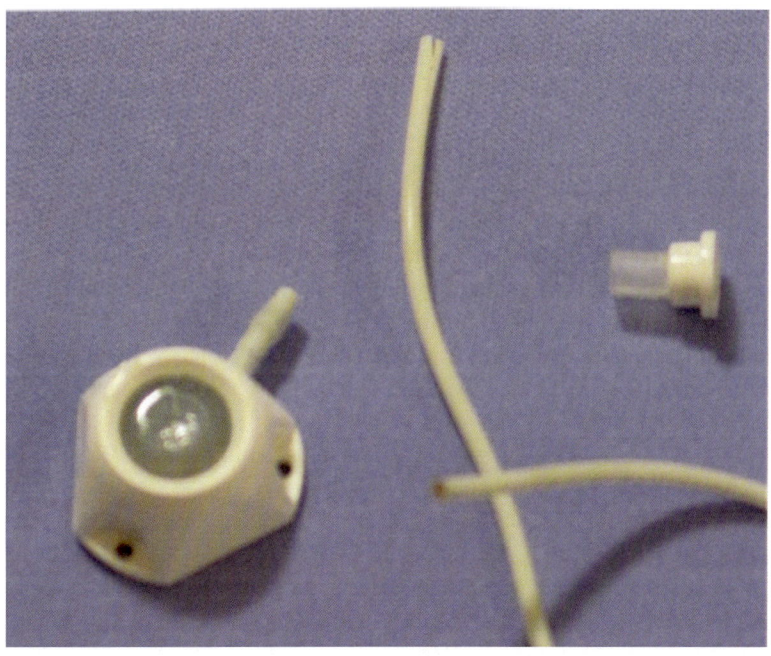

Abb. 3.20 An der Stützkanüle abgerissener Katheter

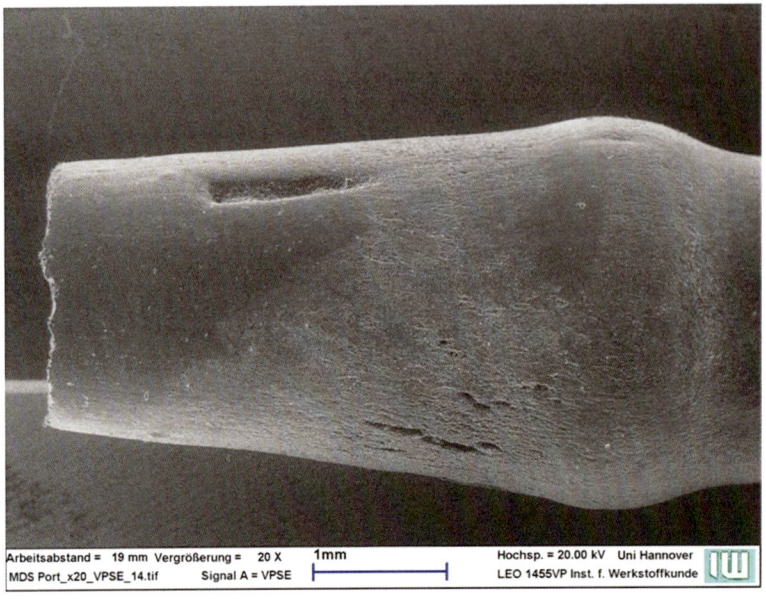

Arbeitsabstand = 19 mm Vergrößerung = 20 X 1mm   Hochsp. = 20.00 kV Uni Hannover
MDS Port_x20_VPSE_14.tif   Signal A = VPSE   LEO 1455VP Inst. f. Werkstoffkunde

Abb. 3.21 REM-Aufnahme 20x: Spannungsrisse und Lochfraß

unterbleiben, scheint das Tecoflex aber für Zeiträume um fünf Jahre herum hinreichend stabil zu sein.

Alternativ sind Polycarbonat-Urethane zu empfehlen, wie etwa Chronoflex oder Carbothane, die eine deutlich bessere Langzeitstabilität aufweisen.

3.4.4 Membranen

Die Membranen für Portkatheter bestehen alle aus Silikonkautschuk. Für diese Auswahl ist ausschlaggebend einerseits die hohe Elastizität und eine dadurch erreichbare hohe Wiederverschlussfähigkeit und auf der anderen Seite ihr inertes Verhalten als Implantat.

Es sind aber nicht alle Silikonmembranen gleich. Im Wesentlichen werden zwei unterschiedliche Gruppen von Silikonen verwendet. Zum einen sogenannte Liquid Silicon Rubbers (LSR), die, aus zwei Komponenten zusammengemischt, im Spritzguss verarbeitet werden können. Diese Materialien haben den Vorteil einer sehr einfachen Verarbeitung, die auch komplizierte Formen zulässt. Sie werden aber für Portkatheter nur wenig verwendet.

Besser sind die sogenannten High Consistency Silicon Rubbers, diese werden für den Einsatz bei Implantaten zumeist mit Platin polymerisiert. Der Fertigungsvorgang ist kompliziert. Das flüssig bis pastöse Ausgangsmaterial muss mit dem Katalysator durchmischt werden, wird dann zur Vorpolymerisation mehrfach kalandriert, zu einem gelartigen, plastisch verformbaren Zwischenprodukt. Dieses Zwischenprodukt kann dann, nach Gewicht oder Volumen portioniert, in eine Pressform gegeben werden, in der es heiß gepresst wird.

Bei höheren Stückzahlen kann auch das sogenannte Spritzpressen verwendet werden, bei dem das Portionieren in der Maschine erfolgt und volumetrisch gesteuert ist. Unter diesen High Consistency Rubbers gibt es noch eine Untergruppe der sogenannten ETR-Silikone (Extended Tear Resistance). Diese Materialien haben gegenüber den LSR-Silikonen eine annähernd verdoppelte Bruchdehnung und weisen insbesondere eine sehr hohe Weiterreißfestigkeit auf. Diese ist für den Einsatz als Portmembran besonders wichtig.

Besonders gut werden die Wiederverschlusseigenschaften der Membran aber erst dann, wenn diese auch noch unter Druck eingespannt wird. Am besten bewährt hat sich die schon beim ersten Port von NuTech verwendete axiale Kompression des Membranrandes. Diese erhöht die Wiederverschlussfähigkeit erheblich, weil sie den Partikelstanzeffekt, dessen Maximum in der Oberfläche der Membran auftritt, erheblich reduziert. Dies setzt natürlich immer die Verwendung geeigneter Kanülen voraus.

Aber auch die Verspannung der Membran kann in unterschiedlicher Weise erfolgen. Die Durchmesser der verspannenden Gehäuseteile können oberhalb und unterhalb der Membran gleich sein. Man kann auch den unteren Durchmesser etwas kleiner machen als den oberen, wodurch die Membran sich stärker nach oben auswölbt, statt in den Port hinein. Dies scheint eine günstige Einspannungsart zu sein. Wenn man es umgekehrt macht, also der obere Einspanndurchmesser kleiner ist als der untere, dann verringert man die Gefahr, dass man beim Anstechen der Membran auf den unteren Kompressionsrand stößt, es hat aber den Nachteil, dass die Auswölbung der Membran im Wesentlichen in das Portinnere weist und dadurch die nutzbare Höhe der Portkammer verringert.

Einen guten Port erkennt man also daran, dass die Membran nach oben etwas herausquillt und dass sie relativ hart ist, weil sie vorgespannt ist.

Man kann es sich natürlich sehr einfach machen, indem man eine Membran aus LSR-Silikon spritzt, die von vornherein nach oben eine konvexe Oberfläche hat (Abb. 3.11). Dann sieht der Port genauso schön aus, bleibt in seinem Wiederschlussverhalten aber weit hinter einem gut konstruierten Port zurück. Die Leistungsunterschiede, die sich durch Materialauswahl und Verspannung der Membran ergeben, sind erheblich.

Die anfangs von den Herstellern angegebene Dichtigkeit nach über 2000 Punktionen ist relativ vollmundig. Man kann einen Port schon dann als sehr gut bezeichnen, wenn er nach ca. 1000 Punktionen mit einer 22 G-Portkanüle noch dicht ist. Es ist aber gar nicht selten, dass die Portkathetersysteme schon sehr früh, z. B. nach etwa 200 Punktionen trotz guter Portkanülen undicht werden.

Systeme mit abgestufter Membran (Abb. 3.11), bei der die Klemmung nur auf einer geringeren Membrandicke erfolgt, werden bei unglücklich platzierten Punktionen am Rande der Membran manchmal schon nach wenigen Einstichen undicht. Optisch gleich aussehende Portkatheter können sich hinsichtlich der Zahl der möglichen Punktionen durchaus um den Faktor 4 und mehr unterscheiden.

Eine weitere Eigenschaft, die mit der Membran und ihrer Verspannung zu tun hat, ist die Einstichkraft und die Auszugskraft der Portkanülen. Ideal wäre natürlich eine Portkanüle, die sich leicht einstechen lässt und dann aber relativ fest sitzt und sich nur schwer wieder herausziehen lässt. Diese Kombination ist leider nicht zu haben. Die Einstichkraft ist immer höher als die Auszugskraft. Es gilt hier, unterschiedliche Eigenschaften gegeneinander zu bewerten.

Eine hohe Einstichkraft führt dazu, dass mehr Kraft zum Einstechen der Kanüle benötigt wird und die Kanülenspitze unter Anwendung dieser Kraft dann auch auf den Portboden stößt. Dies führt dazu, dass es vermehrt zur Spitzenbeschädigung kommt und in der Konsequenz beim Herausziehen der Kanüle zur Beschädigung der Membran. Insofern ist eine hohe Einstichkraft eher als ungünstig zu bewerten. Anders verhält es sich mit der Auszugskraft. Hier wäre es natürlich wünschenswert, wenn sie etwas höher wäre, andererseits lässt sich der relative Nachteil einer verringerten Auszugskraft durch ein entsprechendes Befestigungssystem der Kanüle kompensieren.

3.4.5 Katheterkupplungen

Wenn heute Diskonnektionen und Katheterabbrüche an der Portkatheterkupplung Raritäten geworden sind, so ist das nicht immer so gewesen. Die ersten Portkatheterkupplungen bestanden im Prinzip aus einer Kanüle, auf die der Schlauch aufgeschoben wurde, und einer Hülse, die darüber geschoben wurde, die vom Durchmesser so bemessen war, dass sie sich zwar noch schieben ließ, aber den Portkatheter doch relativ großflächig auf die Kanüle gepresst hat.

Wenn man derartige Kupplungen im Labor testet, misst man Haltefestigkeiten, die über die Zugfestigkeit des Schlauchmaterials hinausgehen. Trotzdem ist es mit diesem Typ der Portkatheterkupplung immer wieder zu Diskonnektionen gekommen (Abb. 3.20).

Zwischen der sicheren mechanischen Klemmung des Katheters auf der Stützkanüle und der Festigkeit und Korrosionsfestigkeit des Kathetermaterials besteht ein Zielkonflikt. Je stärker das Schlauchmaterial umgelenkt und dadurch gedehnt wird, z. B. über eine Olive, desto besser hält es auf der Stützkanüle. Gleichzeitig wird dadurch aber, durch die starke Dehnung des Materials, die Zugfestigkeit des Schlauches herabgesetzt, es kann auch bei bestimmten Materialien zu Korrosionsphänomenen kommen (Spannungskorrosion). Bei Silkonschläuchen kann es auch zum Zerquetschen des Silikons auf der Olive kommen (Abb. 3.22).

Wenn man die unterschiedlichen Stützkanülentypen nebeneinander sieht, kann man erkennen, dass dieser Zusammenhang nicht allen Portherstellern bekannt ist (Abb. 3.23).

Auch die Fehlbedienungssicherheit der Kupplungen ist zu beachten. Häufig müssen die Katheter vor dem Schließen der Kupplung bis zu einer bestimmten Stelle auf eine Stützkanüle aufgeschoben werden.

3.4.6 Portkanülen

Müller und Zierski (1988) haben schon 1988 darauf hingewiesen, dass die handelsüblichen Huber-Kanülen keineswegs immer ihr Versprechen einhalten, stanzarm zu sein. Das liegt daran, dass die Idee von Huber, durch Abknicken der Kanülenspitze das hintere Schliffauge der Kanüle sozusagen in den Schatten der Spitze zu legen, zwar auf den ersten Blick plausibel ist, in der Praxis aber deshalb nicht funktioniert, weil der Weg der Kanülenspitze nicht durch die Stichrichtung des Anwenders bestimmt wird, sondern durch die Geometrie des Schliffes. Dementsprechend bewegt sich das erste abgeknickte Stück der Kanüle auch nicht in Stichrichtung, sondern schräg dazu. Es hobelt der Huber-Schliff also genauso wie ein Standardschliff (Abb. 3.14). Wenn heute bessere Huber-Kanülen auf dem Markt sind, so liegt das daran, dass bestimmte Bereiche des Schliffes abgestumpft worden sind, sodass die Neigung zum Hobeln abnimmt, weil keine scharfe Schneide

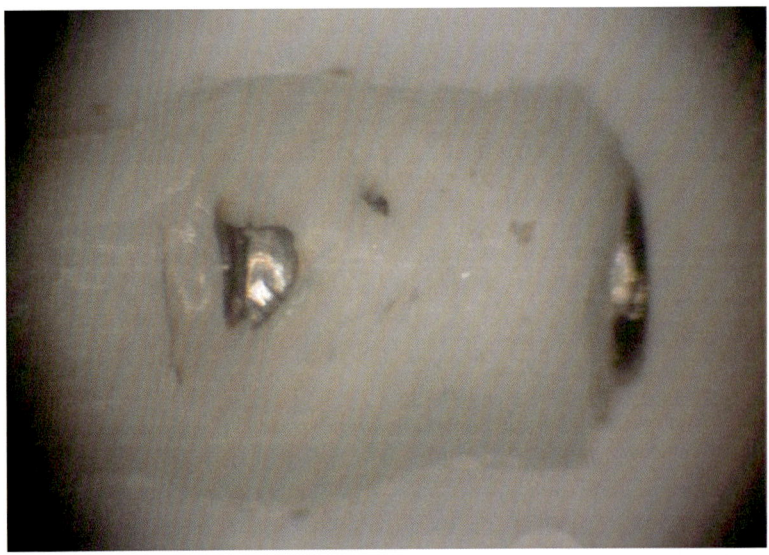

Abb. 3.22 Auf der Kupplungsolive zerquetschter Silikonschlauch

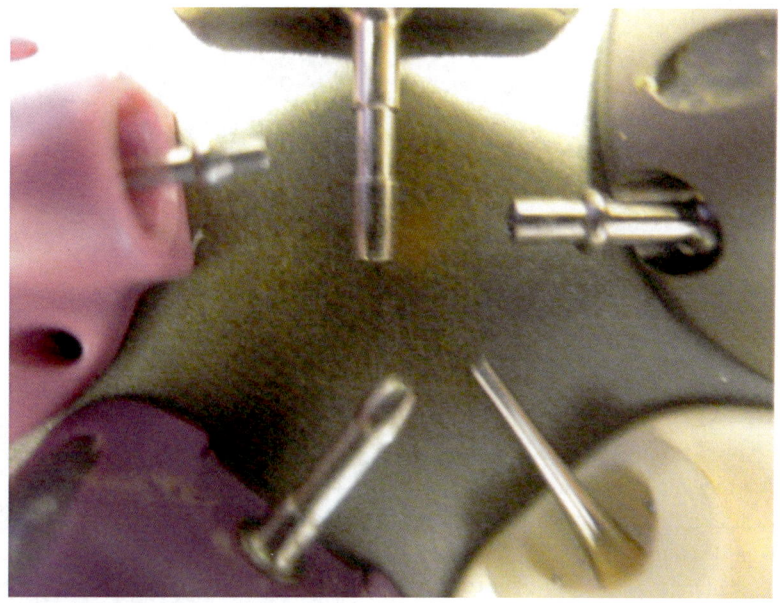

Abb. 3.23 Verschiedene Formen der Stützkanüle

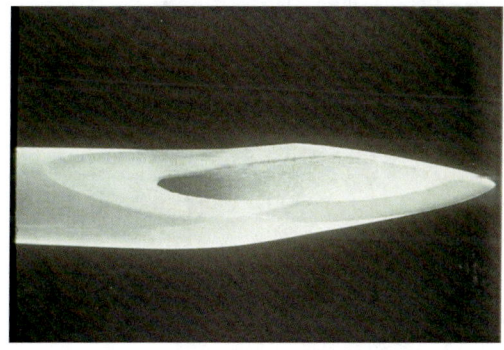

Abb. 3.24 Stanzarme Kanüle (Surecan, Braun)

mehr da ist. Der Knick im Kanülenrohr über dem Schliff ist funktionell überflüssig.

Ebenfalls 1988 wurde erstmals über eine neuartige Portkanüle berichtet, die bis zur Kanülengröße 20G praktisch stanzfrei ist (Haindl et al. 1995) (Abb. 3.24). Dass auch bei praktisch stanzfreien Kanülen hin und wieder eine Partikelbildung auftritt, liegt daran, dass Kanülen aus geschweißten Rohren hergestellt werden und das Rohr auf einem kleinen Abschnitt seines Umfangs durch die Schweißnaht eine höhere Härte hat als auf dem Rest des Umfangs. Gleich, welches Verfahren jetzt verwendet wird,

um die Schliffkante des hinteren Schliffauges abzustumpfen, wird es immer einen Unterschied im Erfolg zwischen den weichen und harten Abschnitten des Kanülenrohres geben. Deshalb sollte man eine Kanüle nie nach nur einem Muster beurteilen.

Versuche mit Pencil-Point-Kanülen verliefen wenig erfolgreich. Zwar lässt sich über die Verwendung von Pencil-Point-Kanülen ein Ausstanzen von Partikeln vollständig vermeiden, aber die Punktion ist für den Patienten schmerzhaft und die Akzeptanz gering. Um dem aus dem Wege zu gehen, wurden Pencil-Point-Kanülen mit zusätzlichem Dreikantschliff auf der Spitze entwickelt, die dieses Problem dadurch lösen. Die Herstellung ist allerdings sehr aufwendig.

Die Entwicklung der stanzarmen Kanülen fand zu einer Zeit statt, als die überwiegende Zahl der Portkatheter aus Kunststoff waren und auch die Innenfläche des Ports aus Kunststoff bestand. Mit dem zunehmenden Augenmerk auf die Partikelbildung kam es aber zu der Entwicklung, dass die meisten Hersteller entweder partikelfeste, d. h. harte Böden oder Töpfe in ihre Ports integrierten, zumeist aus Titan, in einigen Fällen auch aus Keramik. Damit war das

Problem der Partikellösung aus dem Portgehäuse gelöst, es trat aber ein neues Problem auf.

Die stanzarmen Kanülen haben zumeist einen relativ langen Anschliff, d. h., die Spitze ist relativ dünn. Das führt dazu, dass die Kanüle, wenn sie etwas kräftiger auf den Boden stößt, an ihrer Spitze einen Haken hat (Abb. 3.23). Dieser Haken führt beim Herausziehen der Kanüle zu einer Beschädigung der Portmembran und macht den Lebensdauervorteil des nicht stanzenden Schliffes unter Umständen wieder zunichte.

Eine Lösung dieses Problems ist entwickelt worden (Abb. 3.26). Die Verformungen der Spitze, die auf Abb. 3.25 und Abb. 3.27 zu sehen sind, sind mit einer Prüfmaschine unter Einsatz gleicher Kräfte und Geschwindigkeiten entstanden. Die Kanüle, die sich nicht verbiegt, ist ebenfalls nicht stanzend, sie hat im gezeigten Entwicklungsstadium noch eine leicht erhöhte Einstichkraft. Die Entwicklung ist beschrieben und veröffentlicht worden, ist bei den Portherstellern aber nicht auf Interesse gestoßen.

Auch Portkanülen sind nach Gebrauch potenziell infektiös, sodass auch hier von der Unfallverhütungsvorschrift TRBA 250 und der EU-Richtlinie 2000/54/EC ein Verletzungsschutz für den Anwender gefordert ist. Dieser wird von den Herstellern in verschiedener Art und Weise angeboten (Abb. 3.28 und 3.29).

3.4.7   Einführsysteme (Introducer)

Während die Platzierung des Katheters bei dem Cutdown der vena cephalica ohne weitere Hilfsmittel auskommt, ist für alle anderen Zugänge ein Einführungssystem erforderlich. Dabei haben sich Systeme in Seldinger-Technik durchgesetzt, die zunächst mit einer relativ dünnen Kanüle das Blutgefäß punktieren und dann, nach Einführen eines Seldinger-Drahtes, die Kanüle wieder entfernen lassen, sodass diese keine Verletzungen im Gefäß anrichten kann. Über den Seldinger-Draht wird der Katheter aber nur in seltenen Fällen direkt eingeführt, da zumeist noch eine Dilatation des Katheterkanals und der Einsatz einer zumeist teilbaren Schleuse erforderlich sind. Die Schleuse ist, insbesondere

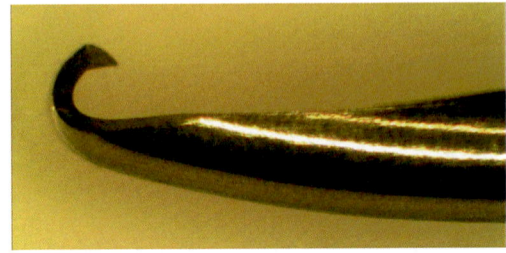

Abb. 3.25 Hakenbildung nach Aufstoßen auf harten Portboden

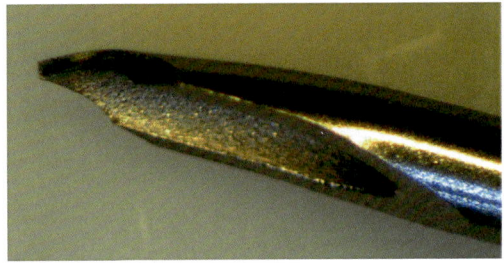

Abb. 3.26 Hakenresistenter Kanülenschliff

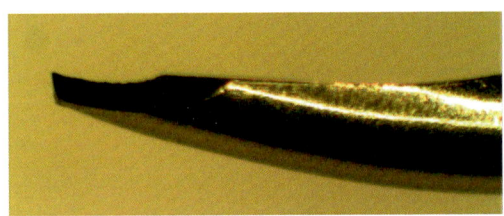

Abb. 3.27 Dito nach Aufstoßen auf harten Portboden (gleiche Kraft wie bei Abb. 3.25)

bei Silikonkathetern, obligat, da sich diese nicht durch das Gewebe schieben lassen (Abb. 3.30).

Neuerdings werden auch Einführsysteme mit Ventil angeboten (Abb. 3.31), die sicherstellen sollen, dass es nicht zu einer Luftembolie kommt. Da die Portkatheter-Implantation immer ein elektiver Eingriff ist, dürfte es eigentlich kein Problem sein, durch Sicherstellung eines positiven zentralvenösen Druckes eine Luftembolie zu verhindern. In jedem Fall sind die Einführschleusen mit Ventil insofern ein Gewinn, als dass die Prozedur dadurch weniger blutig wird. Die Ventile werden beim Spalten der Schleuse mit gespalten und entfernt.

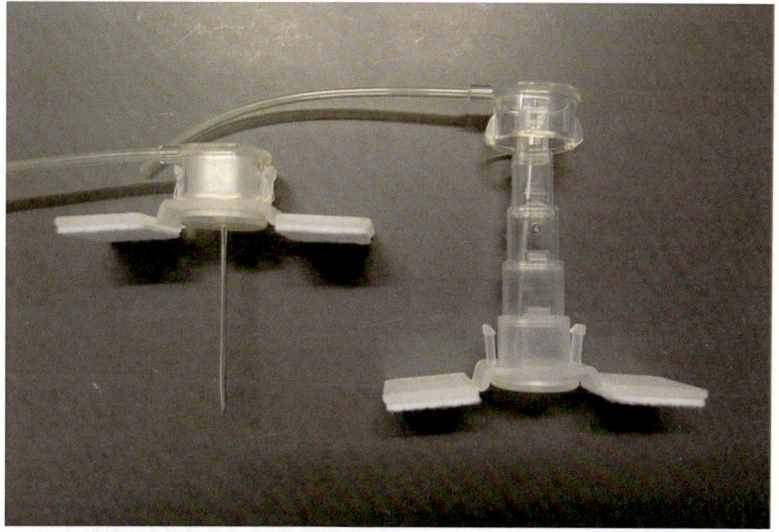

Abb. 3.28 Sicherheitskanüle Fresenius

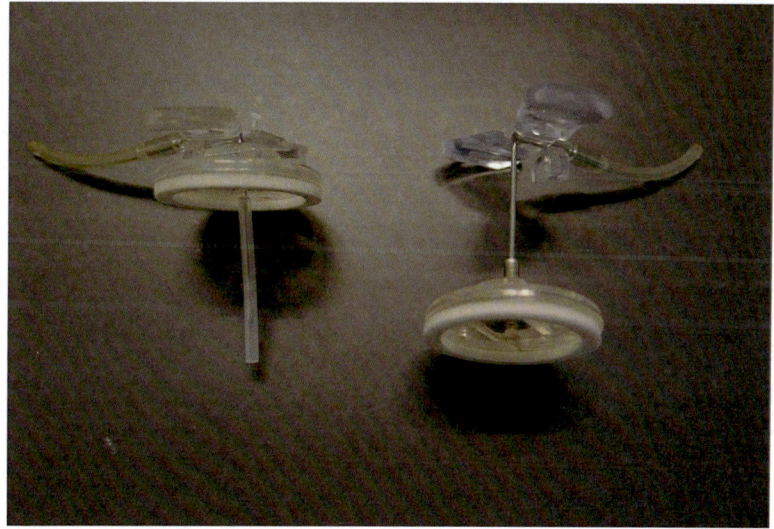

Abb. 3.29 Sicherheitskanüle Braun

3.5   Ausblick

Im Vorangehenden kann nur über relativ wenige Neuentwicklungen im Bereich der Portkatheter berichtet werden. Viele Initiativen, z. B. elektronische Suchgeräte für Portkatheter, haben es nie zur Marktreife gebracht, weil der Nutzen offensichtlich nicht hoch genug ist und die damit verbundenen Probleme, z. B. im MRT, nicht ohne Weiteres zu lösen sind. Andere Neuentwicklungen, wie z. B. ein emboliesicherer Katheter, lassen trotz erster erfolgversprechender Versuche nach wie vor auf sich warten. Es muss auch festgestellt werden, dass die Innovationsdynamik auf dem Portkathetermarkt in den letzten Jahren deutlich abgenommen hat, was sich durch die verfallenden Preise zwanglos erklären lässt.

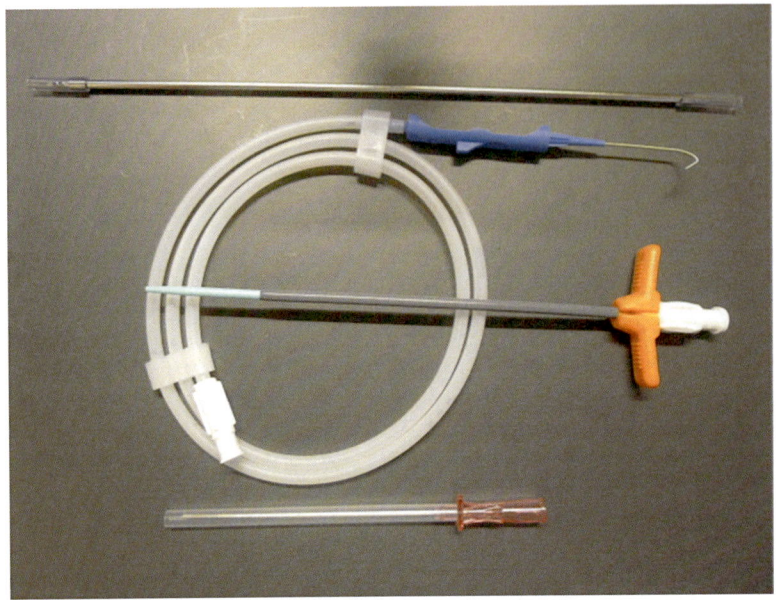

Abb. 3.30 Einführbesteck mit spaltbarer Schleuse

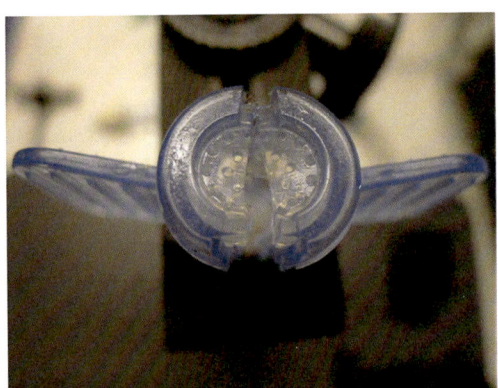

Abb. 3.31 Gespaltenes Schleusenventil

Die Aufzählung von Problemen dient der Verbesserung der Portkatheter, soll aber keineswegs den Eindruck erwecken, dass es sich hierbei um Produkte mit unvertretbar hohen Risiken handelt. Dennoch muss darauf hingewiesen werden, dass derjenige, der die Portkatheter implantiert, häufig nicht mit ihren Komplikationen konfrontiert ist. Dies führt zu einer unglücklichen Entwicklung in Richtung auf das preisgünstigste Portkathetersystem. Insofern ist hier die Wachsamkeit der Anwender gefragt, immer wieder die Komplikationsraten verschiedener Portsysteme miteinander zu vergleichen.

Literatur

Blackshear PJ, Dorman FD, Blackshear PL, Varco RL, Buchwald HA (1970) permanently implantable self-recycling low flow constant rate multipurpose infusion pump of simple design. Surgical forum 21:136–137

Ecoff L, Barone RM, Simons RM (1983) Implantable infusion port (Port-A-Cath). NITA. Nov–Dec;6(6):406–8

Haindl H (1989) Technical Complications of Port Catheter Systems Reg Cancer Treat 2:238–242

Haindl H, Schmoll E, Willmann G (1995) Ein neues Portkathetersystem aus Aluminiumoxidkeramik. Biomedizinische Technik. Biomedical Engineering 40(3):42–49

Haindl H, Müller H (1988) Eine atraumatische Nadel für die Punktion von Ports und Pumpen. Klinische Wochenschrift 66(20):1006–1009

Haeder L, Jähne J (2013) Indikation, Technik und Komplikationen der Portimplantation Chirurg. 84:572–579 https://doi.org/10.1007/s00104-012-2408-5. © Springer-Verlag Berlin Heidelberg

Janßen R (1989) Vergleichende Untersuchung von Portsystemen. Dissertation, Universität Münster

Kurul S, Saip P, Aydin T (2002) Totally implantable venous-access ports: local problems and extravasation injury. The Lancet Oncology 3(11):684–692

Patel GS, Jain K, Kumar R, Strickland AH, Pellegrini L, Slavotinek J, Eaton M, McLeay W, Price T, Ly M,

Ullah S, Koczwara B, Kichenadasse G, Karapetis CS (2014) Comparison of peripherally inserted central venous catheters (PICC) versus subcutaneously implanted port-chamber catheters by complication and cost for patients receiving chemotherapy for non-haematological malignancies. Supportive care in cancer: official journal of the Multinational Association of Supportive Care in Cancer 22(1):121–128

Müller H, Zierski J (1988) Die Huber-Nadel als Spezialkanüle für die Punktion von implantierten Ports und Pumpen--ein Irrtum in zahlreichen Variationen. Klinische Wochenschrift 66(19):963–969

Niederhuber JE, Ensminger W, Gyves JW, Liepman M, Doan K, Cozzi E (1982) Totally implanted venous and arterial access system to replace external catheters in cancer treatment. Surgery 92(4):706–712

Ng F, Mastoroudes H, Paul E, Davies N, Tibballs J, Hochhauser D, Mayer A, Begent R, Meyer TA (2007) comparison of Hickman line- and Port-a-Cath-associated complications in patients with solid tumours undergoing chemotherapy. Clinical oncology (Royal College of Radiologists (Great Britain)) 19(7):551–556

Sharp Nicole E, Knott EM, Thomas P, Rivard DC, St Peter, SD (2014) Burden of complications from needle penetration of plastic ports in children. Journal of pediatric surgery 49(5):763–765

Pollmann D, Schildhauer S, Lüftner D (2002–2021) 14 Venenzugänge, Kathetersysteme (Ports): Portsystem. © ONKODIN 2002–2021 I ISSN: 2193-6021

Teichgräber KU, Pfitzmann R, Hofmann, HAF (2014). Portsysteme als integraler Bestandteil von Chemotherapien Ärzteblatt 01/2014

Roland Hennes

▷ Die Indikationsstellung gehört zu den anspruchsvollsten Aufgaben eines jeden Operateurs. Zeitpunkt, operative Maßnahme, Qualifizierung des Operateurs für den operativen Eingriff, Anästhesieverfahren und weitere Aspekte fließen in die Indikationsstellung ein. Zusätzlich ist eine standardisierte und durchdachte Vorbereitung des Patienten mit allen notwendigen und erweiterten diagnostischen Maßnahmen der nächste wichtige Schritt für den Erfolg des operativen Eingriffs.

4.1 Indikationen für die Anlage eines Portkatheters

Die Stellung der Indikation für einen operativen Eingriff gehört zu den verantwortungsvollsten Tätigkeiten des aufklärenden Arztes. Die Indikation für die Anlage eines Portkatheters betrifft vor allem Patienten mit onkologischen Krankheitsbildern, aber auch Patienten mit intestinalen Erkrankungen und solche mit Immundefekten, Stoffwechselerkrankungen oder Krankheitsbildern, die langfristig eine Substitution von Medikamenten notwendig machen, wie z. B. bei der Schmerztherapie. Die Indikation kann jedoch auch „nur" die Problematik der Blutabnahme sein, die es bei Patienten mit sehr schlechten Venenverhältnissen praktisch unmöglich macht, an den Unterarmen oder an anderen Körperregionen eine Blutabnahme durchzuführen. Für diese Patienten ist der Port eine gute Möglichkeit, regelmäßige Blutentnahmen zu gewährleisten. Auch wenn man grundsätzlich bei ansonsten guten Venenverhältnissen und der Blutabnahme über den Port absieht, um das System nicht zu gefährden, im Sinne einer Okklusion, ist bei dieser speziellen Patientengruppe durchaus eine Indikation gegeben, dass ein Portkatheter aufgrund schlechter Venenverhältnisse implantiert wird. Stellt man diese Indikation, so ist es natürlich notwendig, eine kompetente Portpflege des Systems durchzuführen, d. h. nach jeder Blutabnahme den Port ausreichend in Push-and-Go-Technik mit Kochsalzlösung zu spülen. Wir empfehlen mindestens 20 ml Kochsalzlösung.

Eine weitere Indikation, die für die moderne Diagnostik bei onkologischen Patienten zum Standard geworden ist, ist die Kontrastmittelgabe über den Portkatheter im Rahmen einer CT- oder MRT-Untersuchung. Gerade für Patienten, die, wie oben beschrieben, sehr schlechte Venenverhältnisse aufzeigen, ist die Gabe von Kontrastmittel zur Diagnos-

R. Hennes (✉)
Klinik für Allgemein-, Viszeral- und Transplantationschirurgie, Universitätsklinikum Heidelberg, Heidelberg, Deutschland
E-Mail: Roland.Hennes@med.uni-heidelberg.de

R. Hennes (Hrsg.), *Port-Operationen*, https://doi.org/10.1007/978-3-662-67271-6_4

tik über den Portkatheter ein Segen und die Patienten müssen nicht unnötig an den Unterarmen „verstochen" werden. Für diese Kontrastmittelgabe über einen Portkatheter ist es allerdings notwendig, dass ein Hochdrucksystem, das explizit für diese Funktion ausgewiesen ist, implantiert wird. In dieser Hinsicht sollte kritisch hinterfragt werden, falls noch keine Hochdruck-Ports implantiert werden, ob man dies bei onkologischen Patienten nicht als Standard einführt. Am Heidelberger Portzentrum werden Hochdruck-Ports standardmäßig seit 12 Jahren ausschließlich implantiert, um Patienten diese Funktion über den Portkatheter zu gewährleisten. Dass hier natürlich die Preisunterschiede zwischen Hochdruck-Ports und keinen Hochdruck-Ports abgewogen werden, ist verständlich. Unserer Meinung nach sollte jedoch die Versorgungsqualität der Patienten im Vordergrund stehen, und hier sind die Preisunterschiede unseres Erachtens nicht so groß, als dass man dem Patienten diese Funktion der Kontrastmittelgabe über einen Portkatheter vorenthält.

Die oben erwähnten Indikationen für Erwachsene sind auch bei Kindern zu stellen. Hier zeigen sich im Prinzip ähnliche Krankheitsbilder. Bei Kindern kommen zusätzlich Indikationen im Sinne von regelmäßigen Substitutionstherapien wie Antibiotika und Ernährungslösungen hinzu, z. B. bei zystischer Fibrose oder anderen genetischen Erkrankungen. Der Port wird jedoch auch z. B. bei längeren Bestrahlungstherapien zur Sedierung und Narkose von Kleinkindern genutzt. Falls ein Portkatheter nicht toleriert wird, ist die Anlage eines Hickman-Katheters für die Kinder eine gute Lösung (Hennes und Hofman 2016).

> **Indikationen zur Anlage eines Portkatheters**
> - Chemotherapie
> - Parenterale Ernährung
> - Regelmäßige Substitution von Medikamenten und Ernährungslösungen
> - Kontrastmittelgabe zur CT- und MRT-Diagnostik
> - Blutabnahme bei desolatem Venenzustand

> - Gabe von Blutprodukten und anderen Infusionslösungen
> - Blutentnahme bei sehr schlechten Venenverhältnissen

Die Stellung der Indikation ist selbstredend mit dem Patienten genauestens zu besprechen. Insbesondere zeigt sich bei onkologischen Patienten und Patientinnen, die aus dem gynäkologischen Bereich kommen, dass die Patienten gut darüber aufgeklärt werden, dass die Indikation für einen Portkatheter nicht nur unmittelbar für die Chemotherapie gedacht ist, sondern eben auch – wie oben aufgeführt – für die Diagnostik oder für die Blutentnahme notwendig ist. Wir sehen die Zeit der Anlage für einen Portkatheter z. B. bei einem Mammakarzinom für mindestens 1–2 Jahre, bis sicher verifiziert werden kann, dass kein Portkatheter mehr benötigt wird (Hennes und Hofmann 2016).

Es ist hervorzuheben, dass die Patientinnen und Patienten die Indikation wirklich vollständig verstehen, damit sie auch eine entsprechende positive Einstellung zum Portkatheter bekommen können.

4.2 Vorbereitung des Patienten

Mit der Indikationsstellung geht die verantwortliche Vorbereitung des Patienten einher. Anhand seines Therapieverlaufs und der Anamnese ist mit dem Patienten und den mitbehandelnden Kollegen der richtige Zeitpunkt in Abstimmung mit der implantierenden Klinik oder Praxis zu treffen. Es empfiehlt sich, hierfür eine Standardisierung der vorbereitenden Maßnahmen durchzuführen und darüber alle Beteiligten zu informieren.

> **Checkliste Patientenvorbereitung für die Portimplantation**
>
> - **Patientendaten**:
>   - Vor- und Nachname
>   - Geburtsdatum
>   - Telefonnummer
> - **Operationsdaten**:
>   - Diagnosen

- Geplante Operation (Port, Portexplantation, Hickman [einlumig, doppellumig], Demers, Doppelkammerport)
- geplante Seite und Ort
- geplante Anästhesie (Patienten, die zur Anlage eines Portkatheters oder Hickman-Katheters vorgesehen sind, können in der Regel in Lokalanästhesie operiert werden und müssen **NICHT** nüchtern sein)

- **Medizinisch und pflegerisch relevante Patienteninformationen:**
  - Infektionskrankheiten (MRSA, VRE etc.)
  - Überwachungspflichtige Parameter
  - Lagerungsrelevante Erkrankungen wie Hemiplegie, Paraplegie sowie bestehende Frakturen, insbesondere im Wirbelsäulenbereich
  - Spezielle Drainagen
  - Trachealkanüle
  - Einschränkungen der Compliance durch psychiatrische, psychosomatische Erkrankungen oder Demenz
  - Operationsspezifische Dokumente und Diagnostik
  - Rechtzeitige Organisation und Information über notwendige Blutprodukte für den OP-Eingriff
  - Notwendige Befunde, Einverständniserklärung für den operativen Eingriff wie Anästhesie, ggf. Ultraschallbefund oder höherwertige Untersuchung (CT, MRT)
  - Medikamenteneinnahme, insbesondere Antikoagulantien (rechtzeitiges Absetzen)
  - Transportmanagement

Für alle zentralvenösen Katheter ist sicherzustellen, dass der venöse Abfluss zum Herzen über die Vena subclavia, Vena jugularis und ggf. über die Vena femoralis zur Vena cava inferior frei ist. Bei Thrombosen, Voroperationen, Bestrahlungen im Thoraxbereich oder im Leistenbereich ist eine Diagnostik mit Ultraschall oder einer höherwertigen Untersuchung vorzuschalten. Die Auswahl der zu operierenden Seite muss sorgfältig nach Bewertung aller erhobener Befunde festgelegt werden (Biffi et al. 2009). Diese Entscheidung beeinflusst das Operationsergebnis und den intraoperativen Verlauf. Ebenso sind die aktuellen Infektionsparameter zu beachten. Der Operationsbereich sollte keine Infektionszeichen aufweisen.

Für die Vorbereitung sind aus Anästhesie- bzw. Chirurgen- Sicht die Gerinnungswerte wichtig, aber auch alle weiteren Werte, die in der Anästhesie erforderlich sind (siehe Kap. 8). Hervorzuheben sind alle Informationen wie Begleiterkrankungen, und insbesondere sind Infekte oder Infektionen mit multiresistenten Keimen zu verifizieren und für die Planung der Operation mit dem OP-Team und der operativen Klinik (Praxis) genauestens abzuklären.

Gerade für das ambulante Operieren bzw. den ambulanten Eingriff in lokaler Betäubung ist der Patient genauestens über den Ablauf am Operationstag zu informieren. Im Portzentrum der Chirurgischen Universitätsklinik wird dem Patienten eine Portbroschüre bei der Aufklärung mit allen Kontaktadressen ausgehändigt, die ihn für den Tag der Operation informiert. Wir stellen immer wieder fest, dass bei Patienten, bei denen die Indikationsstellung und Aufklärung extern erfolgte und welche explizit in lokaler Betäubung operiert werden sollen, die Information erhalten, am OP-Tag nüchtern zu bleiben. Es ist für Patienten oft eine große Belastung, kein Frühstück einzunehmen, da sich dies oftmals auf den Kreislauf und den Blutzuckerspiegel auswirkt.

Entsprechend der Checkliste sollten natürlich alle Begleiterkrankungen oder auch Allergien vor der Operation abgeklärt werden, um den Patienten sicher zu operieren. Bei Patienten, welche in Analgosedierung oder Vollnarkose operiert werden, ist es notwendig, dass der Patient – entsprechend der Vorgaben für das Ambulante Operieren nach § 105 – nach der Operation auf dem Nachhauseweg begleitet ist und auch in der Folge nicht alleine zuhause verbleibt, sondern von einem Angehörigen/Erwachsenen überwacht wird. Somit sind auch Anfahrtswege, Rücktransport und Begleitung des Patienten wichtige Aspekte, um eine sichere Versorgung des Port-Patienten zu gewährleisten.

Zur Vorbereitung des Patienten ist es natürlich selbstverständlich, dass auch das entsprechende Portkatheter-Material vorgehalten wird. Während es in manchen Kliniken nur einen „Standard-Port" für alle Patienten gibt – was wir im Portzentrum nicht befürworten –, da die unterschiedlichen Konstitutionen auch verschiedene Portkammergrößen notwendig machen, halten wir im Portzentrum Heidelberg vier verschiedene Portkammergrößen und verschiedene Portkatheter vor. Durch die verschiedenen Portkammergrößen kann der Port an die jeweilige Konstitution angepasst werden. Als Beispiel sei eine Patientin mit einem Gewicht von 39 kg mit einem Kurzdarmsyndrom genannt, die mit einem größeren Port im Sinne eines Durchwanderungsulcus gefährdet wird, wenn die Haut über dem Port sehr stark angespannt ist. Für diese Patienten haben wir einen kleinen Port, der diese Symptomatik vermeidet. Umgekehrt kann bei einem 200 kg schweren Patienten ein kleiner Port dazu führen, insbesondere wenn er nicht zur Hautoberfläche implantiert worden ist, dass der Port sehr schwer punktierbar ist, was wiederum vermehrte Punktionen notwendig macht und sich hierbei auch gleichzeitig die Infektionsgefahr erhöht. Deshalb ist es wichtig, die Portkammergröße so auszuwählen, dass die Portpunktion möglichst einfach und für den Patienten ohne Belastung durchführbar ist.

Für die gute Durchführung der Operation ist es in erster Linie notwendig, mit der Untersuchung des Patienten festzulegen, wo die Implantation des Portkatheters und der Portkammer am besten geplant wird. Durch Voroperationen an der Schulter, Thoraxeingriffe und auch Voroperationen oder Thrombosen, die z. B. im Zugangsbereich der Portkatheter-Anlage liegen, wie Vena subclavia, Vena jugularis oder auch Vena femoralis, sollte hier eine klare präoperative Abklärung durch eine Ultra-schalluntersuchung erfolgen, die ausschließt, dass hier eine Thrombose vorliegt. Bei schwierigen Venenverhältnissen kann auch eine angiographische CT-Untersuchung notwendig werden. Aber auch Veränderungen der Haut, wie z. B. Entzündungen, Infektionen, die im Implantationsbereich liegen, schließen eine Port-Operation an dieser Stelle aus.

4.3 Dokumentation, Aufklärung und Informationen für Patient und Angehörige

Neben der Aufklärung mit Unterschriften vom Patienten bzw. dessen gesetzlicher Vertreter und der aufklärenden Ärztin/dem aufklärenden Arzt ist dieses Dokument mit allen weiteren Dokumentationen zum Patienten sorgfältig vorzuhalten. Wir sehen es im Portzentrum Heidelberg als unerlässlich an, bereits vor der Operation durch unsere Portbroschüre und eine ausgiebige Aufklärung den Patienten und seine Angehörigen über alle Belange des operativen Eingriffes zu informieren. Es geht dabei auch darum, den Patienten die Sicherheit zu geben, damit er sich vertrauensvoll in diese Operation begeben können. Die Aufklärung der Angehörigen ist gleichermaßen wichtig. (Abb. 4.1).

4.4 Indikation zur Portexplantation

Auch die sorgfältige Indikationsstellung für eine Portexplantation ist immer gegeben. Für die Portexplantation gibt es verschiedene Indikationen, die sich am häufigsten im Rahmen eines Port-Infektes darstellen oder auch bei Therapieende. Weiterhin gibt es natürlich die Indikation bei nicht funktionierenden Portkathetern. Nicht zuletzt ist es der Wunsch der Patienten, die den Port entfernt haben möchten (Fischer et al. 2008). Wie bereits erwähnt, dient der Portkatheter auch der CT- oder MRT-Diagnostik mit Kontrastmittelgabe. Insofern empfehlen wir den

Portkatheter nicht unmittelbar nach Beendigung der Chemotherapie zu entfernen. Wir erleben leider zu oft, dass es zu Rezidiven kommt und dann die erneute Operation mit Implantation eines neuen Portkatheters nötig wird. Dies stellt sich nicht immer als einfache Aufgabe dar, da durch die Voroperationen bereits Vernarbungen bestehen, wenn z. B. die Vena cephalica bereits genutzt wurde und nicht mehr verwendbar ist (siehe Kap. 16).

Deshalb sollte die Indikation zur Portexplantation sehr sorgfältig in Absprache mit den Patienten und den Therapeuten gestellt werden. Die Portexplantation ist nicht immer ein „Anfängereingriff", sondern muss auch sorg-fältig vorbereitet und mit einer guten operativen Strategie durchgeführt werden. Gerade bei länger einliegenden Ports zeigen sich immer wieder Verwachsungen, die dazu führen, dass Portkatheter auch abgerissen werden können, was wiederum in der Regel interventionelle Maßnahmen initiiert, sodass der Radiologe den noch verbleibenden Portkatheter in einem zweiten Eingriff entfernen muss.

Auch Einrisse der Vena brachiocephalica ist möglich (siehe Kap. 16). Die Durchführung einer Portexplantation bei lange einliegenden Ports (>5 Jahre) sollte durch einen erfahrenen Chirurgen erfolgen.

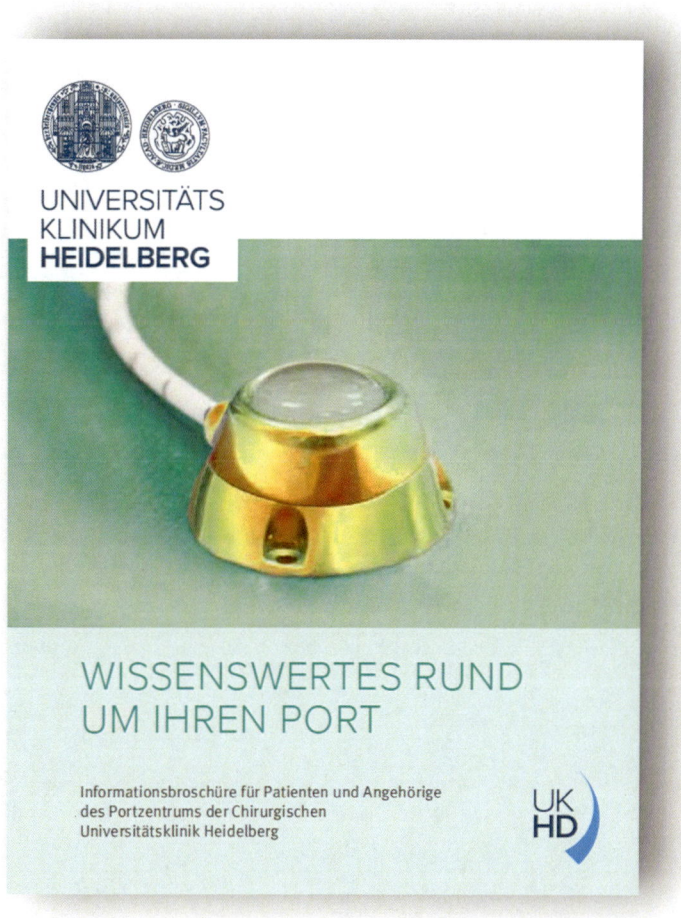

Abb. 4.1 Portbroschüre zur Information des Patienten und seiner Angehörigen

Für lange einliegende Portkatheter kann eine Phlebographie hilfreich sein, um ein Ausmaß der Verwachsungen zu beurteilen. Die Vorbereitung zur Portexplantation orientiert sich an der Vorbereitung zur Portimplantation, wobei Aufklärung, korrekte Indikationsstellung, Labordiagnostik etc. entsprechend der Checkliste beachtet werden müssen. Grundsätzlich kann festgestellt werden, dass wir eine Portexplantation spätestens nach 5 Jahren empfehlen. Sollte nach fünf Jahren weiterhin eine Indikation für eine Portimplantation bestehen, kann auch ein Portkatheter-Wechsel erfolgen. Wie durch Dr. Haindl beschrieben wurde (Hennes und Hofman 2016), treten nach fünf Jahren Materialermüdungen ein, wie Lochfraß an der Portkatheter-Kupplung von der Portkammer zum Portkatheter, oder andere degenerative Prozesse am Material.

Literatur

Biffi R, Orsi F, Pozzi S et al (2009) Best choice of central venous insertion site for the prevention of catheter-related complications in adult patients who need cancer therapy: a randomized trial. Ann Oncol 20:935–940

Fischer L, Knebel P, Schroder S et al (2008) Reasons for explantation of totally implantable access ports: a multivariate analysis of 385 consecutive patients. Ann Surg Oncol 15:1124–1129

Hennes R, Hofmann H (2016) Ports. Springer. ISBN 978-3-662-43640-0

Organisation des Operationsablaufs zur Prozessoptimierung der Patientenbehandlung

Felix Johannes Jost

▶ **Trailer** Die Organisation einer Operation ist für alle Beteiligten oft eine Herausforderung und stellt damit eine tägliche Prüfung der persönlichen Fähigkeiten und Belastbarkeit dar. Diese Belastung lässt sich durch die Anwendung vereinbarter Standards vermindern. Für eine reibungslose Durchführung und einen optimalen OP-Verlauf ist die Zusammenarbeit eines geschulten OP-Teams zwingend notwendig. Jeder Mitarbeiter sollte sich seiner Rolle bewusst sein und sich nach bestem Wissen und Gewissen in die Prozessoptimierung und den Arbeitsablauf eingliedern. Nur so wird für den Patienten bei Anwendung einer Lokalanästhesie eine schonende und gute Behandlung gewährleistet, da bei einer solchen die Aktionen des Personals wahrgenommen werden und Unsicherheiten oder unprofessionelle Kommunikation zu Ängsten führen können.

5.1 Einleitung

Viele der Verfahren zur Gewährleistung der Patientensicherheit sind bekannt und gut dokumentiert, wichtige Abläufe werden jedoch gerade bei eher kurzen Eingriffen wie einer Portkatheter-Implantation oder einer Hickman-Katheter-Anlage häufig vernachlässigt. Sie sind jedoch rechtlich und im Sinne der Patientensicherheit unerlässlich.

Obligat sind u. a. eine ausführliche Aufklärung des Patienten bezüglich der Besonderheiten des Eingriffes, ein Team-Time-Out oder eine vergleichbare präoperative Checkliste, und weiterhin eine adäquate postoperative Versorgung, gerade im häuslichen Umfeld. Im Idealfall werden dem Patienten, dessen Angehörigen, der behandelnden Station und/oder dem verantwortlichen Pflegedienst Informations- und Dokumentationsmaterialien zum implantierten Produkt mitgegeben. Da der geschulte Umgang gerade mit Portsystemen nicht immer gegeben ist, muss hier umfassend aufgeklärt werden, da ein falscher Umgang ein relevantes Risiko für den Patienten darstellt. Die Sicherheit des Patienten steht dabei immer an oberster Stelle.

Von der routinierten Vorbereitung, dem respektvollen Umgang miteinander, der schonenden und fachkundigen Durchführung sowie der optimierten Nachbereitung der Operation profitieren sowohl der Patient als auch das Personal. Hier muss eine gelebte interdisziplinäre Zusammenarbeit hervorgehoben werden, die die Versorgungsqualität der Patienten gewährleistet.

Im Folgenden wird eine Organisationsplanung mit allen notwendigen Maßnahmen aufgeführt.

F. J. Jost (✉)
Universitätsklinikum Heidelberg,
Heidelberg, Deutschland
E-Mail: felixjohannes.jost@med.uni-heidelberg.de

5.2   Planung des Eingriffes

Eine strukturierte und organisierte Planung der Operation ist maßgeblich entscheidend für den reibungslosen Ablauf derselben, für die Patientensicherheit sowie für die Patientenzufriedenheit.

Sie beginnt mit einer ausführlichen und vollständigen chirurgischen Aufklärung unter Einbeziehung der Auswertungsergebnisse aller notwendigen präoperativen Untersuchungen wie beispielsweise ein Gefäß-CT oder Gefäß-Ultraschall sowie der notwendigen Blutentnahme zur Bestimmung OP-relevanter Laborwerte wie zum Beispiel Gerinnungs- und Infektwerte.

Bei Frauen in gebärfähigem Alter ist die Erfragung einer möglichen Schwangerschaft und bei Unsicherheiten ein Schwangerschafts-Test im Hinblick auf den Strahlenschutz unerlässlich.

Wahl des Anästhesie Verfahren
Eine der wesentlichen Fragen für den Patienten ist die Wahl der Anästhesie für den operativen Eingriff. Grundsätzlich bestehen die Möglichkeiten der lokalen Anästhesie, der Analgosedierung in Kombination mit Lokalanästhesie oder die Vollnarkose (siehe Kap. 8 Anästhesie bei Porteingriffen).

Wichtige Entscheidungsfaktoren sind hierbei neben der allgemeinen und gesundheitlichen Verfassung des Patienten psychische Faktoren und der Patientenwunsch. Für viele grundlegend fachfremde Patienten stellt eine Operation bei geistigem Bewusstsein eine große Überwindung und Belastung dar. Hier ist eine sachliche und empathische Aufklärung zielführend.

Des Weiteren muss das geplante OP-Gebiet genau inspiziert werden. Voroperationen im Bereich der Mohrenheimschen Grube sowie der Schulter und der Clavicula können die Operation erschweren oder sogar unmöglich machen. Absolute Kontraindikationen stellen unter anderem das Vorhandensein einer Thrombose in der Vena subclavia oder eines Dialyse-Shunts am Arm der zu operierenden Seite dar. In diesen Fällen ist für den Eingriff die gegenüberliegende Seite oder gegebenenfalls die Leiste zu

bevorzugen. Bei Vorhandensein eines Mammakarzinoms sollte die erkrankte Körperseite gemieden werden, um den Lymphabfluss nicht weiter zu beeinflussen.

Eine ambulante Behandlung ist nur möglich, wenn der Patient sich in einem sicheren und fürsorglichen sozialen Umfeld befindet. Ist dies nicht gegeben, muss eine stationäre Behandlung erfolgen.

5.3   Organisation am OP-Tag

Am Tag der geplanten Operation in Lokalanästhesie sollte sich der Patient idealerweise **nicht** nüchtern vorstellen. Das Liegen während der Operation sowie mögliche Grunderkrankungen stellen bei Nüchternheit ein nicht zu unterschätzendes Komplikationsrisiko und für den Patienten eine Belastung seines Wohlbefindens dar.

Im ambulanten Setting stellt die Vorbereitung des Patienten durch eine Tagesklinik o. Ä. eine optimale Lösung dar. Diese kann den Patienten empfangen und besitzt ferner die Möglichkeit, ihn auf die Operation vorzubereiten. Die patientenspezifischen Unterlagen können dort bereits am Vortag zusammengestellt werden. Weiterhin kann die Tagesklinik dem Patienten den Ablauf bis zur Operation erklären und beim Umziehen und Rasieren des OP-Gebietes assistieren.

Kurze Kommunikationswege zwischen der OP-Abteilung und der Tagesklinik ermöglichen ferner schnelle und spontane Planungsänderungen, die vor allem in Klinken mit vielen kurzen Operationen in mehreren Sälen oft notwendig ist.

Es ist sinnvoll, Patienten, die aufgrund von resistenten Keimen (MRSA, MRGN, Clostridien etc.) eine Isolation benötigen, am Ende des OP-Programms einzuplanen.

Bei hochinfektiösen Erregern, wie z. B. SARS-CoV-2 oder dem Norovirus, ist zu eruieren, ob das Einbringen einer Portanlage zwingend zeitnah notwendig ist oder ob die OP auch erst nach Ende der infektiösen Erkrankung erfolgen kann.

5.4   Präoperative Checklisten

Präoperative Checklisten (Abb. 5.1) gehören wie ein Team-Time-Out zu den wichtigsten ganzheitlichen Kontrollen durch das gesamte Operationsteam.

Mithilfe einer präoperativen Checkliste kann die verantwortliche Pflegekraft bereits vor Betreten des Operationssaals eine Kontrolle der nötigen Patientenunterlagen auf Vollständigkeit durchführen. Diese beinhaltet die unterschriebene chirurgische und ggf. anästhesiologische Aufklärung, ein aktuelles Labor mit Vorbefunden sowie eine stattgefundene Bildgebung.

Bei Durchführung eines generalisierten Narkoseverfahrens wie einer Intubationsnarkose, einer Larynxmaskenbeatmung oder einer Analgosedierung ist die vollständige Nüchternheit des Patienten zu eruieren.

Durch Erfragung von Namen sowie Geburtsdatum und Art und Lokalisation der Operation können Verwechslungen ausgeschlossen werden. Außerdem müssen Allergien und Unverträglichkeiten, ansteckende Vorerkrankungen sowie Implantate wie Endoprothesen der Gelenke oder Herzschrittmacher und implantierte

Defibrillatoren erfragt werden. So können bereits vor Betreten des OP-Bereiches mögliche Probleme erkannt und vermieden werden. Die richtige und sorgfältige Durchführung der präoperativen Kontrolle trägt maßgeblich zur Patientensicherheit bei und die Verwechslungs- und Komplikationsrate wird dadurch signifikant gesenkt (Á. Oszvald et al. 2012).

Ein Team-Time-Out vor Beginn der chirurgischen Maßnahmen ist unerlässlich und muss bei operativen Eingriffen zwingend und konsequent durchgeführt und dokumentiert werden. An der Durchführung sind alle Mitarbeiter im OP-Saal involviert und haben für die Zeit des Team-Time-Outs ihre Arbeit sowie Gespräche zu unterbrechen, um sich auf die durchführende Person zu konzentrieren.

Zuerst erfolgt eine Vorstellung der an der OP beteiligten Personen mit Namen und Funktion. Falls sich alle Beteiligten kennen und keine neuen oder unbekannten Mitarbeiter anwesend sind, genügt es, dies festzustellen. Anschließend müssen die Patientenidentität sowie der vorzunehmende Eingriff zweifelsfrei genannt werden. Dies beinhaltet nicht nur die Art des operativen Eingriffes, sondern auch die Lokalisation und Seite. Falls Besonderheiten und kritische Situationen

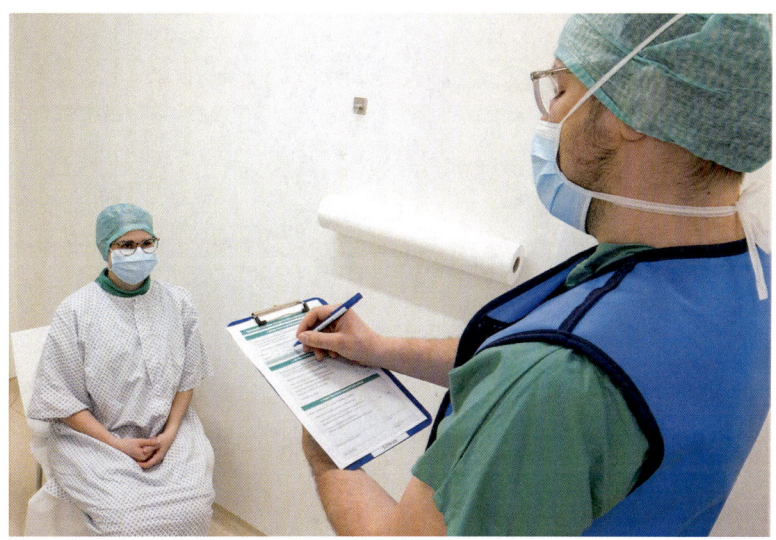

Abb. 5.1 Time-Out und Dokumentation auf dem Time-Out-Bogen

zu erwarten sind, müssen diese genannt werden. Sobald alle offenen Fragen geklärt sind, gilt das Team-Time-Out als beendet. Um eine rechtlich einwandfreie Dokumentation zu gewährleisten, wird der Vorgang idealerweise auf einem standardisierten Formular festgehalten und von Operateur, Anästhesist sowie der OP-Pflegekraft unterschrieben. In Studien zeigt die Durchführung eines Team-Time-Outs nicht nur eine signifikante Reduktion von Behandlungsfehlern (Fudickar et al. 2012; Haugen et al. 2013), sondern es schärft auch den Blick des Personals auf eine ganzheitliche, pflicht- und risikobewusste Behandlung des Patienten (Birgit Weingessel et al. 2017), wobei dies durch minimalen zeitlichen und personellen Aufwand zu bewerkstelligen ist.

Speziell bei Port-Katheter-Anlagen ist nicht nur die Abklärung der Seite wichtig, sondern in Ausnahmefällen auch eine Katheteranlage in der Leiste abzuklären. Durch die Frage nach Voroperationen und einer präoperativen Begutachtung des OP-Gebietes lassen sich viele Komplikationen bereits im Vorfeld vermeiden. Unter Umständen ist eine angiologische Abklärung präoperativ notwendig. Dies kann einen Thromboseausschluss per Ultraschall oder Angio-CT oder eine generelle Abklärung über den venösen Rückfluss und mögliche Kollateralkreisläufe bedeuten.

5.5 Springertätigkeit

Während der Operation ist ein gut eingearbeitetes OP-Team in vielerlei Hinsicht entscheidend. Die sorgfältige Durchführung der Springertätigkeit ist vor allem beim Patienten in Lokalanästhesie wichtig für den Erfolg der Operation. Häufig sind Patienten bei einer Operation großem psychischen Stress ausgesetzt. Dies kann durch die OP-Pflege maßgeblich beeinflusst und gemildert werden. Für den Patienten reichen häufig schon ablenkende Worte und die Aufmerksamkeit der Pflegekraft, um die Situation zu entspannen. Wichtig sind hierbei eine ruhige Stimmlage sowie eine empathische Gesprächsführung. Neben der Betreuung des Patienten ist die Durchführung der Dokumentation Aufgabe der Pflegekraft. Dies beinhaltet die OP-Dokumentation im rechtlichen Sinne sowie die Durchführung der portspezifischen Dokumentation. Der Operationsbericht obliegt dem verantwortlichen Operateur. Dabei ist ein standardisierter „Portbrief" hilfreich (Abb. 5.2). Hier werden neben den Patientendaten auch Nachweise des Implantats festgehalten. Dazu gehören die Größe, das Fabrikat sowie die Chargennummer des Ports. Diese Informationen sind bei allen gängigen Fabrikaten auf beiliegenden Aufklebern festgehalten, die

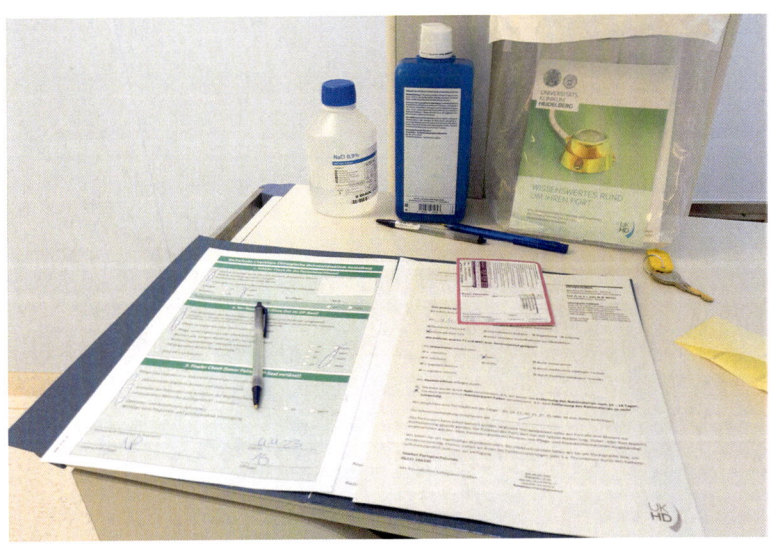

Abb. 5.2 Dokumentation und Informationen für Patient und Angehörige

für die Dokumentation direkt verwendet werden können. Außerdem sollten die verwendete Vene sowie das Operationsverfahren dokumentiert werden. Die gut etablierte Durchführung einer intraoperativen Durchleuchtung des Thorax zur Bestimmung und Kontrolle der Katheteranlage ist nach Röntgenschutzverordnung eine delegierbare Tätigkeit (§ 24 Abs. 2 RöV) und kann somit unter Aufsicht des Arztes vom Springer übernommen werden, sofern er die nötige Qualifikation (§ 24 Abs. 2 Nr. 1 oder Nr. 2 RöV) und Kenntnisse im Strahlenschutz (§ 24 Abs. 2 Nrn. 3 und 4 RöV) besitzt. Es ist immer zwingend, auf den notwendigen Strahlenschutz sowohl für den Patienten als auch für die Mitarbeiter zu achten (Abb. 5.3).

Der Springer ist neben der aktiven Arbeit im OP-Saal auch für den reibungslosen Ablauf des gesamten OP-Tages zuständig. Bei kurzen OP-

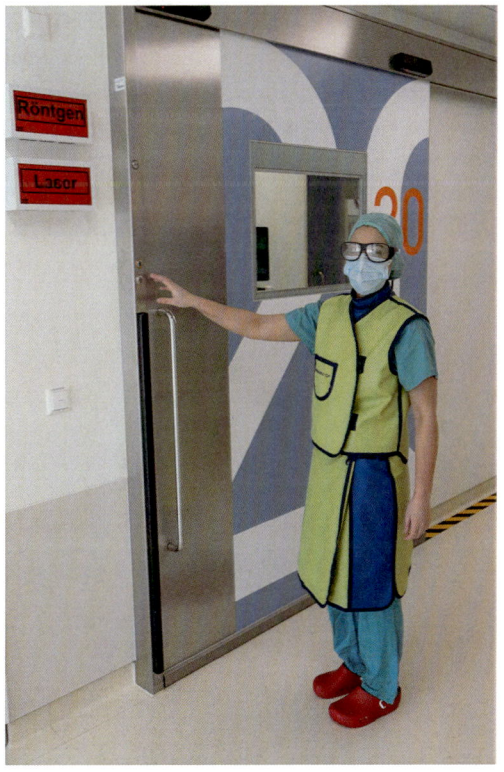

Abb. 5.3 Persönliche Schutzausrüstung im Bereich des Strahlenschutzes nach Empfehlung der Strahlenschutzverordnung

Zeiten muss er immer auf eine pünktliche Vorbereitung des nachfolgenden Patienten sowie die Informationsweitergabe an die Reinigungskräfte achten. Auch hier zeigt sich der Vorteil einer räumlich nahe gelegenen Tagesklinik.

5.6 Instrumentation-Tätigkeit

Trotz der geringen Dauer der Operation und des verhältnismäßig kleinen Instrumentariums kann die Instrumentiertätigkeit eine anspruchsvolle Aufgabe darstellen. Viele Operationsschritte müssen vorausschauend geplant werden und sind teilweise mit feinem Fingerspitzengefühl anzugehen. Je nach Größe und Beschaffenheit der Vene stellen mikrochirurgische Verfahren wie die Anwendung von Führungsdrähten vor allem ungeübtes Personal vor teils große Herausforderungen. Einige Operationsschritte sind für den Operateur nur im geübten Zusammenspiel mit der instrumentierenden Pflegekraft reibungslos möglich. Neben dem bestimmten und vorausschauenden Instrumentieren ist die korrekte Assistenz beim Einbringen des Katheters durch die modifizierte Seldinger-Technik, die konventionelle Seldinger-Technik wie auch der Einbringung des Katheters per Venae sectio entscheidend. Durch verzögertes Instrumentieren kann der OP-Ablauf negativ beeinträchtigt werden.

5.7 Postoperative Patientenversorgung

Die postoperative Versorgung des Patienten ist stark abhängig von der gewählten Narkoseform. Ein ambulant geführter Patient in Lokalanästhesie mit geregeltem sozialen Umfeld wird die Klinik wenige Minuten nach der OP, nach Entlassung durch den Operateur, verlassen können. Zu beachten ist die vollumfängliche Informationsweitergabe an den Patienten. Diese beinhaltet Verhaltensinformationen für die häusliche und hausärztliche Weiterbehandlung sowie grundlegende Regeln, die im Umgang mit dem neu implantierten Portkatheter wichtig sind.

Es sollte unmissverständlich klargemacht werden, welche Vorteile der Port für den Patienten bringt und welche Gefahren bei mangelnder Hygiene bei der Portpunktion entstehen können. Das behandelnde medizinische Personal trägt die Verantwortung für die Benutzung des Ports und die Einhaltung hygienischer Standards, jedoch sollte der Patient angehalten werden, selbst ein Auge auf die korrekte Benutzung seines Ports zu haben. Die Mitgabe des Implantate-Passes des Herstellers sowie eines vollständig ausgefüllten Portbriefes (siehe Abb. 5.2) hilft, die Zusammenarbeit mit den niedergelassenen und klinischen Onkologen zu verbessern. Wichtig ist hier neben den vollständigen Patientendaten die Angabe der empfohlenen Nadellänge und die Modellbezeichnung des Herstellers sowie die Chargennummer. Bei einer Hickman-Katheter-Anlage ist die Dokumentation der Anzahl der Lumen sowie die Chargen- und Referenznummer wichtig. Dem Patienten wird nahegelegt, diese Unterlagen bei jedem Arztbesuch mitzuführen.

Für die meisten Patienten ist eine Operation eine Ausnahmesituation. Es ist daher verständlich, dass sie sich nicht an alle Informationen erinnern, über die sie informiert werden. Deshalb wurde an unserer Klinik ein Informationsblatt entwickelt, das die wichtigsten wiederkehrenden Fragen kurz und prägnant beantwortet.

Für die optimale Informationsweitergabe an den Patienten haben wir am Portzentrum der Chirurgischen Universitätsklinik Heidelberg eine Portbroschüre angefertigt, welche speziell auf die Fragen und Sorgen der Patienten zugeschnitten ist. Diese unterliegt regelmäßigen Anpassungen, um immer dem neuesten Stand zu entsprechen (Abb. 5.4). Viele grundlegende Fragen werden hier allgemeinverständlich und vollständig beantwortet.

Bei einer durchgeführten Allgemeinanästhesie ist eine postoperative Überwachung zwingend notwendig. Bereits vor der Operation sollte bei einem ambulant durchgeführten Eingriff in Vollnarkose die Möglichkeit einer häuslichen Überwachung geklärt sein. Denn auch nach der Überwachung im Aufwachraum/Tagesklinik sollte der Patient die nächsten 24 h nicht unbeobachtet bleiben. Ist dies nicht zu gewährleisten, muss eine stationäre Aufnahme organisiert werden. Während der postoperativen Überwachung sind ein Monitoring im Sinne einer nichtinvasiven Blutdruckmessung, ein EKG sowie die Überwachung der Sauerstoffsättigung notwendig. Erst nach einer Nahrungs- und Flüssigkeitsaufnahme, der Abgabe von Spontan-

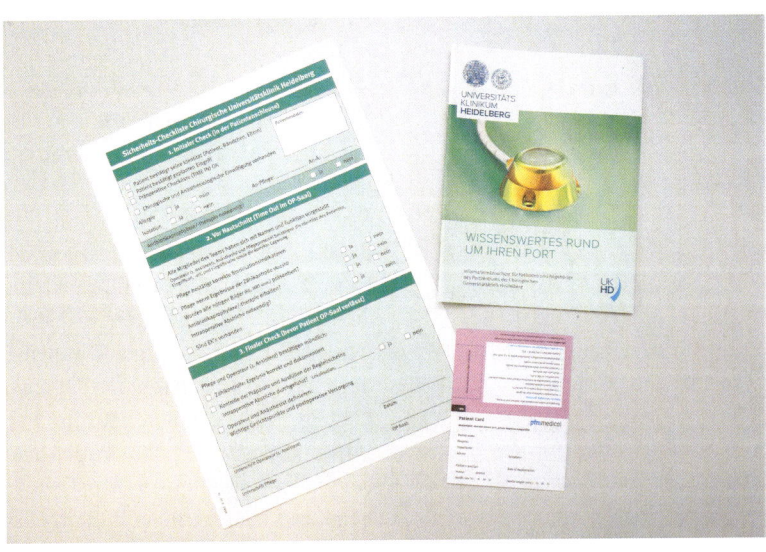

Abb. 5.4 Time-Out-Bogen, Portbroschüre und Portpass

urin sowie der Entlassung durch den Operateur und eines Anästhesisten kann der Patient die Klinik verlassen.

Grundsätzlich sollte der frisch operierte Patient die nächsten 10 Tage auf sportliche Aktivitäten verzichten. Genauso sollte auf körperliche Arbeit vor allem über Kopf und auf schweres Heben verzichtet werden. Da der Hautverschluss standardmäßig mit einer „versenkten" intrakutanen, fortlaufenden Nahttechnik durchgeführt wird, stellt das Duschen bereits 48 h nach der Operation kein Problem dar. Nach dem Duschen sollte lediglich ein frisches, trockenes Pflaster aufgeklebt werden. Auf das Baden und Schwimmen sollte bis zum vollständigen Abschluss der Wundheilung verzichtet werden.

Bei einliegender Portverweilkanüle ist durch die mögliche Eintrittspforte für Keime und einem erhöhten Verletzungsrisiko durch die Nadel besondere Vorsicht geboten. In diesem Fall ist das Duschen auch mit Duschpflaster nur bedingt zu empfehlen.

Literatur

Appelhoff B, Moser L (2020) Intraoperative und Postoperative Betreuung von Portpatienten. In: Hennes R (Hrsg) Portpflege, 1. Aufl. Springer, Berlin, S 61–66

Fantl B (2020) Wundversorgung und Verbandswechsel. In R. Hennes (Hrsg) Portpflege, 1. Aufl. Springer 2020, Berlin, S. 51–60

Fudickar A, Hörle K, Wiltfang J, Bein B (2012) The Effect of the WHO surgical safety checklist on complication rate and communication. 109(42):695–701

Haugen AS, Murugesh S, Haaverstad R et al (2013) A survey of surgical team members' perceptions of near misses and attitudes towards Time Out protocols. BMC Surg 13:46

Oszvald A, Vatter H, Byhahn C, Seifert V, Güresir E (2012) „Team time-out" and surgical safety – experiences in 12,390 neurosurgical patients. Departments of Neurosurgery and Anesthesiology, Intensive Care Medicine, and Pain Therapy, Johann Wolfgang Goethe University

Weingessel B, Haas M, Vécsei C (2017) Pia Veronika Vécsei-Marlovits Clinical risk management – a 3-year experience of team timeout in 18 081 ophthalmic patients https://doi.org/10.1111/aos.13155

Hennes R, Hofmann F (2016) Ports. Springer

Teil II
Durchführung von Porteingriffen

Eingriffsspezifische Zugangsanatomie bei Porteingriffen

6

Roland Hennes

▷ Auch für die Implantation von zentralvenösen Kathetern wie Ports sind grundlegende und spezifische anatomische Kenntnisse notwendig, um den operativen Eingriff erfolgreich zu planen und durchzuführen. In diesem Kapitel werden die drei wesentlichen anatomischen Regionen beschrieben, über die die Implantationen der Portkatheter durchgeführt werden kann.

Für die operativen Zugangswege der zentralvenösen Katheter wollen wir uns auf 3 anatomische Regionen beziehen:

1. Fossa clavi-deldoideo-pectoralis (= Mohrenheimsche Grube)
2. Regio cervicalis-lateralis mit der Darstellung der Leitungsbahnen im Bereich der seitlichen Halsregion
3. Leistenregion mit den oberflächlichen und tiefen Leitungsbahnen unterhalb des Leistenbandes

Innerhalb dieser drei anatomischen Regionen können fast alle zentralvenösen Katheter angelegt

R. Hennes (✉)
Klinik für Allgemein-, Viszeral- und Transplantationschirurgie, Universitätsklinikum Heidelberg, Heidelberg, Deutschland
E-Mail: Roland.Hennes@med.uni-heidelberg.de

werden. Zur Anatomie und Zugangswege der interventionellen Portanlagen an den lumbalen Venen und Lebervenen sehen Sie bitte Kap. 15.

1) Mohrenheimsche Grube (Fossa clavi-deldoideo-pectoralis)

Der anatomisch einfachste und sicherste Zugang zur Anlage eines zentralvenösen Katheters zur Vena cephalica ist die Mohrenheimsche Grube (Abb. 6.1).

Die Mohrenheimsche Grube ist begrenzt durch den Musculus deltoideus, den Musculus pectoralis major und die Clavicula. In ihr zieht die Vena cephalica im Sulcus deltoideopectoralis nach cranial und mündet im Bereich der Mohrenheimschen Grube nach Durchtritt durch die Fascia clavipectoralis in die Vena subclavia. Die Schnittführung für den operativen Eingriff ist nach klaren anatomischen Landmarken festzulegen. Diese sind die Clavicula, die mediale Begrenzung des Humeruskopfes und die Ertastung der Fossa clavi-teldoideo-pectoralis. Durch Auflegen des Zeigefingers auf diese erhält man die Orientierung nach cranial, in Richtung Vena jugularis externa.

Hiermit erreicht man den schnellsten Zugang zur die Vena cephalica, die regelhaft nach Eröffnung der Fettfaszie über der Mohrenheimschen Grube in dieser vorzufinden ist (Abb. 6.2).

Wie bei allen Venenverläufen gibt es auch im Bereich der Mohrenheimschen Grube vielfältige Variationen. Wenn sich die Vena cephalica nicht

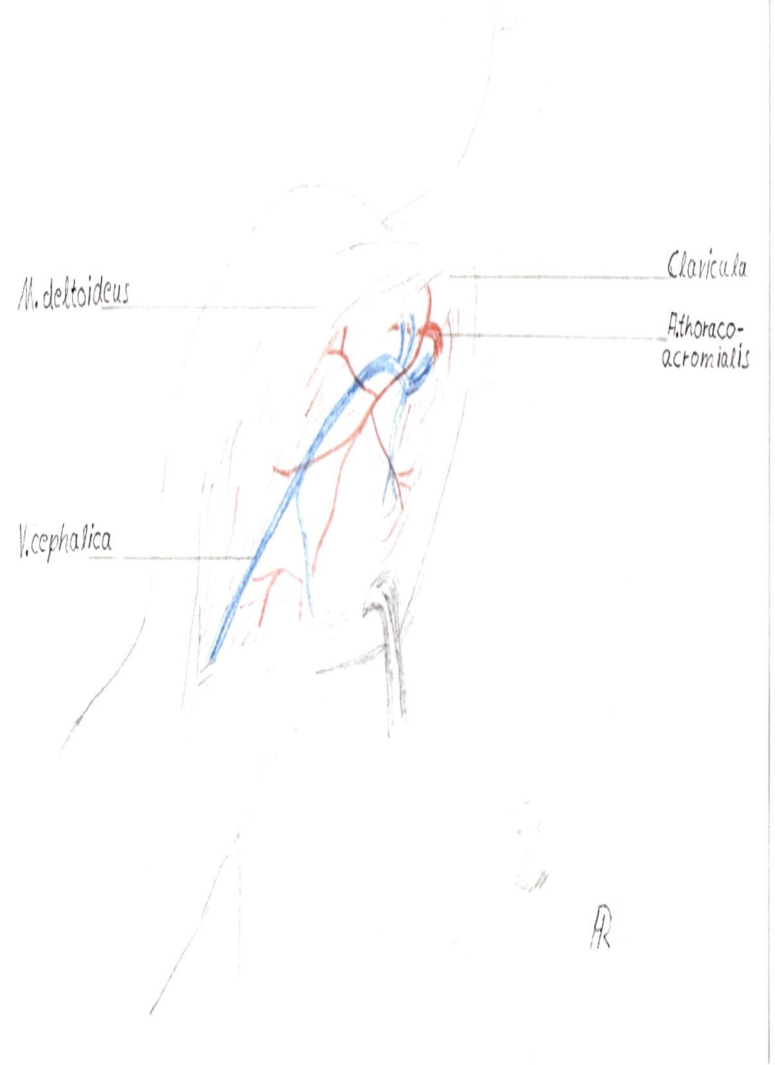

Abb. 6.1 Illustration der Mohrenheimschen Grube mit Darstellung der V. cephalica. (© R. Hennes; alle Rechte vorbehalten)

mittig in der Mohrenheimschen Grube aufsuchen lässt, so kann sie oftmals unter dem lateralen Rand des Musculus pectoralis major gefunden werden. Seltener ist ihre Lage am Rand des Musculus deltoideos. Bei sehr sportlich Aktiven und oder bei muskulär sehr ausgeprägtem Musculus pectoralis major und Musculus deltoideus zeigt sich immer wieder, dass eine typische Anatomie der Mohrenheimsche Grube in der vorbeschriebenen Weise nicht aufzufinden ist.

Der Musculus pectorale major geht direkt auf die deltoidale Muskulatur über. Eine Mohrenheimschen Grube lässt sich nicht darstellen.

Hier zeigt sich, dass der Zugang dann an der Orientierung des medialen Humeruskopfes erfolgen sollte und an der Ausrichtung der Muskelfasern. In der Regel lässt sich der Faserverlauf des Musculus deltoideus vom Musculus pectoralis klar unterscheiden. Mit der Verdrängung   des Musculus pectoralis und des

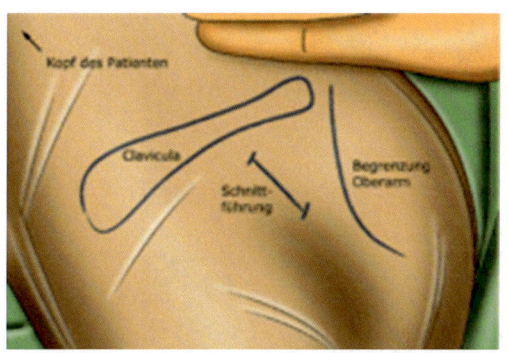

Abb. 6.2 Operative Planung des Zugangsweges zur V. cephalica in der Mohrenheimschen Grube. (© R. Hennes; alle Rechte vorbehalten)

Musculus deldoideus in Längsrichtung kann dann auf die Vena cephalica eingegangen werden. In der Regel zeigt sich dann doch die Mohrenheimsche Grube mit Darstellung der Vena ce-

phalica. Über diese Schnittführung lässt sich auch ein sehr guter Zugang für die Punktion der Vena subclavia schaffen. Ist die Schnittführung, wie dargestellt, ca. 1 Querfinger unterhalb der Clavicula über der Mohrenheimschen Grube erfolgt, ist über diesen Schnitt eine Punktion über der Vena subclavia problemlos möglich.

2) Seitliches Halsdreieck – Zugang zur Vena jugularis interna und externa

Wie in Abb. 6.3 dargestellt, liegt die Vena jugularis externa epifaszial über dem Musculus sternocleidomastoideus und ist bei ausreichendem Kaliber für die Punktion, aber auch für die Venae sectio in offener Technik problemlos zu erreichen. Abb. 6.4 zeigt die intraoperative Darstellung der Vena jugularis externa.

Die Vena jugularis interna ist gut von median über den vorderen Rand des Musculus sternocleidomastoideus in Höhe des Ringknorpels er-

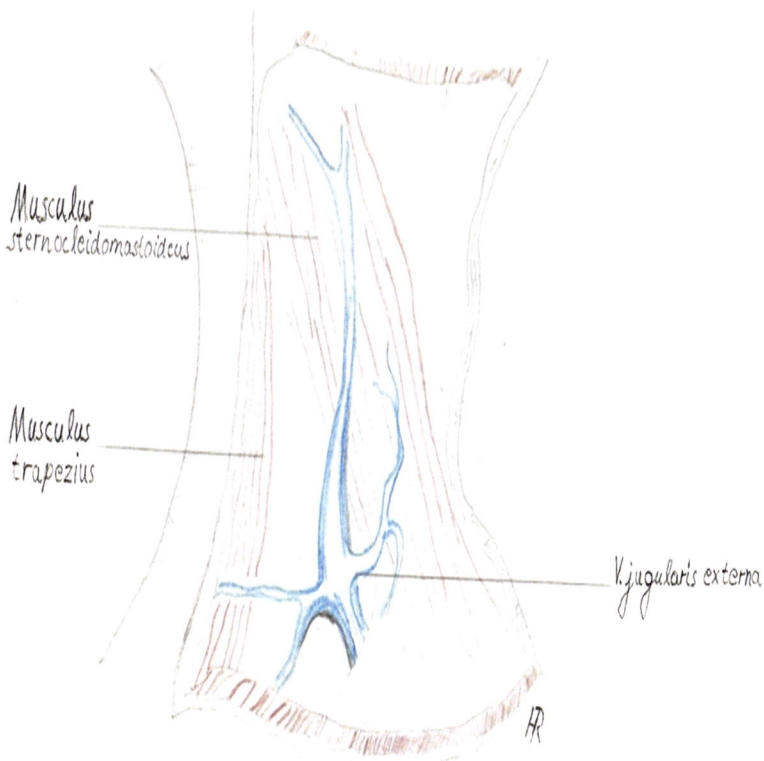

Abb. 6.3 Seitliches Halsdreieck mit Darstellung der V. jugularis externa. (© R. Hennes; alle Rechte vorbehalten)

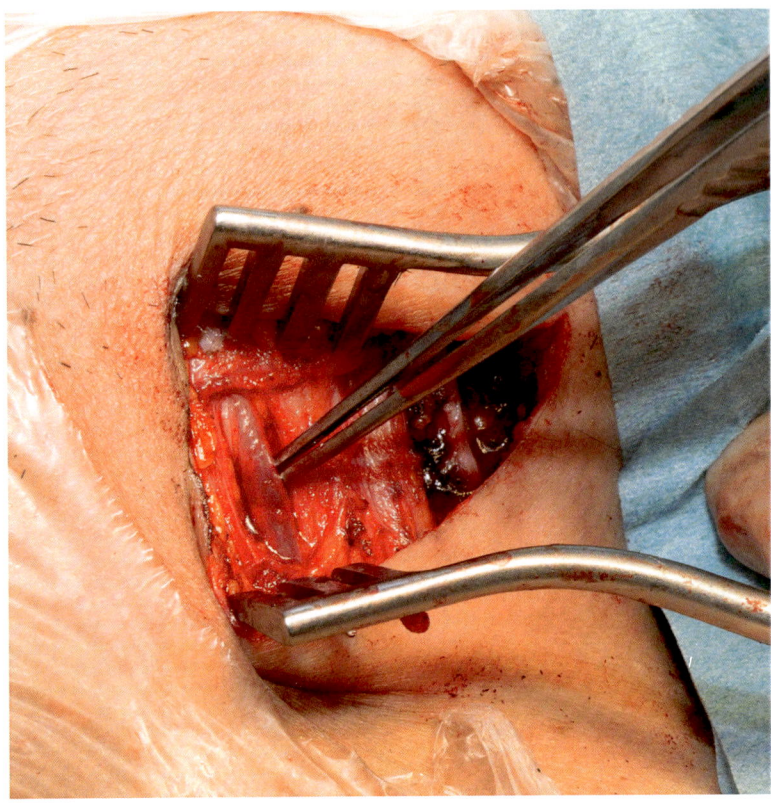

Abb. 6.4 Zugang zur rechten Halsseite über einen Querschnitt mit Darstellung der Vena jugularis externa. (© R. Hennes; alle Rechte vorbehalten)

reichbar. Für den lateralen Zugang kann die Venae sectio oder auch Punktion am hinteren Rand des Muskels an der Überkreuzungsstelle durch die Vena jugularis externa erfolgen.

3) Oberflächliche und tiefe Leitungsbahn im Schenkeldreieck der Leistenregion

In Abb. 6.5 sind die oberflächlichen und tiefen Leitungsbahnen im Bereich des Schenkeldreiecks respektive in der Leistenregion dargestellt. Im Bereich der Leistenregion unterhalb des Leistenbandes sind mehrere Möglichkeiten vorhanden, einen Zugang über die Vena femoralis zur Vena cava inferior zu finden. Es kann beispielsweise über die Vena saphna magna, über kleinere Venen, die zur Vena femoralis fließen, oder durch die direkte Punktion der Vena femoralis unterhalb des Leistenbandes der Zugang gefunden werden.

Die operative Planung der Schnittführung in der Leiste mit Tunnelung und Portkammerplatzierung zeigt Abb. 6.6.

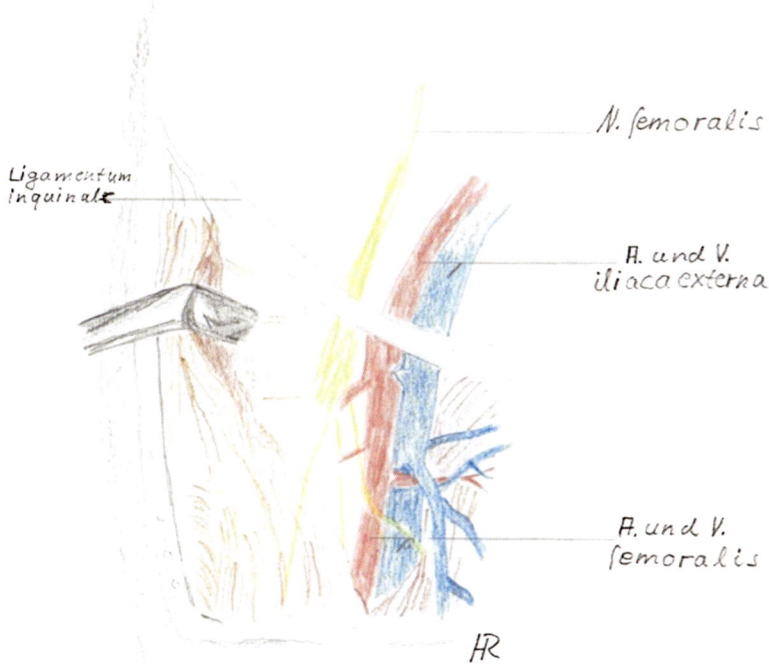

Abb. 6.5 Leitungsbahnen des rechten Schenkeldreiecks. (© R. Hennes; alle Rechte vorbehalten)

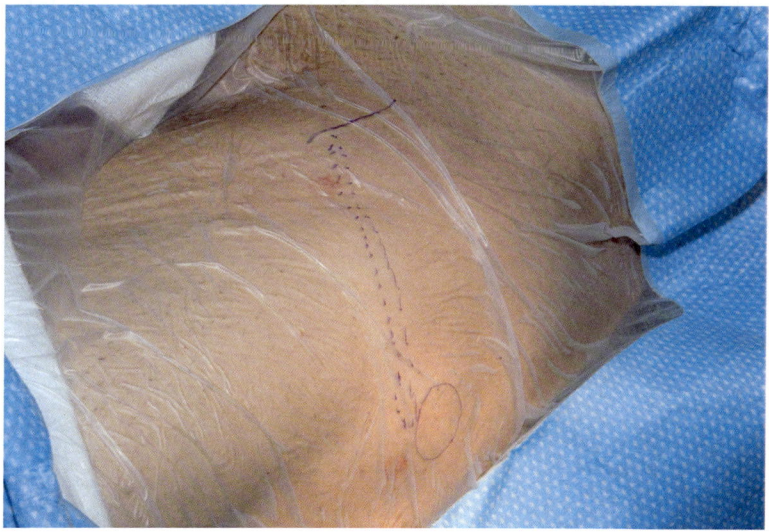

Abb. 6.6 Darstellung der geplanten Schnittführung in der linken Leiste mit Planung der Tunnelung und der Platzierung der Portkammer. (© R. Hennes; alle Rechte vorbehalten)

Weiterführende Literatur

Tillmann BN (2016) Atlas der Anatomie. Springer

Alexander Daniel Wollkopf und Vanessa Eichel

▷ Infektionen des Portsystems sind eine gefürchtete Komplikation und führen häufig zu einer Explantation des Devices. Bei
den Patienten bestehen oft zahlreiche be-
günstigende Risikofaktoren, beispielsweise
Immunsuppression und maligne Tumore.
Ein Großteil dieser nosokomialen Wundinfektionen ist durch geeignete Präventionsmaßnahmen vermeidbar. Als häufiges Trans-
missionsvehikel spielen die Hände des medizinischen Personals dabei eine zentrale Rolle.
Doch auch Instrumentenaufbereitung und
Hautantisepsis sind elementare Bestandteile
eines durchdachten Hygienekonzeptes. Anhand der aktuell gültigen nationalen und
internationalen Leitlinien geben wir im Folgenden einen Überblick über evidenzbasierte
perioperative Hygienemaßnahmen.

A. Wollkopf (✉)
Institut für Hygiene und Public Health,
Universitätsklinikum Bonn, Bonn, Deutschland
E-Mail: alexander.wollkopf@ukbonn.de

V. Eichel
Sektion für Krankenhaus-und Umwelthygiene,
Zentrum für Infektiologie, Universitätsklinikum
Heidelberg, Heidelberg, Deutschland
E-Mail: vanessa.eichel@med.uni-heidelberg.de vanessa.
eichel@mail.de

7.1 Grundlagen der Hygiene

Rund ein Viertel aller nosokomialen Infektionen sind postoperative Wundinfektionen, gerade bei der Implantation von Portsystemen sind
sie eine gefürchtete Komplikation (Behnke et al.
2017). Bei erwachsenen Patienten kommt es bei
ca. 4,6 % der implantierten Ports zu einer De-
vice-assoziierten Sepsis, bei Kindern sogar bei
16,3 % (Jiang et al. 2020). Hat sich ein Port erst
einmal infiziert, ist eine Sanierung nur schwer
möglich und eine Explantation in ca. 80 % der
Fälle die Konsequenz (Vidal et al. 2016). Damit
verbunden sind eine deutlich erhöhte Morbidität,
zusätzliche Eingriffe, verlängerte Hospitalisie-
rung, eingeschränkte Lebensqualität und erhebliche Zusatzkosten für das Gesundheitssystem
(Badia et al. 2017, Lebeaux et al. 2012).

Die Infektion des Portsystems kann auf folgenden Wegen erfolgen:

- Endogen durch
  - Hautflora im OP-Gebiet
  - Patienteneigene Flora außerhalb des OP-
    Gebietes
  - Hämatogene Streuung eines Infektions-
    herdes außerhalb des OP-Gebietes mit
    septischer Absiedelung am Katheter
- Exogen durch
  - Flora des Personals, insbesondere Hände
    und Tröpfchen

– Kontaminierte Instrumente, Portsysteme, Verbrauchsmaterialien (Portnadeln, Infusionen, Spritzen etc.)

Klinisch präsentiert sich die Port-Infektion zum einen lokal und in Form einer postoperativen Wundinfektion, zum anderen kann sie aber auch in Form einer Gefäßkatheter-assoziierten Infektion (mit Bakteriämie, rezidivierenden Fieberschüben nach Port-Nutzung etc.) auftreten. Während die lokale Wundinfektion ca. 33 % der Patienten betrifft, zeigt sich die Infektion des Portsystems weitaus häufiger in letzterer Form, dann oft auch mit positiven Keimnachweisen aus Portkammerpunktat und/oder (peripheren) Blutkulturen (Vidal et al. 2016).

Rund ein bis zwei Drittel aller postoperativen Wundinfektionen gelten als vermeidbar, sofern geeignete Präventionsmaßnahmen umgesetzt werden (Umscheid et al. 2011). Hieraus ergibt sich das große Potenzial infektionspräventiver und hygienischer Maßnahmen sowie deren Stellenwert bei Anlage und Umgang mit Portsystemen.

7.2   Empfehlungen der Fachgesellschaften

Grundlage der Empfehlungen dieses Kapitels sind – neben gesetzlichen Vorgaben wie der TRBA 250 – die aktuellen Leitlinien der Kommission für Krankenhaushygiene und Infektionsprävention (KRINKO), des Centers for Disease Control and Prevention (CDC), der Society for Healthcare Epidemiology of America (SHEA), der Infectious Diseases Society of America (IDSA), des National Institute for Health and Care Excellence (NICE), der World Health Organisation (WHO) und des American College of Surgeons and Surgical Infection Society (ACS-SIS).

7.3   Händehygiene

Die Hände des medizinischen Personals spielen bei der Übertragung nosokomialer Infektionen eine große Rolle, entsprechend wichtig ist die konsequente Händehygiene. Ohne geeignete Maßnahmen sind diese ein kritisches Erregerreservoir und Haupt-Übertragungsvehikel nosokomialer Infektionen.

Aus diesem Grund müssen Hände und Unterarme grundsätzlich frei und desinfizierbar sein. Schmuck, Ringe, Armbänder etc. müssen vor Arbeitsbeginn abgelegt werden, Fingernägel kurz geschnitten und ohne künstlichen Nagellack, die Nägel selbst natürlich, also nicht künstlich sein.

Händewaschung

Die Hände sollen vor Arbeitsbeginn, nach Toilettengang, bei sichtbarer Verschmutzung und optional nach Arbeitsende gewaschen werden. Bei invasiven Tätigkeiten, bei denen auch eine chirurgische Händedesinfektion notwendig ist, werden dabei Unterarme bis einschließlich Ellenbogen eingeschlossen. Dadurch werden grobe Verschmutzungen und Bakteriensporen, die durch gängige Händedesinfektionsmittel nicht ausreichend inaktiviert werden, wirksam entfernt. Mit Ausnahme von groben Verschmutzungen der Fingernägel wird das Bürsten nicht mehr empfohlen, da die verursachten Mikroläsionen der Haut eine mikrobielle Besiedelung befördern.

Zwischen Händewaschung und -desinfektion sollten mindestens 10 min vergehen. Dadurch können die Hände ausreichend trocknen, eine Verdünnung des Desinfektionsmittels wird vermieden.

Hygienische Händedesinfektion

Es wird zwischen der hygienischen und chirurgischen Händedesinfektion unterschieden. Die chirurgische Händedesinfektion wird vor invasiven und aseptischen Tätigkeiten durchgeführt und ist dadurch intensiver und umfangreicher (s. Abschn. „7.8 Peri- und intraoperativ").

Zur Durchführung der hygienischen Händedesinfektion werden 3–5 ml Händedesinfektionsmittel in die Hohlhand gegeben und anschließend beide Hände für meist >30 s eingerieben (Herstellerangaben beachten). Kritische und oft unzureichend desinfizierte Bereiche sind Daumen, Fingerspitzen und Nagelfalzen sowie Zwischenfingerräume, diese sollten besondere Beachtung finden. Auch wenn es nicht „die eine" richtige Einreibetechnik gibt, erleichtert ein standardisiertes Vorgehen die Anleitung neuen Personals. Essenziell ist, dass alle Bereiche der Hand durchgehend mit Desinfektionsmittel benetzt sind.

Die WHO hat „5 Momente der Händedesinfektion" definiert, in denen die hygienische Händedesinfektion durchgeführt werden soll:

1. Vor Patientenkontakt
2. Vor aseptischen Tätigkeiten
3. Nach Kontakt mit (potenziell) infektiösem Material
4. Nach Kontakt mit dem Patienten
5. Nach Kontakt mit der unmittelbaren Patientenumgebung (z. B. Bett, Nachttisch, alle zum Patienten gehörigen Devices)

Zusätzlich muss immer nach Ablegen von Einmalhandschuhen eine Händedesinfektion durchgeführt werden (Abb. 7.1).

Bei sichtbarer Kontamination der Hände werden die Verunreinigungen mit einem Desinfektionsmittel-getränkten Papiertuch o.Ä. entfernt und anschließend die Hände erneut desinfiziert. Wenn zusätzlich eine Händewaschung nötig ist, sollte man diese erst nach Ablauf der Einwirkzeit des Desinfektionsmittels durchführen.

Hautschutz/Pflege
In der Patientenversorgung werden die Hände des medizinischen Personals stark strapaziert (z. B. durch das feuchte Hautmilieu beim Tragen von Handschuhen). Daher sollten die Hände regelmäßig mit Hautschutzmitteln gepflegt werden. Diese Maßnahme sollte nicht unterschätzt werden, denn nur eine intakte Haut kann effektiv desinfiziert werden. Und so wie jedes gute Werkzeug müssen auch die Hände regelmäßig gepflegt werden.

▶ Praxistipp Die wichtigste Präventionsmaßnahme ist die korrekte Händehygiene. Versuchen Sie, diese daher fest in Ihre Arbeitsabläufe zu integrieren.

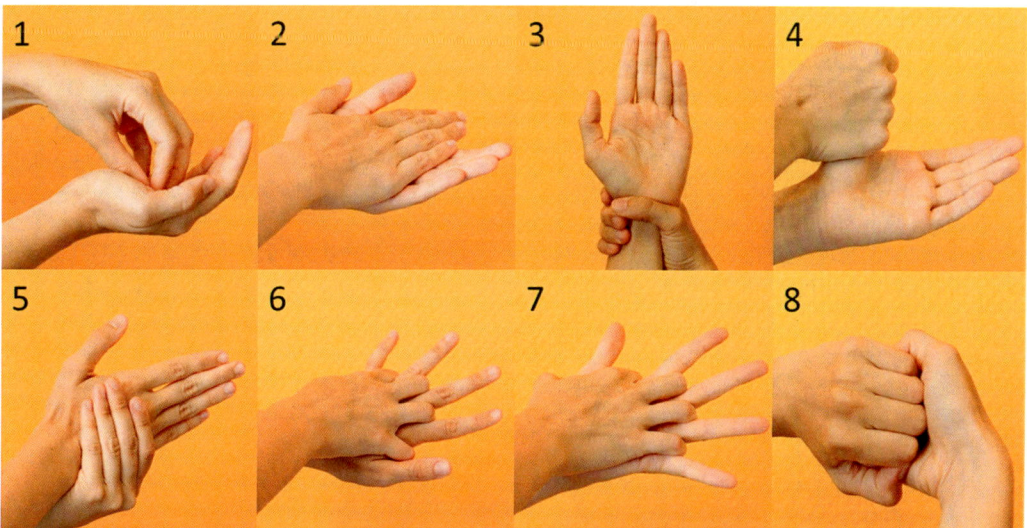

Abb. 7.1 Ablauf der chirurgischen Händedesinfektion. (Mit freundlicher Genehmigung von © Alexander Wollkopf und Vanessa Eichel [2021]. Alle Rechte vorbehalten)

7.4 Räume und Einrichtung

Räume

Entsprechend der Eingriffsart und des Infektionsrisikos werden unterschiedliche Anforderungen an die Räumlichkeiten gestellt. Port-Implantationen gelten hierbei als „Operationen", bei denen – anders als bei „Eingriffen" – die vollen Standards eines OP-Saals erfüllt werden müssen (KassenärztlicheVereinigungBayern 2017; DGKH 2021). Die räumlichen Voraussetzungen beinhalten:

- Funktionelle Abtrennung des OP-Bereiches inkl. Schleusensystem (getrennt für Personal, Patienten, reine und unreine Güter)
- Eine ausreichende Raumausstattung:
  - Neben dem OP-Saal jeweils separate Räume
- zur Aufbereitung benutzter Instrumente bzw. Medizinprodukte (unreiner Arbeitsraum); Lagerung aufbereiteter Medizinprodukte/Sterilgut; Lagerung von Reinigungsutensilien; Büroraum; Aufenthaltsraum für Personal
  - Flächen *oder* Räume
- zur Narkoseeinleitung/Patientenvorbereitung; postoperativen Überwachung; Einwaschung/Händehygiene
  - Ggf. Vorbereitungsraum für Instrumenten-Tische, ggf. Patientenumkleide
  - Personalschleuse mit: reiner und unreiner Seite, Flächen/Schränke für Stationskleidung, Wäschesack für benutzte Kleidung, Waschbecken, WC, ggf. Dusche, geschützte Lagerflächen für saubere Bereichskleidung, Desinfektionsmittelspender
- Eine adäquate Raumluft:
  - Für OP-Säle und Vorbereitungsräume zur Instrumentenrichtung dreifach gefilterte Luft nach Raumluftklasse Ia oder Ib (d. h. raumseitig Zuluftfilter der Klasse H13, Abluftfilter mind. Klasse M5, turbulenzarme Verdrängungslüftung bei Ia bzw. turbulente Mischlüftung bei Ib)
  - Zusätzlich Überdruckbelüftung des OP-Saals, um das Ansaugen von Partikeln oder Erregern aus Nebenräumen zu vermeiden

- Fensterlüftung ist für OP-Säle nicht geeignet, da hier keine Filterung der Zuluft stattfindet

▶ Praxistipp Im klinischen Alltag werden Sie sich selten konzeptionell mit der räumlichen Gestaltung Ihrer OP-Abteilung auseinandersetzen. Dabei ist eine gute Planung Voraussetzung für reibungslose Abläufe. Aus hygienischer Perspektive versucht man dabei verschiedene Tätigkeiten (insb. reine und unreine) räumlich oder funktionell zu trennen, um Keimübertragungen gar nicht erst zu ermöglichen. Bei Planung von Um- und Neubauten lohnt es sich, frühzeitig die Krankenhaushygiene einzubeziehen.

Flächen

Patientennahe Flächen, Arbeitsflächen, Einrichtung, Wände und Fußböden müssen glatt, fugendicht und beständig gegenüber den verwendeten Reinigungs- und Desinfektionsmittel sein. Desinfizierend gereinigt werden:

- Alle Arbeitsflächen vor aseptischen Arbeiten
- Nach jeder Operation die patientennahen Oberflächen, sichtbar kontaminierte Flächen, Fußboden des OP-Saales
- Am Ende des Arbeitstages der gesamte OP-Saal
- In regelmäßigen Abständen oder sichtbarer Kontamination auch die übrigen Räumlichkeiten wie Einwaschraum, Schleuse etc.

Sobald von einer Kontamination mit Bakteriensporen oder unbehüllten Viren (z. B. Clostridioides difficile, Noroviren) auszugehen ist, muss entsprechend sporozides bzw. viruzides Desinfektionsmittel verwendet werden. Das Präparat sollte RKI- und/oder VAH-gelistet sein.

7.5 Instrumente

Medizinprodukte und Instrumente müssen nach fest definierten Standards sachgemäß aufbereitet werden. Dabei spielen der Verwendungszweck und die Materialbeschaffenheit eine bedeutende

Tab. 7.1 Einteilung von Medizinprodukten nach KRINKO und BfArM

Einstufung	Aufbereitungsschritte	Beispiel
Unkritisch **= Kontakt nur mit intakter, gesunder Haut**		
	Reinigung und Desinfektion	Stethoskop, Blutdruck-manschette
Semikritisch **= Kontakt mit Schleimhaut oder vorgeschädigter Haut**		
A (ohne besondere Anforderungen an die Aufbereitung)	(Vorreinigung), Reinigung und Desinfektion, (Sterilisation)	Spekulum, Zungenspatel
B (mit besonderen Anforderungen an die Aufbereitung)	Vorreinigung, Reinigung, Desinfektion, (Sterilisation)	Flexible Endoskope (z. B. Gastroskop), TEE-Sonde
Kritisch **= Durchdringen von (Schleim-)Haut, Kontakt mit Blut oder sterilen Geweben/Organen, Anwendung von Blut(-Produkten) und steriler Arzneien**		
A (ohne besondere Anforderungen an die Aufbereitung)	(Vorreinigung), Reinigung, Desinfektion, Sterilisation	Wundhaken, Pinzette
B (mit besonderen Anforderungen an die Aufbereitung)	Vorreinigung, Reinigung, Desinfektion, Sterilisation	MIC-Trokar
C (mit besonders hohen Anforderungen an die Aufbereitung)	Vorreinigung, Reinigung, Desinfektion, Sterilisation	ERCP-Katheter

Rolle. Entsprechend der Anforderungen an die Aufbereitung erfolgt eine Kategorisierung (s. Tab. 7.1) mit steigenden Anforderungen an den Aufbereitungsprozess. Das bei der Port-Implantation intraoperativ verwendete Instrumentarium ist nahezu vollständig als kritisch einzustufen. Daher sollten nur korrekt sterilisierte Instrumente oder steriles Einmal-Material verwendet werden.

Die Instrumente werden im Operationssaal unmittelbar vor Beginn des Eingriffs gerichtet. Unter Umständen kann dies auch in einem separaten Raum erfolgen, dieser muss dann aber in hygienischer Hinsicht einem OP-Saal gleichwertig sein (insb. die gleichen raumlufttechnischen Anforderungen erfüllen). Werden Instrumente vorgerichtet, werden diese bis zur Verwendung mit sterilen Tüchern abgedeckt.

Im Anschluss an die Operation werden (ggf. nach manueller Vorreinigung) alle zu sterilisierenden Instrumente in geeignete Behälter gelegt und zur Aufbereitungseinheit transportiert. Es sollte sichergestellt werden, dass gebrauchte Instrumente nicht mit den ungenutzten, sterilen Instrumenten in Kontakt kommen (Entsorgung/Abtransport über unreinen Arbeitsraum, kein Zwischenlagern mit Sterilgut).

▶ Praxistipp Überprüfen Sie vor Eingriffsbeginn die Instrumente und Materialien auf Unversehrtheit und Funktionalität. Vergewissern Sie sich, dass diese korrekt aufbereitet wurden.

7.6 Präoperativ

Bereits vor der stationären Aufnahme können Maßnahmen ergriffen werden, die das Wundinfektionsrisiko senken. Allgemein mit einem erhöhten Wundinfektionsrisiko verbunden sind:

- Lange präoperative Krankenhausverweildauer
- Hohes Alter
- Vorerkrankungen wie ischämische Gefäßerkrankungen, chronische Niereninsuffizienz, Diabetes mellitus, Adipositas, maligne Vorerkrankungen, Anämie
- Vorherige Strahlentherapie
- Immunsuppression

- Mangelernährung, vermehrter Alkoholkonsum, verlängerte postoperative Nüchternheit
- Rauchen
- Nasale *Staphylococcus-aureus*-Besiedelung (Wundinfektionsrisiko bei orthopädischen Eingriffen bis zu 6-fach erhöht)
- Zum OP-Zeitpunkt bestehende Infekte in anderen Körperregionen

ist, wird von der WHO aufgrund potenzieller Nebenwirkungen soweit möglich von einer Therapieunterbrechung abgeraten.
- Mittel- bis langfristig: Gewichtsnormalisierung, Karenz von Alkohol und Nikotin

7.7 Peri- und intraoperativ

Zusätzlich zu den Basishygienemaßnahmen senken maximale Barrierevorkehrungen das Infektionsrisiko bei Anlage zentralvenöser Zugänge signifikant. Dies beinhaltet neben der chirurgischen Händedesinfektion auch das Tragen von sterilen Handschuhen, eines sterilen Kittels, einer Haube und eines Mundschutzes. Zusätzlich bedarf es einer ausreichenden Hautantisepsis und großflächigen sterilen Abdeckung um das OP-Gebiet herum.

Präventionsmaßnahmen
- Minimierung des präoperativen Krankenhausaufenthaltes oder ambulante Planung des Eingriffs
- Adäquate Ernährungskonzepte und Vermeidung langer Nüchternheitsphasen
- Normalisierung des Blutzuckerspiegels mit einem Zielwert von 80–120 mg/dL
- Untersuchung auf bestehende Infektionen und Behandlung dieser vor der Port-Implantation (z. B. Zahnwurzelsanierung)
- Persönliche Hygiene des Patienten: Waschung am Vorabend oder Tag der OP mit gründlicher Reinigung der Haut auch außerhalb des OP-Gebietes
- Präoperative Haarentfernung: Sollte nur erfolgen, wenn es technisch notwendig ist. Die Haare werden dann mittels elektrischer Clipper gekürzt werden, eine scharfe Rasur verursacht Mikroläsionen der Haut und steigert das Infektionsrisiko.
- Präoperative Dekolonisation: Bei MRSA-Besiedelung immer empfohlen. Ansonsten sollte bei Operationen mit häufigen *Staphylococcus-aureus*-bedingten Wundinfektionen (insb. in Orthopädie, Kardiochirurgie) die konkrete Entscheidung unter Berücksichtigung der lokalen Infektionsraten und des vorherrschenden Erregerspektrums getroffen werden.
- Immunsuppression: Auch wenn eine immunsuppressive Therapie mit einem erhöhten Infektionsrisiko verbunden

Chirurgische Händedesinfektion
Die chirurgische Händedesinfektion wird vor allen sterilen Tätigkeiten durchgeführt und dient einer weitreichenden Inaktivierung der residenten Hautflora. Sie sollte vom gesamten OP-Team (einschließlich Instrumentierenden) durchgeführt werden und sowohl Hände als auch Unterarme einschließen. Die nötige Einwirkzeit ist abhängig vom Desinfektionsmittelhersteller, beträgt jedoch meist >90 s.
Durchführung (s. Abb. 7.1):

1. Beide Hände gründlich einreiben, anschließend die Unterarme bis zum Ellenbogen
2. Hände erneut gründlich einreiben und auf problematische Bereiche (Nagelfalz, Fingerspitze, Zwischenfingerräume, Daumen) achten. Während der gesamten Einwirkzeit die Hände vollständig benetzt halten. Die Menge des dafür benötigten Desinfektionsmittels ist irrelevant. Hände über Ellenbogen-Niveau halten, damit herabrinnendes Desinfektionsmittel von den Händen wegfließt.

3. Hände vollständig trocknen lassen. Bei einer Minute Lufttrocknung ist die Desinfektionswirkung alkoholischer Mittel signifikant besser, außerdem beugt dies Hautirritationen und Handschuhperforationen vor. Kein Trockenschütteln der Hände, da dadurch das Desinfektionsmittel schneller verdunstet (und ggf. nicht ausreichend lange einwirken kann) und das Rekontaminationsrisiko steigt.

Kittel und Handschuhe

Zum Schutz des Personals und der Patienten werden sterile Einweg-Kittel getragen. Diese müssen flüssigkeitsabweisend/-dicht und partikelundurchlässig sein (Barrierefunktion). Sterile Handschuhe in einfacher Ausführung sind für Port-Implantationen meist ausreichend. Bei infektiösen Patienten und Umgang mit spitzkantigen Implantaten/Gegenständen werden jedoch doppelte Handschuhe empfohlen. Dies bietet einen erhöhten Eigenschutz, auf der anderen Seite führen Handschuhperforationen auch zu erhöhten Wundinfektions-Raten. Nach Durchführung der chirurgischen Händedesinfektion werden im OP-Saal zunächst Kittel, dann Handschuhe angezogen. Am Ende der Operation wird die Schutzkleidung noch im OP-Saal abgelegt und entsorgt.

Ein typischer Ablauf vor OP-Beginn könnte folgendermaßen aussehen

- Direkt bei Dienstantritt Hände mit Wasser und Seife waschen
- Einschleusen in den OP-/Funktionsbereich: Umkleiden, Haube und Mundschutz anziehen etc. – bis dahin sind dann die empfohlenen 10 min Abstand zwischen Händewaschung und -desinfektion abgelaufen
- Hygienische Händedesinfektion vor Betreten des OP-Traktes
- Lagern des Patienten und sonstige Arbeiten verrichten
- Unmittelbar vor der Operation die chirurgische Händedesinfektion durchführen und erst mit trockenen Händen sterile Handschuhe anziehen, um die Hautantisepsis beim Patienten durchzuführen
- Handschuhe wieder auszuziehen, Hände erneut desinfizieren, trocknen lassen und sterilen OP-Kittel inklusive neuer steriler Handschuhe anziehen. In der Zwischenzeit kann das Hautantiseptikum beim Patienten ausreichend einwirken.
- Ab der chirurgischen Händedesinfektion und insbesondere beim Handschuhwechsel darauf achten, eine Rekontamination des Patienten und der eigenen Hände zu vermeiden

---

Hautantisepsis und OP-Abdeckung

Durch die Hautantisepsis wird die residente Hautflora des Patienten entfernt bzw. weitestgehend unterdrückt, dadurch sollen eine Kontamination und Infektion des implantierten Portsystems und der Wunde verhindert werden. Hierfür wird das OP-Gebiet unmittelbar präoperativ gründlich mit einem geeigneten Hautantiseptikum eingerieben. Infrage kommen dabei alkoholische Desinfektionsmittel mit Zusatz eines Remanenz-Wirkstoffes (z. B. 2 % Chlorhexidin oder 0,1 % Octenidin). Alkohol hat ein breites Wirkspektrum und erzielt schnelle Effekte, die Remanenzwirkstoffe verlängern und erweitern die Wirksamkeit. Das Präparat wird im OP-Gebiet großzügig – z. B. mit steriler Kornzange und Tupfern – aufgetragen. Dadurch erreicht man neben der chemischen Wirkung auch eine mechanische Entfernung von Hautbelägen inklusive mikrobieller Erreger. Wichtig ist, keine Hautareale im OP-Gebiet auszusparen. Zur Vermeidung solcher Lücken können gefärbte Produkte hilfreich sein. Das Hautdesinfektionsmittel muss unbedingt ausreichend lange und intensiv einwirken, die Einwirkzeit ist auf talgdrüsenreicher Haut verlängert (hierzu Herstellerangaben beachten).

Die sterile Abdeckung wird erst angebracht, wenn das Desinfektionsmittel vollständig abgetrocknet ist. Damit wird die Einwirkzeit gewahrt und die Klebeleistung der Abdeckung nicht beeinträchtigt. Das freiliegende Hautareal sollte möglichst klein gehalten und die Umgebung des OP-Gebietes lückenlos mit großzügig dimensionierten Tüchern abgedeckt werden. Die Abdeckung muss partikelundurchlässig und flüssigkeitsabweisend bzw. -dicht sein. Teilweise werden Inzisionsfolien verwendet. Diese bedecken das ansonsten freiliegende Hautareal zusätzlich mithilfe einer selbstklebenden, durchsichtigen Folie. Der Hautschnitt erfolgt durch diese Folie hindurch. Durch die lückenlose Abdeckung sollen so Wundinfektionen durch die patienteneigene Hautflora reduziert werden. In fünf Studien mit insgesamt 3082 chirurgischen Patienten zeigte sich, dass Inzisionsfolien das Wundinfektionsrisiko entgegen der Erwartung steigerten (RR 1.23) (Webster and Alghamdi 2013). Zwei Studien, in denen Folien mit Jod-Imprägnierung verwendet wurden, konnten keinen signifikanten Unterschied feststellen. Daher wird der regelhafte Einsatz dieser Inzisionsfolien in den aktuellen internationalen Leitlinien nicht empfohlen. Eine aktuelle Studie aus Deutschland mit 100 Patienten, die Port-Operationen erhielten, konnte in beiden Gruppen keine postoperative Wundinfektion beobachtet werden und ist daher wenig aussagekräftig (Scheunemann et al. 2022). Es sind deshalb größere, randomisiert-kontrollierte Studien zu Inzisionsfolien bei Portoperationen nötig.

Perioperative antibiotische Prophylaxe
Eine perioperative antibiotische Prophylaxe bei Port-Implantationen konnte in bisherigen Studien keine signifikante Senkung der Infektionsraten bewirken (Johnson et al. 2016; Karanlik et al. 2011; Di Carlo et al. 2011; van de Wetering et al. 2013). Daher sollte diese in Anbetracht zunehmender Antibiotikaresistenzen und Nebenwirkungen (z. B. allergischen Reaktionen oder *C.-difficile*-assoziierten Diarrhoen) nicht regulär angewandt werden.

Wundverschluss und Verband
Die Art und Weise des Wundverschlusses hat auch Einfluss auf das Wundinfektionsrisiko. So kann der Einsatz antimikrobiell beschichteten Nahtmaterials sinnvoll sein, der Nutzen in verschiedenen Patientengruppen ist jedoch umstritten. Eine Metaanalyse zur Anwendung Triclosan-beschichteten Nahtmaterials von Ahmed et al. (2019) zeigte signifikant reduzierte Wundinfektionsraten. In der KRINKO-Leitlinie von 2018 beschränkt sich die Empfehlung zu deren Anwendung „noch" auf bestimmte Patientenkollektive (multimorbide Patienten, kontaminierte/septische Operationen oder hohe Ausgangs-Wundinfektionsraten), andere Leitlinien (WHO, CDC, ACS-SIS und NICE) gehen hier weiter und empfehlen generell deren Verwendung.

Als weitere infektionspräventive Maßnahme wurden antiseptische Wundspülungen diskutiert. Ein Cochrane-Review mit 59 randomisierten klinischen Studien und insgesamt 14.738 Patienten konnte jedoch im Vergleich mit keiner Wundspülung keinen signifikant protektiven Effekt nachweisen (Norman et al. 2017). Die Mehrheit der aktuellen Leitlinien empfiehlt diese daher auch nicht. Auf die verschlossene OP-Narbe aufgetragene antimikrobielle/antibiotische Salben werden ebenfalls nicht als Präventionsmaßnahme empfohlen.

7.8   Postoperativ

Die Wunde wird noch im OP-Saal steril verbunden. Wenn es keinen Hinweis auf lokale Komplikationen (wie z. B. Blutungen) gibt, sollte der erste Verbandswechsel erst nach 48 h erfolgen. Es empfiehlt sich die Wunde auch im Anschluss regelmäßig zu kontrollieren und deren Zustand zu dokumentieren.

Jegliche Manipulation am Portsystem stellt eine Kontaminationsgefahr dar und muss daher auf ein Minimum reduziert werden. Eine Port-Infektion tritt neben der Anlage selbst noch häufiger im weiteren Verlauf bei der Nutzung und Pflege auf. Wichtige Ursachen stellen hierbei eine unzureichende Händedesinfektion des durchführenden Personals vor Portpunktion, eine unzureichende Hautdesinfektion, Kontamination des Infusionssystems oder -lösung oder seltener die hämatogene Streuung anderer Infektionsherde dar.

Punktion

Vor Punktion des Portsystems werden die Materialien (sterile Handschuhe, Nadel, Blocklösung) vorbereitet und zurechtgelegt. Zunächst erfolgt eine großzügige Hautdesinfektion im Bereich der Portkammer mit einem alkoholischen Hautdesinfektionsmittel (+ Remanenzwirkstoff). Es sollte unbedingt auf eine ausreichende Einwirkzeit geachtet werden. Währenddessen erfolgt eine chirurgische Händedesinfektion, nach Trocknung der Hände werden sterile Handschuhe angezogen. Nun wird mit der rechten Hand die (mit steriler Kochsalzlösung geblockte) Punktionsnadel gefasst und mit der linken Hand die subkutan gelegene Portkammer fixiert. Dabei sollte das Punktionsfenster (bzw. entsprechende Hautareal) nicht berührt werden. Nun die Portkammer senkrecht punktieren. Anschließend erfolgt die sterile Anlage des (Fixier-)Verbandes. Das Infusionssystem sollte mit einem sterilen Einweg-Stopfen verschlossen werden.

Portpflege/-nutzung

Ein ungenutzter und nicht angestochener Port muss nicht verbunden werden. Die Portnadeln haben eine herstellerspezifische, maximale Nutzungsdauer (meist ca. 7 Tage). Vor Punktion sollte die Indikationsstellung kritisch überprüft werden. Dies sollte auch während der Nutzungsdauer regelmäßig erfolgen, z. B. täglich im Rahmen der Visite.

Der Verband eines angestochenen Portsystems sollte bei Verschmutzung oder fehlender Haftung sofort gewechselt werden. Die Frequenz eines anlassunabhängigen, regelmäßigen Verbandswechsels scheint (zumindest bei nicht-implantierten zentralvenösen Kathetern) keinen signifikanten Einfluss auf die Infektionsrate zu haben (Cochrane-Review von 2016; Gavin et al.2016).

Antimikrobielle Blocklösung bei ruhendem Port-System

Die präventive Blockung des Port-Systems mit antibiotischer Lösung ist umstritten. Sowohl KRINKO als auch CDC geben hierzu keine eindeutige Empfehlung. Letztere empfiehlt in ihrer Leitlinie zur Prävention Gefäßkatheterassoziierter Infektionen die antibiotische Blockung nur bei Patienten mit wiederholten Infektionen trotz adäquat umgesetzter Hygienemaßnahmen. Dem präventiven Einsatz stehen die Risiken der Resistenzentwicklung und Medikamentennebenwirkungen entgegen. Ein Review mit 918 eingeschlossenen Patienten stellte mit Taurolidin als Blocklösung gegenüber nichtantibiotischen Blocklösungen eine signifikant geringer Inzidenzrate für Katheter-assoziierte Infektionen fest (van den Bosch et al. 2022). Geeignete Blocklösungen für Ports sind weiterhin aktuelle Fragestellungen in der Forschung.

Literatur

Ahmed I, Boulton AJ, Rizvi S, Carlos W, Dickenson E, Smith NA, Reed M (2019) The use of triclosan-coated sutures to prevent surgical site infections: a systematic review and meta-analysis of the literature. BMJ Open 9(9):e029727

Anderson DJ, Podgorny K, Berrios-Torres SI, Bratzler DW, Dellinger EP, Greene L, Nyquist AC, Saiman L, Yokoe DS, Maragakis LL et al (2014) Strategies to prevent surgical site infections in acute care hospitals: 2014 update. Infect Control Hosp Epidemiol 35(6):605–627

Badia JM, Casey AL, Petrosillo N, Hudson PM, Mitchell SA, Crosby C (2017) Impact of surgical site infection on healthcare costs and patient outcomes: a systematic review in six European countries. J Hosp Infect 96(1):1–15

Ban KA, Minei JP, Laronga C, Harbrecht BG, Jensen EH, Fry DE, Itani KM, Dellinger EP, Ko CY, Duane TM (2017) American College of Surgeons and Surgical Infection Society: Surgical Site Infection Guidelines, 2016 Update. J Am Coll Surg 224(1):59–74

Behnke M, Aghdassi SJ, Hansen S, Diaz LAP, Gastmeier P, Piening B (2017) The prevalence of nosocomial infection and antibiotic use in german hospitals. Dtsch Arztebl Int 114(50):851–857

Berrios-Torres SI, Umscheid CA, Bratzler DW, Leas B, Stone EC, Kelz RR, Reinke CE, Morgan S, Solomkin JS, Mazuski JE et al (2017) Centers for Disease Control and Prevention Guideline for the Prevention of Surgical Site Infection, 2017. JAMA Surg 152(8):784–791

van den Bosch CH, Jeremiasse B, van der Bruggen JT, Frakking FNJ, Loeffen YGT, van de Ven CP, van der Steeg AFW, Fiocco MF, van de Wetering MD, Wijnen MHWA (2022) The efficacy of taurolidine containing lock solutions for the prevention of central-venous-catheter-related bloodstream infections: a systematic review and meta-analysis. J Hosp Infect 123:143–155

Kommission für Krankenhaushygiene und Infektionsprävention (KRINKO) beim Robert Koch-Institut (RKI)
(2004) Anforderungen an die Hygiene bei der Reinigung und Desinfektion von Flächen. Bundesgesundheitsbl 47(1):51–61

Kommission für Krankenhaushygiene und Infektionsprävention (KRINKO) beim Robert Koch-Institut (RKI)
und Bundesinstitut für Arzneimittel und Medizinprodukte (BfArM) (2012) Anforderungen an die Hygiene bei der Aufbereitung von Medizinprodukten.
Bundesgesundheitsbl 55(10):1244–1310

Kommission für Krankenhaushygiene und Infektionsprävention (KRINKO) beim Robert Koch-Institut (RKI)
(2016) Händehygiene in Einrichtungen des Gesund-
heitswesens. Bundesgesundheitsbl 59(9):1189–1220

Kommission für Krankenhaushygiene und Infektionsprävention (KRINKO) beim Robert Koch-Institut (RKI)
(2017) Prävention von Infektionen, die von Gefäßkathetern ausgehen. Bundesgesundheitsbl 60(2):171–
206

Kommission für Krankenhaushygiene und Infektionsprävention (KRINKO) beim Robert Koch-Institut (RKI)
(2018) Prävention postoperativer Wundinfektionen.
Bundesgesundheitsbl 61(4):448–473

Di Carlo I, Toro A, Pulvirenti E, Palermo F, Scibilia G,
Cordio S (2011) Could antibiotic prophylaxis be not
necessary to implant totally implantable venous access devices? Randomized prospective study. Surg
Oncol 20(1):20–25

Deutsche Gesellschaft für Krankenhaushygiene (DGKH)
(2015) Krankenhaushygienische Leitlinie für die Planung, Ausführung und den Betrieb von Raumlufttechnischen Anlagen in Räumen des Gesundheits-
wesens der Deutschen Gesellschaft für Krankenhaushygiene. Hyg Med 40–12: 519–526

Deutsche Gesellschaft für Krankenhaushygiene (DGKH)
(2021) Bauliche und funktionelle Anforderungen an
Eingriffsräume. Hyg Med 46:52–56

Gavin NC, Webster J, Chan RJ, Rickard CM (2016) Frequency of dressing changes for central venous access devices on catheter-related infections. Cochrane
Database Syst Rev 2:CD009213

Jiang M, Li CL, Pan CQ, Yu L (2020) The risk of bloodstream infection associated with totally implantable venous access ports in cancer patient: a systematic review and meta-analysis. Support Care Cancer
28(1):361–372

Johnson E, Babb J, Sridhar D (2016) Routine antibiotic
prophylaxis for totally implantable venous access device placement: meta-analysis of 2154 patients. Journal of vascular and interventional radiology: JVIR
27(3):339–343; quiz 344

Karanlik H, Kurul S, Saip P, Unal ES, Sen F, Disci R,
Topuz E (2011) The role of antibiotic prophylaxis in
totally implantable venous access device placement:
results of a single-center prospective randomized
trial. Am J Surg 202(1):10–15

Kassenärztliche Vereinigung Bayern (2017) Liste zur
Umsetzung der Bayrischen MedHygV: Maßnahmen
in Einrichtungen für ambulantes Operieren

Lebeaux D, Larroque B, Gellen-Dautremer J, Leflon-
Guibout V, Dreyer C, Bialek S, Froissart A, Hen-
tic O, Tessier C, Ruimy R et al (2012) Clinical outcome after a totally implantable venous access
port-related infection in cancer patients: a prospective study and review of the literature. Medicine
91(6):309–318

National Institute for Health and Care Excellence (2019)
Surgical site infections: prevention and treatment –
NICE guideline [NG125]

Norman G, Atkinson RA, Smith TA, Rowlands C, Rit-
halia AD, Crosbie EJ, Dumville JC (2017) Intraca-
vity lavage and wound irrigation for prevention of
surgical site infection. Cochrane Database Syst Rev
10:CD012234

O'Grady NP, Alexander M, Burns LA, Dellinger EP,
Garland J, Heard SO, Lipsett PA, Masur H, Mer-
mel LA, Pearson ML et al (2011) Guidelines for the
prevention of intravascular catheter-related infections. Clinical infectious diseases: an official publica-
tion of the Infectious Diseases Society of America
5(9):e162–193

Scheunemann S, Daenenfaust L, Langenbach MR
(2022) Use of plastic adhesive skin drapes in cancer patients undergoing totally implantable vascular access port (TIVAP) placement-a randomized controlled pilot study. Langenbecks Arch Surg
407(3):1257–1262

TRBA (2018) Technische Regeln für Biologische
Arbeitsstoffe im Gesundheitswesen und und in der
Wohlfahrtspflege (TRBA 250) – Deutsche Gesetz-
liche Unfallversicherung

Umscheid CA, Mitchell MD, Doshi JA, Agarwal R, Wil-
liams K, Brennan PJ (2011) Estimating the propor-
tion of healthcare-associated infections that are reaso-
nably preventable and the related mortality and costs.
Infect Control Hosp Epidemiol 32(2):101–114

Vidal M, Genillon JP, Forestier E, Trouiller S, Pereira B,
Mrozek N, Aumeran C, Lesens O (2016) Outcome of
totally implantable venous-access port-related infections. Med Mal Infect 46(1):32–38

Webster J, Alghamdi A (2013) Use of plastic adhesive drapes during surgery for preventing surgical site infection. Cochrane Database Syst Rev
2013(1):CD006353

van de Wetering MD, van Woensel JB, Lawrie TA (2013)
Prophylactic antibiotics for preventing Gram positive infections associated with long-term central venous catheters in oncology patients. Cochrane Database Syst Rev 2013(11):CD003295

World Health Organisation (WHO) (2016) Global gide-
lines for the prevention of surgical site infection. Ge-
neva

Karoline Bleymehl

▷ Für Im- und Explantationen von Port-systemen, Hickman- und Broviac-Kathetern bzw. deren Wechsel oder Korrekturen existieren verschiedene Arten der Narkoseführung. Neben der klassischen Vollnarkose ist es ebenso möglich, lokalanästhesiologische Verfahren anzuwenden und begleitend eine Analgosedierung durchzuführen. Unabhängig davon, für welches anästhesiologische Verfahren sich der Patient entscheidet, ist eine gründliche präoperative anästhesiologische Evaluation und Anamnese im Vorfeld unabdingbar.

8.1 Anästhesie bei Port-Operationen

Erhebungen deutscher Krebsregister zufolge wurden im Jahr 2022 über 500.000 Krebserkrankungen neu diagnostiziert. Weiterhin führend als häufigste Todesursache unter den Krebserkrankungen bei Männern stellt mit 24 % das Lungenkarzinom dar, bei Frauen mit 18 % maligne Erkrankungen der Brustdrüse.

K. Bleymehl (✉)
Klinik für Anästhesiologie, Universitätsklinikum
Heidelberg, Heidelberg, Deutschland
E-Mail: karoline.bleymehl@med.uni-heidelberg.de

Untersuchungen an Patientenkollektiven mit verschiedenen Krebserkrankungen zeigten eine deutliche Prävalenz von relevanten Komorbiditäten, wie COPD, pAVK, cerebrovaskulären Durchblutungsstörungen, kardialen Vorerkrankungen, Diabetes und Hypertonie innerhalb der Kohorten, die einerseits auf ein erhöhtes Patientenalter zurückzuführen sind, andererseits in direktem Zusammenhang mit der zugrunde liegenden Krebserkrankung stehen. Dauerhafter Zigarettenkonsum beispielsweise gilt unbestritten als Hauptrisikofaktor für die Entstehung von Lungenkarzinomen und führt in westlichen Industriestaaten bei ca. 80 % aller Raucher zu einer COPD.

Hohes Patientenalter, vorhandene Komorbiditäten und die Art der grundlegenden Krebserkrankung spielen demnach bei der Wahl des anästhesiologischen Verfahrens zur Port-Implantation eine entscheidende Rolle.

8.2 Lokalanästhesiologische Verfahren

Mit einer mittleren Eingriffsdauer von 11–20 min und des anatomisch eher oberflächlich gelegenen Operationsgebietes kann die Portoperation durch die Anwendung lokalanästhesiologischer Infiltration der Haut und des subkutanen Gewebes schmerzfrei durchgeführt werden. Insbesondere bei Patienten mit erheblichem Vorerkrankungsprofil bietet sich hier die Gelegenheit, auf eine Vollnarkose und damit auf mögliche Komplikationen, wie etwa schwierige Atemwegssituationen („Can't intubate, can't ventilate"), Kreislaufschwankungen und Narkoseüberhänge, zu verzichten.

Begleitend kann eine Analgosedierung zur zusätzlichen Schmerzausschaltung beitragen; ebenso werden die Bedingungen für den Erfolg des Eingriffes durch die Ruhigstellung des Patienten verbessert und durch Anxiolyse der Patientenkomfort erhöht. Hierfür bieten sich insbesondere perfusorgesteuerte Applikationen von Analgetika und Sedativa an.

8.2.1 Eigenschaften von Lokalanästhetika

Lokalanästhetika sind in der Lage, neuronale Erregungsübertragungen zu unterbrechen, indem sie nach ihrer Diffusion ins Nervenzellinnere an α-Untereinheiten der spannungsabhängigen Natrium-Kanäle binden. Im Wesentlichen basiert ihre chemische Struktur auf 3 Elementen, bestehend aus einem aromatischen Ring, der über eine Ester- oder Amid-Struktur mit einer tertiären Amino-Gruppe verbunden ist (Abb. 8.1). Grundsätzlich sind Lokalanästhetika amphiphil, d. h., sie haben lipophile und hydrophile Eigenschaften. Je nach Ausmaß der Lipophilie variiert die narkotisierende Potenz, da lipophilere Substanzen u. a. schneller membranöse und axo-

nale Strukturen durchdringen und ein höheres Bindungsbestreben an die entscheidenden Strukturen aufweisen. Zudem kennzeichnet sie eine hohe Plasmaproteinbindungsrate, sodass eine prolongierte Freisetzung ebenfalls zu einer Verlängerung der Blockade beiträgt.

Seit ihrer Einführung in den 1950er-Jahren konnten sich die Aminoamid-Lokalanästhetika im Vergleich zu den Ester-Typen durchsetzen, da sie sich durch eine bessere chemische Stabilität und längere Wirkdauer auszeichnen. Ebenso weisen sie ein geringeres allergisches Potenzial auf, denn ihr Abbau läuft ohne Anfall potenziell allergener Metabolite weitgehend hepatisch ab. Im klinischen Setting kommen heutzutage quasi ausschließlich Lokalanästhetika vom Aminoamid-Typ zum Einsatz.

Idealerweise sollte ein Lokalanästhetikum eine rasche Anschlagszeit mit langer Wirkdauer besitzen und allenfalls geringe systemische Nebenwirkungen aufweisen. Aktuell werden, je nach Art der Regionalanästhesie, verschiedene Lokalanästhetika miteinander kombiniert, um diese Effekte zu erzielen (Tab. 8.1).

8.2.2 Toxizität

Die Toxizität der verwendeten Substanzen ist trotz der steten Weiterentwicklung und des über die Jahrzehnte angewachsenen Erfahrungsschatzes im Umgang mit Lokalanästhetika weiterhin ein wichtiges Thema, denn schwere Zwischenfälle sind zwar selten und tendenziell rückläufig, jedoch mit einer Inzidenz von 0,04–0,18 % für periphere Regionalanästhesie-Verfahren nach wie vor existent.

Grundsätzlich sollte die Vorstellung von der absoluten Maximaldosis überdacht werden, da die Empfehlungen für solche Obergrenzen teils erheblichen Variationen unterliegen und pharmakokinetische Erkenntnisse sowie patientenspezifische Einflüsse (Grunderkrankungen, Körpergröße und -gewicht, Alter) nicht einbezogen werden. Vielmehr basieren sie hauptsächlich auf wenigen Untersuchungen zur Pharmakokinetik und tierexperimentellen Daten, die auf den Menschen extrapoliert wurden. Sinnvoller ist daher

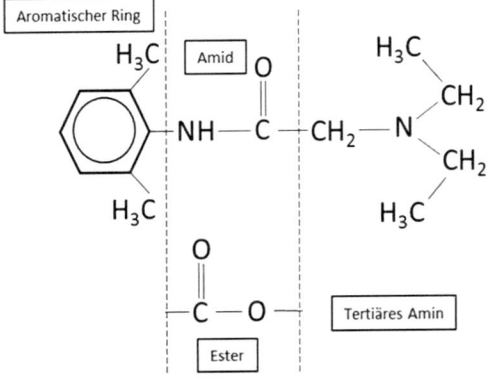

Abb. 8.1 Grundstruktur der Lokalanästhetika

Tab. 8.1 Eigenschaften verschiedener Aminoamid-Lokalanästhetika

	Lidocain	Prilocain	Mepivacain	Ropivacain	Bupivacain
Wirkeintritt[1]	Schnell	Schnell	Schnell	Mittel	Mittel
Wirkdauer[1]	Kurz-Mittellang ($\frac{1}{2}$–1 h)	Mittellang (1–3 h)	Mittellang (1–3 h)	Lang (2–6 h)	Lang (2–8 h)
Plasmaproteinbindungsrate	64 %	55 %	78 %	95 %	96 %
Plasma-Halbwertszeit	1,6 h	1,6 h	1,9 h	1,8 h	2,7 h
$t\frac{1}{2}$ (min)	96	96	114	111	162
Potenz	4	4	4	14	16
C_{tox} (µg/ml)	>5	>5	5–6	4	1,5

[1] Verfahrens/Dosisabhängig, $t\frac{1}{2}$ = Eliminationshalbwertszeit, C_{tox} (µg/ml) = systemisch-toxische Schwellenkonzentration

eine Dosisanpassung, die sowohl die Art der Regionalanästhesie als auch die Lokalisation, das Alter und die Verfassung des Patienten in die Kalkulation der Grenzdosen mit einbezieht.

Von wichtiger Bedeutung ist die Tatsache, dass es keine strenge Wechselseitigkeit zwischen Plasmaspiegeln von Lokalanästhetika und dem Körpergewicht des Patienten gibt, somit also eine systemische Intoxikation auch bei eingehaltenen Grenzdosierungen möglich ist.

Nach ihrer Resorption in den Blutkreislauf unterliegen Lokalanästhetika einer Umverteilung, die zunächst in gut durchblutete Gewebe, wie Gehirn, Herz und Nieren, erfolgt, anschließend gelangen sie in Muskel- und Fettgewebe. Lokalanästhetika binden, je nach Substanz, in unterschiedlichem Ausmaß an Plasmaproteine. Der freie Anteil der Lokalanästhetika ist dabei prinzipiell verantwortlich für die pharmakologische Wirkung. Hieraus ergibt sich im Umkehrschluss, dass bei Gebrauch hoher Dosen zur lokalen Betäubung mehr Proteinbindungsstellen besetzt werden und der freie, aktive Anteil zunimmt. Dies spielt insbesondere bei der Entstehung von Intoxikationen eine Rolle.

8.2.2.1 Lokalanästhestika-Intoxikation

Die lokalanästhesiologische, systemische Intoxikation *(local anaesthetic systemic toxicity, LAST)* gehört zur gefährlichsten und potenziell tödlichen Komplikationen im Rahmen der Anwendung von Lokalanästhetika. Im Wesentlichen werden verschiedene Grundformen unterschieden, die sich durch den Zusammenhang zwischen Ursache und zeitlichem Auftreten der Symptome differenzieren lassen.

Bei der versehentlichen intravenösen Injektion, die am ehesten durch unterlassene Aspirationen während der Instillation der LA auftritt, kommt es innerhalb weniger Kreislaufzeiten zu schweren Rhythmusstörungen und zentralnervösen Komplikationen. Intraarterielle Fehlinjektionen treten hingegen gehäuft bei Eingriffen im Kopf/Hals-Bereich auf und führen unmittelbar nach der Injektion zu Krampfanfällen, seltener haben sie Einfluss auf das kardiozirkulatorische System. Von diesen Arten der LAST, deren Symptome sofort Folge der Fehlinjektionen sind, ist die systemische Wirkung abzugrenzen, die für gewöhnlich nach Resorption großer Mengen an Lokalanästhetika auftritt und zu exzessiven Plasmaspiegeln führt. Hierbei treten Symptome u. U. bis zu 30 min nach der Applikation auf, je nach Plasmaspiegel und Anteil der freien LA-Menge, die nicht an Plasmaproteine gebunden ist.

Die klassische Abfolge im Rahmen einer LAST beginnt meist mit zentralnervösen Symptomen, bevor kardiozirkulatorische Effekte eine Rolle spielen. Das zentrale Nervensystem reagiert grundsätzlich empfindlicher auf systemisch relevante Plasmaspiegel. Im klinischen Setting trifft dies jedoch nicht auf alle Fälle zu, was auf die Individualität der Substanzen, die Art der Anwendung (Infiltration vs. gefäßnaher Plexusblockade bspw.) und verschiedene pharmakologische Eigenschaften zurückzuführen ist. So können Stadien übersprungen werden, Prodromalzeichen ausfallen und kardiozirkulatorische Symptome parallel oder zuerst auftreten.

Grundsätzlich erstreckt sich die Bindungsaffinität der LA an spannungsabhängige Natrium-Kanäle keineswegs nur auf Nervenzellen. Im Grunde ist jede erregbare Zelle beeinflussbar, weshalb die systemische Wirkung auf vielfältige Art zum Ausdruck kommt (Abb. 8.2).

Neuro- und Kardiotoxizität

Lokalanästhetika durchdringen die Blut-Hirn-Schranke und wirken im Sinne einer kortikalen Suppression zunächst hemmend auf inhibitorische Erregungskreise. Klinische Symptome wie Myoklonien, Ohrgeräusche, Unruhe und Konzentrationsstörungen stellen unkoordinierte exzitatorische Aktivitäten dar, die nun keiner übergeordneten Kontrolle mehr unterliegen. Weitere pathognomonische Anzeichen im Prodromalstadium stellen insbesondere periorale Taubheit und Kribbeln sowie metallischer Geschmack im Mund dar. Schließlich münden diese Symptome in einen tonisch-klonischen Krampfanfall als Ausdruck maximaler Exzitation. In letzter Konsequenz führen weiter steigende Plasmaspiegel zu einer generalisierten zerebralen Depression, die durch einen zentralnervösen Atem- und Kreislaufstillstand unweigerlich zum Tode des Patienten führt.

Auswirkungen auf das Herz-Kreislauf-System äußern sich zunächst unspezifisch in hyperdynamen Zuständen wie Tachykardien und einer Blutdruckerhöhung. Die Veränderungen beruhen im Wesentlichen auf einer zentral vermittelten Erhöhung des Sympathikotonus. Weiter steigende Plasmaspiegel hingegen blockieren direkt kardiale Natrium- und Calcium-Kanäle und verursachen schwere Rhythmusstörungen. Insbesondere negative chrono- und dromotrope Effekte kommen hier zum Tragen, die bis hin zur Asystolie führen. Ein besonderes Augenmerk muss dabei auf die substanzspezifischen Eigenschaften der LAs gelegt werden: Lidocain bspw. erreicht zwar eine schnelle Blockade durch rasches Eindringen in den offenen Natrium-Kanal, genauso schnell verlässt es ihn jedoch wieder („Fast in – fast out"). Im Gegensatz dazu bildet sich die Kanalblockade durch Bupivacain nur langsam zurück („Fast in – slow out"), weshalb es, neben weiteren Einflüssen auf den Zellmetabolismus, die größte kardiodepressive Potenz besitzt. Das Ausweichen auf weniger toxische Weiterentwicklungen wie Ropivacain stellt dabei eine bessere Alternative dar, um die Verwendung hoher Dosen von Bupivacain bei ähnlich starker und lange anhaltender Wirkung zu umgehen. Nichtsdestotrotz besitzt auch Ropivacain durch seine Lipophilie und Potenz toxische Eigenschaften.

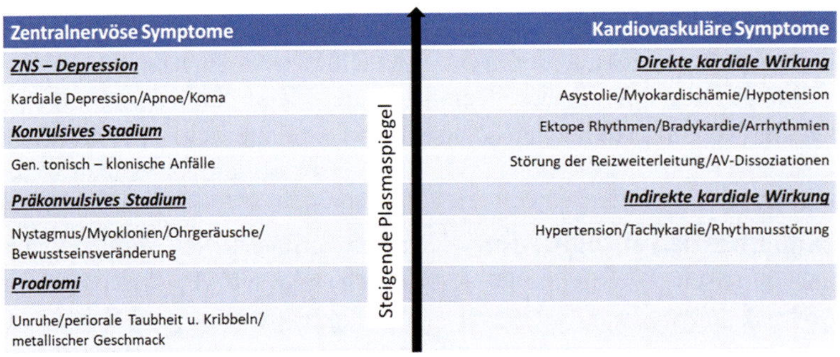

Zentralnervöse Symptome	Steigende Plasmaspiegel	Kardiovaskuläre Symptome
ZNS – Depression		**Direkte kardiale Wirkung**
Kardiale Depression/Apnoe/Koma		Asystolie/Myokardischämie/Hypotension
Konvulsives Stadium		Ektope Rhythmen/Bradykardie/Arrhythmien
Gen. tonisch – klonische Anfälle		Störung der Reizweiterleitung/AV-Dissoziationen
Präkonvulsives Stadium		**Indirekte kardiale Wirkung**
Nystagmus/Myoklonien/Ohrgeräusche/ Bewusstseinsveränderung		Hypertension/Tachykardie/Rhythmusstörung
Prodromi		
Unruhe/periorale Taubheit u. Kribbeln/ metallischer Geschmack		

Abb. 8.2 Symptome einer LAST

8.2.2.2 Therapie der Intoxikation und Verhalten im Notfall (in Anlehnung an die Empfehlung der Fachgesellschaft DGAI)

An erster Stelle steht die Vermeidung von LAST-Ereignissen, deren Entstehung durch geeignete Präventivmaßnahmen bereits im Vorfeld einer lokalanästhesiologischen Anästhesie verhindert werden können. Die Anwendung regionalanästhesiologischer Verfahren sollte in einem Setting stattfinden, das die von der DGAI empfohlenen Anforderungen an einen anästhesiologischen Arbeitsplatz erfüllt. Neben einem Basismonitoring, bestehend aus EKG, Pulsoxymetrie und nichtinvasiver RR-Messung, muss jederzeit die Möglichkeit gegeben sein, eine Sicherung der Atemwege durchzuführen, sodass die Anwesenheit von Fachärzt*innen für Anästhesiologie sowie entsprechend geschultem Assistenzpersonal unabdingbar ist. Ferner müssen für die kardiopulmonale Reanimation geeignete Defibrillatoren in unmittelbarer Reichweite vorgehalten und das Personal durch regelmäßige Trainings nicht nur in der Anwendung von CPR-Maßnahmen, sondern auch im Erkennen und in der Behandlung von LA-Intoxikationen geschult werden.

Als zeitgemäß gilt die Applikation von LA unter sonographischer Kontrolle: Fehlinjektionen und systemisch relevante Intoxikationen treten nachgewiesenermaßen seltener auf. Die Menge an hochpotenten und toxischen Lokalanästhetika kann ebenfalls reduziert werden, aufgrund der genaueren Platzierung der Nadeln im Vergleich zur alleinigen elektrischen Kontrolle oder der Punktion mittels Landmarken. Für jede Injektion gilt, sie langsam, fraktioniert und mit wiederholten, negativen Aspirationen durchzuführen. Dies setzt den sicheren Umgang aller Beteiligten (Ärzt*innen, Assistenzpersonal) mit den verwendeten Substanzen, Materialien und Abläufen voraus.

Bislang existiert kein spezifisches Medikament, das i. S. eines wirklichen Antidots die Wirkung von Lokalanästhetika antagonisieren kann oder deren Wirkung sofort reversiert. Therapien zur Behandlung einer akuten Intoxikation sind daher mehr symptomatischer als kausaler Natur. Die Wirksamkeit 20 %iger Lipidlösung hat sich bislang in Tierversuchsmodellen nachweisen lassen; große, randomisierte, kontrollierte Untersuchungen zur Anwendung an Patienten gibt es nicht. Dies ist u. a. auch der Tatsache geschuldet, dass schwere LAST-Zwischenfälle insgesamt sehr selten sind. Der frühzeitige Einsatz von Lipidlösungen wird jedoch auch von internationalen Fachgesellschaften in den Vordergrund gerückt. Zu beachten ist, dass es sich bei der Anwendung um einen Off-Label-Use handelt, dessen Einsatz aber aufgrund des überschaubaren Nebenwirkungsprofils der Lösung, der potenziell schwergradigen klinischen Verläufe und Empfehlungen der Fachgesellschaften gut begründet ist. Jede Intoxikation stellt eine schwere Komplikation dar, die notfallmäßiges Handeln umgehend erforderlich macht. Verschiedene Lipidlösungen sind momentan auf dem Markt erhältlich. Empfehlungen für einen bestimmten Hersteller können nicht getroffen werden, aufgrund fehlender Evidenz für die Überlegenheit eines Produktes. Propofol kann keinesfalls als Ersatz dienen, da der Fettgehalt (1–2 %) deutlich zu niedrig ist und kardiodepressive Eigenschaften der Substanz im Notfallsetting kontraproduktiv wirken. Im OP-Bereich sollten für eine Initialbehandlung mindestens 2×500 ml einer 20 %igen Lipidlösung auf dem Notfallwagen deponiert und weitere Flaschen in Reichweite gelagert sein, denn pro Patient addieren sich die zu verabreichenden Mengen schnell auf 900 ml für eine Anwendung. Abgesehen von schweren Verläufen, die eine Reanimationsbehandlung und/oder Etablierung von eCPR/ECMO beinhalten, sollte auf jedes LAST-Ereignis eine adäquate Überwachung erfolgen. Die DGAI empfiehlt nach neurologischen Ereignissen, wie etwa einem Krampfanfall, eine Überwachung von 2 h, nach kardialen Ereignissen mindestens 6 h. Die Angaben sind als Richtschnur zu verstehen und bemessen sich stets am Zustand des Patienten. Weitere Diagnostik zum Ausschluss anderer Ursachen für kardiozirkulatorische Instabilität oder neurologische Ausfälle sollten in Erwägung gezogen werden (s. Übersicht „Vorgehen bei Intoxikation").

Vorgehen bei Intoxikation
- **Symptome**
  - **Kardiozirkulatorisch:**
    - Hypertonie >> Hypotonie
    - Tachykardie
    - Herzrhythmusstörungen
    - Überleitungsstörungen
    - Bradykardie/Pulslosigkeit/Asystolie
  - **Neurologisch**
    - Verwaschene Sprache
    - Metallischer Geschmack
    - Periorale Taubheit und Kribbeln
    - Schwindel, Ohrgeräusche
    - Agitation, Konzentrationsstörungen
    - Exzitation, Krampfanfall, Koma, Atemstillstand
- **Maßnahmen**
  - **Sofortiger Stopp der LA-Zufuhr**
  - **„Call for Help" -> frühzeitig und parallel Lipid Rescue beginnen!**
  - **Oxygenierung sicherstellen**
    - Sauerstoffgabe, Hyperventilation (Azidose verstärkt toxische Effekte)
    - ggf. Intubation
- **Krampfanfälle behandeln**
  - Benzodiazepine i.v., bspw. Lorazepam 1–2 mg i.v., Midazolam 3–5 mg, ggf. wiederholen
  - Propofol 1–2 mg/kg, Thiopental 1–5 mg/kg i.v.
  - **Cave: Atemwegssicherung obligat!**
- **Lipid Rescue**
  - 20 %ige Lipidlösung: manuelle Bolusgabe (Perfusor – Spritze) über 2–3 min (schnelle Gabe!)
  - Dosierung: 100 ml für Erwachsene; bei Körpergewicht <70 kg: 1,5 ml/kg
  - Erwäge 2. Bolus nach 5 min bei Symptompersistenz
  - Anschließend perfusorgesteuerte Lipidinfusion 200–250 ml über 15–20 min bis zum Erreichen der Maximaldosis von 12 ml/kg KG oder bei klinischer Stabilisierung
  - Nebenwirkungen beachten!
- **Kreislauftherapie**
  - Arrhythmien bevorzugt mit Amiodaron behandeln (150–300 mg als Kurzinfusion)
  - Falls notwendig, Reanimation beginnen (ERC-Guidelines)
  - Reanimation ggf. länger notwendig, rechtzeitig an va-ECMO denken!
  - Vorsichtige Adrenalingabe: proarrhythmogene Nebenwirkung beachten
  - Azidose ausgleichen
  - Vermeiden: Ca^{2+}-Blocker/β-Blocker

8.3   Praktische Abläufe

Port-Operationen werden häufig als ambulanter Eingriff durchgeführt. An die apparative und personelle Ausstattung muss jedoch der gleiche Standard angelegt werden, der in stationären OP-Settings üblich ist. Um strukturierte Abläufe aller Prozesse zu garantieren, empfiehlt sich die Erstellung interner SOPs und Checklisten. Notfall-Algorithmen für den Fall eines LAST-Ereignisses oder anaphylaktischer Reaktionen sollten jederzeit einsehbar sein und trainiert werden. Im Hinblick auf die postoperative Nachsorge ist besonderes Augenmerk auf verzögert eintretende LAST-Ereignisse, allergische Reaktionen oder operative Komplikationen zu richten.

Ambulante Operationen werden oftmals in ausgelagerten Bereichen durchgeführt, weshalb zusätzliche Manpower im Notfall nicht unmittelbar verfügbar ist. Daher ist mindestens Facharzt-Standard für die Patientenversorgung erforderlich.

Abläufe – praktisches Vorgehen
- **Präoperativ**
  - Ausführliche anästhesiologische Evaluation des Patienten („Prämedikationsvisite"); Aufklärung über Analgosedierung und Vollnarkose

- **Am OP-Tag**
  - Kardiopulmonale Überwachung sicherstellen: EKG, NIB, SPO2
  - Intravenösen Zugang etablieren: Dieser sollte jederzeit frei zugänglich sein.
  - Falls beide Arme angelagert werden, sind zwei Zugänge erforderlich, die gepolstert und nach kranial mit Verlängerungen ausgeleitet werden müssen.

- Bereitstellung aller Medikamente und Zubehör nach SOP-Standard
- Anwendung von Checklisten nach WHO/„Team Time-Out"

8.3.1 Durchführung der LA-Applikation

Eine feste Lokalanästhesie-Dosisfindung ist von verschiedenen Faktoren abhängig. Die in Tab. 8.2 vorgestellten Obergrenzen sollen als

Tab. 8.2 Maximaldosen einzelner Lokalanästhetika. Nach Niesel et al. modifizierte Grenzdosierungen für Lokalanästhetika, angepasst an einzelne Verfahren

			Lidocain	Prilocain*	Mepivacain	Ropivacain	Bupivacain
A	subkutane Injektion (niedrige Blutspiegel)	Erwachsene ohne/mit Adrenalin (mg/kg) Kinder ohne/mit Adrenalin (mg/kg)	400 mg/500 mg 6 mg/7,5 mg	600 mg 8,5 mg	400 mg/500 mg 6 mg/7,5 mg	-	150 mg 2 mg
B	Infiltration in stark durchblutete Regionen, z. B. Hals, Gesicht (hohe Blutspiegel möglich)	Erwachsene(mg/kg) Kinder (mg/kg)	200 mg 3 mg	300 mg 4,5 mg	200 mg 3 mg	3–4 mg/kg Körpergewicht	75 mg 1 mg
C	Plexusanästhesien (erhöhtes Risiko für intravasale Injektionen)	Erwachsene ohne/mit Adrenalin (mg/kg) Kinder ohne/mit Adrenalin (mg/kg)	400 mg/500 mg 6 mg/7,5 mg	600 mg 8,5 mg	400 mg/500 mg 6 mg/ 7,5 mg	250 mg	150 mg 2 mg
D	Kontinuierliche Injektionen (Katheteranlage, fraktionierte Bolusgaben)	Erwachsene (mg/kg) Kinder (mg/kg)	500 mg 7,5 mg	700 mg** 10 mg	500 mg*** 7,5 mg	37,5 mg/h	200 mg 3 mg
E	Injektionen in stark vasoaktive Regionen (rückenmarksnah, epidural, Sympathikus)	Erwachsene Kinder	1–25 ml k. A	1–25 ml k. A	1–25 ml k. A	20–115 mg (je nach epiduralem Verfahren) Kinder: 2–2,5 mg/kg KG	1–25 ml k. A

* Keine Anwendung bei Kindern unter 3 Monaten (Methämoglobinbildung)
** kann kumulieren nach häufigen und kurzzeitigen Repetitionsgaben
*** keine Repetition nach dieser Dosis

Anhalt dienen, sie entbinden aber das medizinische Personal nicht von seiner Sorgfaltspflicht, jederzeit auf systemische Intoxikationen oder anaphylaktischen Reaktionen korrekt zu reagieren, da Intoxikationen keiner Dosis-Wirkungs-Beziehung unterliegen.

Wie bereits erwähnt, sollten wiederholte Aspirationen zum Ausschluss intravasaler Injektionen durchgeführt werden, da sich die subkutane Infiltration für eine Port-Implantation eher an Landmarken orientiert, als dass sie ultraschallgesteuert erfolgt. Bezüglich gerinnungshemmender Medikamente gilt, dass bei problemlos durchführbarer Gefäßkompression und unter sorgfältiger Risiko-Nutzen-Abwägung Antikoagulantien keine absolute Kontraindikation darstellen (Abb. 8.3).

> **Lokalanästhetika für die Infiltration**
> - Chirurgische Hautdesinfektion/Abdeckung
> - Subkutane Infiltration des OP-Gebietes mit (bspw.):
>   - Prilocain 1 % (10 mg/ml): 20–30 ml (entspricht 200–300 mg)
>   - Ropivacain 0,5 % (5 mg/ml): 10–20 ml (entspricht 50–100 mg)
> - Wiederholte Aspiration vor jeder Injektion/Lageveränderung der Nadel!
> - Bei Aspiration von Blut: Zurückziehen der Nadel, Kompression der Einstichstelle

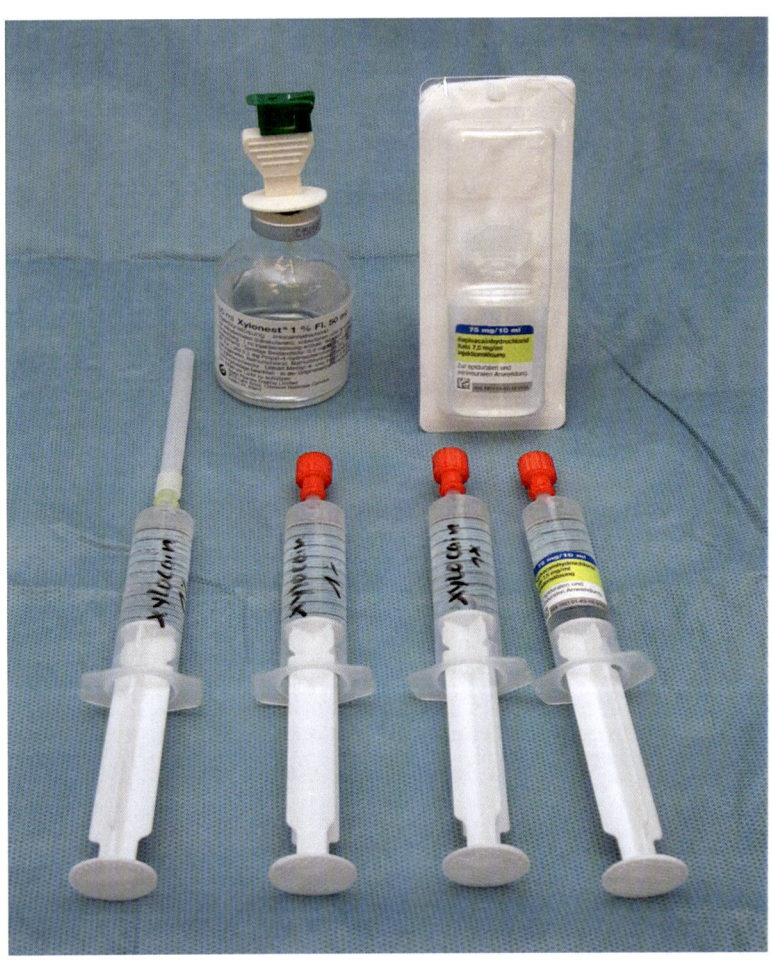

Abb. 8.3 Verwendete Lokalanästhetika mit entsprechender Beschriftung

Die Kombination von Prilocain und Ropivacain vereint die individuellen Vorteile beider Lokalanästhetika. Prilocain wirkt aufgrund seiner chemischen Eigenschaften schneller als Ropivacain, dafür besitzt Letzteres eine längere Wirkdauer. Da Prilocain weniger toxisch ist, kann auch die Menge an Ropivacain begrenzt werden.

Zu beachten ist, dass ein Metabolit von Prilocain, Ortho-Toluidin, die Fähigkeit besitzt, das zweiwertige Eisen im Hämfarbstoff (Hämoglobin) zu dreiwertigem Eisen (Methämoglobin) zu oxidieren. Übliche MetHb-Level im Blut liegen bei 0–2 %, ab 15–20 % kommt es zu ersten Symptomen wie Zyanose, die nicht auf O_2-Gabe anspricht, begleitet von Dyspnoe, Übelkeit, Tachykardie, Schwindel, Kopfschmerzen und Lethargie. Bei Eintritt solcher Symptome und messbarem MetHb-Anstieg sollte über 5 min langsam i.v. 2–4 mg/kg KG Toluidinblau verabreicht werden. Als Nebenwirkungen treten bei zu schneller Injektion Blutdruckabfälle, Arrhythmien, Erbrechen sowie Schweißausbrüche auf. Kammerflimmern und Asystolien wurden vereinzelt beschrieben. Zu den wesentlichen Kontraindiktionen zählen Glucose-Phosphatdehydrogenase-Mangel, Hämolyse und akutes Nierenversagen. Für weitere Informationen wird auf die Fachinformation verwiesen (Abb. 8.4).

Im Regelfall dauert eine Port-Operation zwischen 10 und 30 min. Blockaden peripherer Nerven durch Ropivacain haben in Untersuchungen eine Wirkdauer bis zu 10 h und mehr gezeigt,

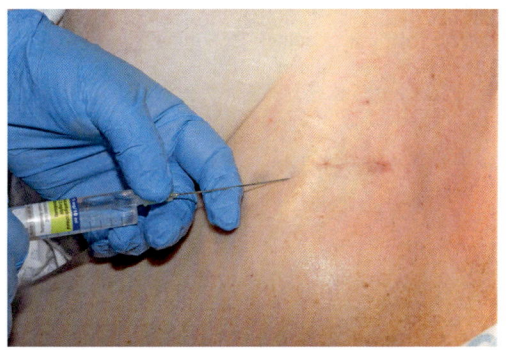

Abb. 8.4 Infiltration des Operationsgebietes für einen Portwechsel

sodass eine optimale postoperative Analgesie den Einsatz weiterer Medikamente weitgehend überflüssig macht.

8.3.2 Analgosedierung

Durch eine Analgosedierung sollen in erster Linie der Patientenkomfort erhöht und Bedingungen für Operateure durch die Verhinderung von Angst- und Stressreaktionen und der damit verbundenen Ruhigstellung der Patienten verbessert werden.

In einigen medizinischen Bereichen werden bei diagnostischen Eingriffen Patienten sediert, ohne dass Anästhesist*innen zugegen sind. In praxi sollte sich die von Nicht-Anästhesisten durchgeführte Analgosedierung auf eine leichte bis moderate Sedierungstiefe von sonst gesunden Patienten beschränken. Midazolam hat sich zu diesem Zweck als relativ sicher erwiesen, da sich bei vorsichtiger, titrierter Verabreichung die Differenz zwischen Sedierung und Induktion einer Vollnarkose als groß genug erweist und ausreichend Erfahrung mit diesem Medikament vorliegt. Zudem ist mit Flumazenil ein potentes Antidot vorhanden, das die Wirkung rasch reversiert. Allgemein gibt die „Leitlinie zur Sedierung und Analgesie (Analgosedierung) von Patienten durch Nicht-Anästhesisten" der DGAI aus dem Jahre 2002 einen Überblick über entsprechende Vorgehensweisen.

Die Gefahr schwergradiger Zwischenfälle erhöht sich bei unsachgemäß betreuten Sedierungen um ein Vielfaches, sollten folgende Risikofaktoren vorliegen:

- Schwierige Atemwegsverhältnisse, bspw. Tumore im Kopf-Hals-Bereich, Z. n. Bestrahlung, raumfordernde Struma, bekannte Atemwegsschwierigkeiten usw.
- Patienten mit Z. n. Stent-PTCA, KHK, instabile Angina pectoris
- relevante Lungenerkrankungen (COPD/ Asthma) mit LTOT oder O_2-Sättigung <90 % unter Raumluft
- Herzinsuffizienz NYHA > II
- Adipositas (BMI >35 kg/m^2)
- OSAS

- Allergien oder andere Kontraindikationen gegen Sedativa/Analgetika
- unsachgemäße Handhabung von Hypnotika/Opioiden (Propofol, Fentanyl u. a.)

Liegen oben angeführte Risikofaktoren vor, ist es grundsätzlich empfehlenswert, Analgosedierungen von Anästhesist*innen durchführen zu lassen. Dies gilt insbesondere für den Einsatz von Hypnotika (Propofol) und/oder Opioiden wie Sufentanil, Fentanyl oder Remifentanil, denn schwerwiegende Komplikationen mit lebensbedrohlichen Verläufen können während des Gebrauchs der erwähnten Substanzen jederzeit auftreten. In Abhängigkeit von der Tiefe der Sedierung führen erloschene Schutzreflexe zu einer Erhöhung des Aspirationsrisikos, zum anderen kann eine Atemwegsinsuffizienz die Folge sein, weswegen die Möglichkeit zur Einleitung einer Intubationsnarkose permanent gewährleistet sein muss. Eine Übersicht über Sedierungstiefen und damit einhergehende Beeinträchtigungen ergibt sich aus Tab. 8.3, wobei stets zu beachten ist, dass die Stadien fließend ineinander übergehen und die physiologischen Reaktionen von Patienten auf Sedativa und Analgetika einer Vielzahl von unterschiedlichen Einflüssen unterliegen, die auch im Vorfeld nicht immer exakt abzuschätzen sind.

Jeder Analgosedierung sollte eine ausführliche Patientenaufklärung vorausgehen, die im Sinne eines anästhesiologischen Prämedikationsgespräches eine gründliche Diagnoseerhebung, Medikamentenanamnese, Fragen nach vorausgegangenen Narkosen und Allergien einschließt und für den Fall von Komplikationen die Notwendigkeit einer Vollnarkose mit Atemwegssicherung beinhaltet. Daher gelten entsprechende Nüchternheitsregeln, wie sie auch für eine Vollnarkose vorgesehen sind. Zum Thema „Analgosedierung für diagnostische und therapeutische Maßnahmen bei Erwachsenen" hat der BDA 2010 eine Entschließung herausgegeben, die Aufschluss über Verfahrensweisen in puncto Analgosedierungen gibt.

8.4 Fazit

Häufigste Indikation für eine Port-Operation stellen maligne Erkrankungen dar, im Rahmen derer Chemotherapeutika verabreicht werden müssen. Da Patienten mit Neoplasien oftmals an u. U. schwergradigen Grunderkrankungen (Herz-Kreislauf-System, Atemwegserkrankungen) leiden, bietet es sich an, Port-Implantationen in Lokalanästhesie durchzuführen, um belastende Vollnarkosen zu umgehen. Ein weiterer positiver Aspekt bei der Wahl des LA-basierten Verfahrens umfasst die

Tab. 8.3 Sedierungsstadien

Sedierungsstadien				
	Minimale Sedierung	Moderate Sedierung	Tiefe Sedierung	Narkose
Vigilanz	Reaktion auf Ansprache normal	Zielgerichtete Reaktion/verbale Antwort auf Ansprache oder schwache taktile Reize Patient jederzeit erweckbar	Zielgerichtete Reaktion auf schmerzhafte taktile Reize	Nicht erweckbar
Atemweg	Nicht beeinträchtigt	Keine Intervention nötig	Atemwegssicherung unter Umständen erforderlich	Atemwegssicherung erforderlich
Spontanatmung	Nicht beeinträchtigt	Adäquat	Beeinträchtigt	Nicht vorhanden
Herzkreislauffunktion	Nicht beeinträchtigt	Üblicherweise nicht eingeschränkt	Üblicherweise nicht eingeschränkt	Kann beeinträchtigt sein
Schutzreflexe	Nicht beeinträchtigt	Erhalten	Protektive Atemwegsreflexe möglicherweise eingeschränkt	Erloschen

Verkürzung von Prozesszeiten und eine signifikante Kostenreduktion. Umfassende Aufklärungen des Patienten sowohl von chirurgischer als auch von anästhesiologischer Seite sind zwingende Voraussetzung. Sicherheit im Umgang mit Lokalanästhetika und deren Nebenwirkungen und Komplikationen sind Voraussetzung für ein gutes Gelingen, ebenso sollte das operative/anästhesiologische Setting dem einer stationär-operativen Versorgung gleichgestellt sein. Regelmäßige Teilnahme an Notfall-Übungen aller Beteiligten sind dabei neben der Implementierung von SOPs und Algorithmen Standard. Um schwerwiegende Komplikationen bei Analgosedierungen zu vermeiden, bedarf es der interdisziplinären Zusammenarbeit zwischen Anästhesist*innen und Chirurg*innen.

Literatur

Andreas S et al (2014) Smoking cessation in patients with COPD. Pneumologie 68(4):237–258

Becker D, Reed K (2012) Local anesthetics: review of pharmacological considerations. Anesth Prog 59(2):90–101

Baumann H, Biscoping J (2011) Toxicity of local anaesthetics-background and management. Anästh Intensivmed 52:189–198

Beck G et al (2013) Mindestanforderungen an den anästhesiologischen Arbeitsplatz Beschluss der Präsidien von BDA und DGAI am 16.11.2012 und 22.11.2012. Anästh Intensivmed 54:39–42

Čižmáriková R, Čižmárik J (2020) Chiral aspects of local anesthetics. Molecules 25(12):2738

Coburn M, Roissant R et al (2016) Qualitätsindikatoren Anästhesiologie 2015/Beschluss des Engeren Präsidiums der DGAI vom 09.11.2015 sowie des Präsidiums des BDA vom 30.11.2015. Anästh Intensivmed 57:219–230

Covino BG (1986) Pharmacology of local anesthetics. Br J Anaesth 58:701–716

De Hert S et al (2011) Preoperative evaluation of the adult patient undergoing non-cardiac surgery: guidelines from the European Society of Anaesthesiology. Eur J Anaesthesiol 28(10):684–722

Eng HC, Ghosh SM, Chin KJ (2014) Practical use of local anesthetics in regional anesthesia. Curr Opin Anaesthesiol 27(4):382–387

Fachinformation Ropivacain-HCl-ratiopharm® 2 mg/ml / 7,5 mg/ml / 10 mg/ml Injektionslösung. Stand Oktober 2015. Rote Liste Fachinfo Service

Fowler H, Belot A et al (2020) Comorbidity prevalence among cancer patients: a population based cohort study of four cancers. BMC Cancer 20(1):2

Hemalkumar M, Sneha S et al (2018) Adapting the elixhauser comorbidity index for cancer patients. Cancer 124(9):2018–2025

Heavner JE (2007) Local anesthetics. Curr Opin Anaesthesiol 20(4):336–342

Jeffrey B, Gross MD (Chair) et al (2002) Practice guidelines for sedation and analgesia by non-anesthesiologists. American Society of Anesthesiologists. Anesthesiology 96:1004–17

Knebel P, Fischer L et al (2008) Protocol of an expertise based randomized trial comparing surgical Venae Sectio versus radiological puncture of Vena Subclavia for insertion of totally implantable access port in oncological patients. Trials 24(9):60

Lirk P, Picardi S et al (2014) Local anaesthetics: 10 essentials. Eur J Anaesthesiol 31(11):575–585

Machat S et al (2019) Complications of central venous port systems: a pictorial review. Insights Imaging 10:86

Notfall-Alghoritmus/Lokalanästhetika – Intoxikation, Empfehlung der SGAR/SSAR, basierend auf ESA-Emergency Quick Reference Guide No 09, 2012/13

Piepho T et al (2015) S1-Leitlinie Atemwegsmanagement. Anaesthesist 64:859–873

Pittiruti M, Hamilton H (2009) ESPEN Guidelines on Parenteral Nutrition: Central Venous Catheters. Clin Nutr 28:365–377

Robert Koch Institut. Zentrum für Krebsregisterdaten. https://www.krebsdaten.de/Krebs/SiteGlobals/Forms/Datenbankabfrage/datenbankabfrage_stufe1_form.html

Schuld J et al. (2009) Venöses Portsystem. Implantation in Vollnarkose oder Lokalanästhesie? Eine retrospektive Aufwandsanalyse. Zentralbl Chir 134: 345–349

Steinfeldt T et al (2015) Wiss. Arbeitskreis Regionalanästhesie. Periphere Blockaden der oberen Extremität. Vorgehensweise Landmarken-gestützter und Ultraschall-gesteuerter Verfahren. Anästh Intensivmed 56:244–252

Taeger K (2002) Klinik für Anästhesiologie der Universität Regensburg. Leitlinie zur Sedierung und Analgesie (Analgosedierung) von Patienten durch Nicht-Anästhesisten/Beschluß des Engeren Präsidiums der DGAI vom 02.03.2002

Teichgräber UK, Pfitzmann R, Hofmann HA (2011) Central venous port systems as an integral part of chemotherapy. Dtsch Arztebl Int 108(9):147–154

Van Aken H et al (2010) Analgosedierung für diagnostische und therapeutische Maßnahmen bei Erwachsenen. Anästh Intensivmed 51:S598–S602

Verlinde M, Hollmann MW et al (2016) Local Anesthetic-Induced Neurotoxicity. Int J Mol Sci 17(3):339

Vogelmeier C et al (2018) Guideline for the Diagnosis and Treatment of COPD Patients-Issued by the German Respiratory Society and the German Atemwegsliga in Cooperation with the Austrian Society of Pneumology. Pneumologie 72(4):253–308

Waurick K. Antikoagulantien und Regionalanästhesie – wie verfahren? DAAF Refresher Nr. 41, Düsseldorf Mai 2015

Wiesmann T et al (2019) Aus dem Wissenschaftlichen Arbeitskreis Regionalanästhesie der Dt. Gesellschaft

f. Anästhesiologie und Intensivmedizin S1- Leitlinie (AWMF-Registernummer 001–044). Prävention & Therapie der systemischen Lokalanästhetika-Intoxikation (LAST). Aktualisierte Handlungsempfehlungen des Wissenschaftlichen Arbeitskreises Regionalästhesie der Deutschen Gesellschaft für Anästhesiologie und Intensivmedizin e. V. (DGAI). 05/2019

Wiesmann T, Schubert AK, Dinges HC, Wulf H, Steinfeldt T, Radke OC, Leisinger S, Eichholz R, Bünten-Hunscher B, Karst J, Döffert J (2021) S1-Leitlinie (AWMF-Registernummer 001–022): Regionalanästhesie bei ambulanten Patienten-Empfehlungen zur Durchführung. https://doi.org/10.19224/ai2021.267

Zalunardo M, Krayer S et al (2019) Swiss recommendations for non-anaesthesiologist administered procedural sedation and analgesia in adults. Cardiovasc Med 22:w02035

Zink W, Graf BM (2007) Lokalanästhetikatoxizität-Relevanz empfohlener Maximaldosen? Anästh Intensivmed 48:182–205

Zink W, Ulrich M (2018) Klinische Anwendung und Toxizität von Lokalanästhetika. Anästh Intensivmed 59:716–728. https://doi.org/10.19224/ai2018.716

Interdisziplinäre Zusammenarbeit im Operationssaal bei Porteingriffen

9

Felix Johannes Jost

▶ **Trailer** Mit der Zusammenarbeit der einzelnen Berufsgruppen steht und fällt der Erfolg der Operation für den Patienten. Diese beinhaltet nicht nur die Zusammenarbeit zwischen den OP-Pflegekräften und dem Operateur, sondern auch zwischen zahlreichen weiteren Berufsgruppen, wie z. B. Anästhesie, Reinigungskräften, Versorgung und Labor. Sie beginnt bei der Planung der Operation und reicht bis zur erfolgreichen Nachbehandlung des Patienten. Hierbei sind organisatorische, diagnostische, hygienische und rechtliche Aspekte zu beachten. Eine optimierte Zusammenarbeit gewährleistet eine spürbare Reduktion der Operationszeit sowie die Vermeidung von Komplikationen. All dies trägt zur erfolgreichen Versorgung des individuellen Patienten bei. Grundlegend ist eine klare und unmissverständliche Kommunikation der einzelnen Berufsgruppen und Abteilungen.

F. J. Jost (✉)
Universitätsklinikum Heidelberg, Heidelberg, Deutschland
E-Mail: felix.jost@med.uni-heidelberg.de

9.1 Präoperative Abklärungen

Trotz hinreichender Planung unterliegt die Durchführung der Operation am OP-Tag einer Dynamik, die häufig schwer vorherzusagen ist. Patienten vergessen, wichtige Informationen wie Allergien und Medikamente beim Aufklärungsgespräch zu erwähnen, und nicht immer werden alle nötigen Fragen durch den aufklärenden Arzt gestellt. Bei der Durchführung eines ersten Gesprächs beim Eintreffen des Patienten im OP-Bereich ist deshalb eine weitere Abfrage aller wichtigen Informationen erforderlich. Außerdem sollte eine Durchsicht der Patientenakte erfolgen, wobei sowohl die Unterschriften der Aufklärungen als auch die Laborwerte kontrolliert werden. Hier müssen alle Besonderheiten an den Operateur lückenlos weitergegeben werden. Dieser kann z. B. bei erhöhten Infektionswerten entscheiden, ob diese tumorbedingt sind oder ob der Patient einen weiteren unklaren Infekt besitzt, welcher die Anlage des Ports verbietet. Das Gleiche gilt für Fieber und klassische Erkältungszeichen. Die Verantwortung bei der Durchführung der Operation liegt immer beim Operateur und Anästhesisten, weshalb diese eine optimale Informationsweitergabe benötigen. Weiterhin ist die Dringlichkeit bzw. die Terminierung der ersten Nutzung des Ports abzuklären, da Patienten bei zeitnahem Therapiebeginn von der direkten Einlage einer Portverweilkanüle profitieren können.

9.2 Lagerung

Die Lagerung eines Patienten stellt viele Be-
teiligte vor eine tägliche Herausforderung. Anatomische sowie pathologische Besonderheiten
des Patienten erfordern eine individuelle und
maßgeschneiderte Lagerung, die von den verantwortlichen Pflegekräften und dem Operateur
durchgeführt werden muss (Abb. 9.3) Da die Lagerung ein Teil der Operation ist, trägt der Operateur federführend die Verantwortung.

Übersicht

Viele onkologische Patienten zeigen Begleiterkrankungen, die eine optimale Lagerung erschweren. Dazu gehören Krankheitsbilder wie:

- Aszites
- Chronische Schmerzen
- Wirbelsäulenversteifungen und Metas-
  tasen
- Tumore im Hals, Kopf und Thorax
- Tracheostoma (Abb. 9.1)
- Apoplex
- Lähmungen

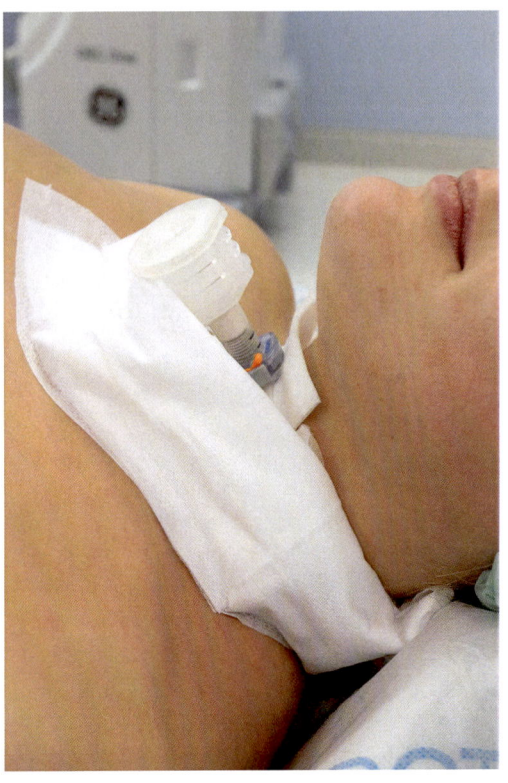

Abb. 9.1 Sicherung einer Trachealkanüle bei Abwaschen des OP-Gebiets

Die Lagerung sollte eine bestmögliche Durchführbarkeit der Operation unter maximaler Sicherheit für den Patienten gewährleisten.
Durch die Operation verursachte Lagerungs-
schäden wie Dekubitalulcera und Nerven-
schäden sind Behandlungsfehler, die lang-
wierige gesundheitliche Folgen für die Patienten sowie rechtliche Folgen für das Personal
bedeuten können. Deshalb ist eine gute und gelebte interdisziplinäre Zusammenarbeit zwischen Operateur, Anästhesist, OP-Pflege und
Anästhesiepflege unumgänglich.

Neben der gewebs- und nervenschonenden
Lagerung ist zu beachten, dass der Patient während der Durchführung der Operation ruhig liegen sollte. Gerade mikrochirurgische Verfahren werden durch Bewegungen des Patien-

ten erschwert oder müssen dann ggf. sogar
abgebrochen werden, um diesen und den
Operationserfolg nicht zu gefährden. Häufig hilft bereits eine Unterpolsterung der Knie
bei Rückenschmerzen oder ein leichtes Hoch-
lagern des Oberkörpers bei Dyspnoe, um solche
Bewegungen zu verhindern. Auch hier ist eine
Rücksprache mit dem Operateur unerlässlich.

Die Lagerung darf keinesfalls im Konflikt mit
der Durchführbarkeit der Operation stehen. Der
C-Bogen zur Röntgenkontrolle der Katheter-
lage muss den nötigen Bewegungsfreiraum
haben, um alle relevanten Stellen einwandfrei
durchleuchten zu können. Auch Armbänke, An-
ästhesiebügel und andere Lagerungsmaterialien
dürfen die Bewegung des Röntgen-C-Bogens
nicht beeinträchtigen (Abb. 9.2). Hier sind Lösungen zwischen Operateur, OP-Pflege und Anästhesie zu finden (Abb. 9.3).

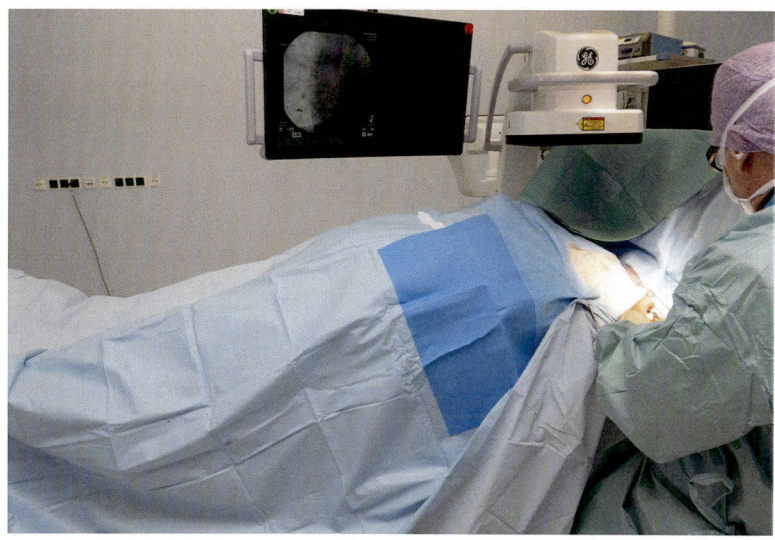

Abb. 9.2 Sterile Abdeckung und Ausrichtung des C-Bogens zur intraoperativen Durchleuchtung

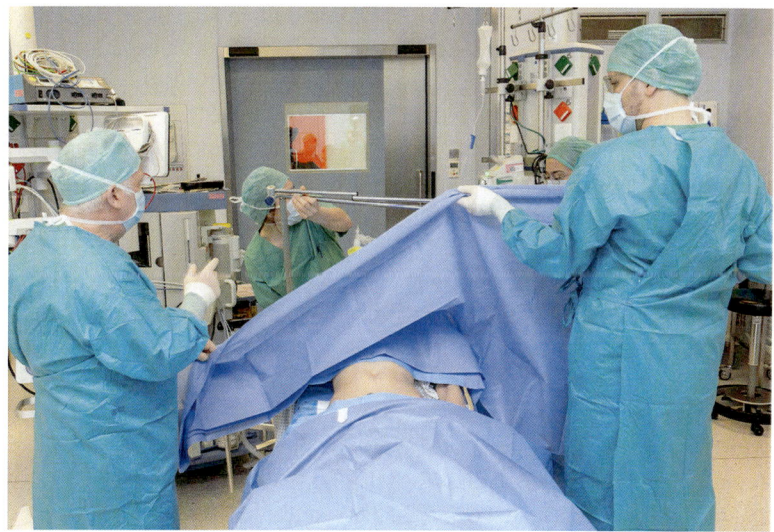

Abb. 9.3 Steriles Abdecken des Pateinten als interdisziplinäre Aufgabe

9.3 Tracheostoma

Ein Patient mit Tracheostoma benötigt die besondere Aufmerksamkeit der OP-Pflegekraft. Hier dient die Pflegekraft als Vermittler bei möglichen Kommunikationsproblemen, die mit diesem künstlichen Atemweg einhergehen. In der Regel leiden Patienten mit einem Tracheostoma unter einer Einschränkung der verbalen Kommunikationsfähigkeit. Dies stellt während der Operation in Lokalanästhesie eine Herausforderung für Operateur und Pflegepersonal dar. Wo normale Patienten sich problemlos und frühzeitig bemerkbar machen können, sind tracheotomierte Patienten auf die Aufmerksamkeit des Springers angewiesen. Dessen sollte sich die Pflegekraft immer bewusst sein, auch wenn sie intraoperativ viele zusätzliche Aufgaben zu bewältigen hat. Um eine notwendige Sekret-Absaugung zu gewährleisten, ist eine Absaugung stets griffbereit zu halten. Eine angebrachte Abdeckung muss auch intraoperativ eine Absaugung jederzeit möglich machen. Bereits vor dem Abwaschen des OP-Gebiets sollte die Trachealkanüle mittels Kompressen und einem fixierenden Verbandspflaster (z. B. Fixomull® o. Ä.) vor Durchfeuchtung mit Hautdesinfektionsmittel geschützt sein (siehe Abb. 9.1). Diese Aufgabe ist vorausschauend durch die Pflegekraft durchzuführen. Beim Abdecken des OP-Gebiets ist es notwendig, dass eine Pflegekraft den Atemweg vor Verlegung durch das Abdeckmaterial schützt.

9.4   Anästhesie

Bei einer OP in Vollnarkose sind verschiedene Gesichtspunkte zu beachten, die eine einwandfreie Durchführung der Operation gefährden können. Unterschieden werden müssen hierbei die verschiedenen Formen der Vollnarkose. Eine Intubationsnarkose mittels Trachealtubus bietet die optimale Lagerung und Mobilisierung des Kopfes. Dadurch sind eine hygienisch einwandfreie Abdeckung sowie eine optimale Durchführbarkeit der Operation gegeben (siehe auch Kap. 8, Anästhesie bei Porteingriffen). Aufgrund der Nähe zum Atemweg ist bei einer Beatmung durch eine Larynxmaske diese unter Umständen extra zu fixieren. Dadurch werden eine versehentliche Lageänderung und damit verbundene Beatmungsleckage der Beatmungsmaske bei Manipulation am Patienten oder an der Abdeckung verhindert. Bei einer Analgosedierung ist zwingend auf die nötige Sedierungstiefe zu achten. Der Operateur muss sich darauf verlassen können, dass der Patient nicht plötzlich und unerwartet auf mögliche Schmerzreize reagiert. Dies ist vor allen bei der Durchführung einer Venae Sectio oder der Punktion der Vena Subclavia wichtig. Um ein optimales Röntgenbild zu gewährleisten, müssen die Monitoringkabel außerhalb des Strahlengangs gelegt werden. Dies trifft vor allem auf die EKG-Kabel zu. Eine Anbringung der EKG-Elektroden im Bereich der

Schulter kann nötig sein. Die intakte Position ist nach Abwaschen des OP-Gebiets zu überprüfen und bei Ablösen der Elektroden zu korrigieren.

9.5   Radiologische Untersuchungen

Prä-, intra- und postoperativ ist die Arbeit mit bildgebenden Verfahren notwendig und zielführend. Die frühzeitige Abklärung der venösen Verhältnisse ermöglicht eine ideale Planung der Operation. Ein probates und schonendes Mittel ist hierbei die Gefäßdarstellung mittels Ultraschall. Erfahrene Radiologen können hier die Größe und den Zustand der venösen Gefäße bestimmen und mit wenig Aufwand und ohne Strahlenbelastung eine Aussage zur Durchgängigkeit der Gefäße für die Katheteranlage abgeben. Eine Computertomographie des Thorax mit einer Angio-Computertomographie gibt das zweifelsfrei beste Ergebnis im Hinblick auf den ganzheitlichen Gefäßstatus des Patienten. Thrombosen sowie raumfordernde Strukturen können hier sicher festgestellt und bewertet werden. Eine rechtzeitige Durchführung und Besprechung der Untersuchung ermöglicht die optimale Festlegung des Prozederes. Die Indikation für eine solche erweiterte Gefäßdiagnostik sollte aufgrund von Kosten und Zeitaufwand kritisch gestellt werden.

Im Falle der Anwendung des Punktionsverfahrens der V. Subclavia für die Anlage eines Portkatheter-System ist ein postoperatives Thorax-Röntgenbild zum Ausschluss eines Pneumothorax notwendig. Die Untersuchung sollte am besten nach 2 h durchgeführt werden, da dann eine sichere Beurteilung erfolgen kann. Frühzeitige Röntgenaufnahmen unmittelbar nach der Operation können falsch-negative Befunde zeigen, da der Pneumothorax noch nicht vollständig ausgebildet ist. Hierfür ist eine klare Anmeldung desselbigen beim Radiologen durchzuführen. Die Befundung durch den Radiologen muss vor Entlassung des Patienten vorgenommen werden, um ggf. weitere Schritte wie die mögliche Anlage einer Bülaudrainage in die Wege leiten zu können.

9.6   Strahlenschutz

Intraoperativ ist die korrekte Einstellung der Durchleuchtung (siehe Abb. 9.2) wichtig für die korrekte und deutliche Darstellung des Katheters unter möglichst geringer Strahlenbelastung. Die Durchführung der Röntgenaufnahme ist intraoperativ eine delegierbare Tätigkeit, die bei Indikationsstellung (§ 83 des StrlSchG) durch den befugten, fachkundigen Arzt im Sinne der Strahlenschutzverordnung (§ 145 Abs1 Nr. 1 StrlSchV) von der fachkundigen Pflegekraft getätigt werden kann. Unerlässlich ist die ständige Wahrung der Grundsätze des Strahlenschutzes für Patient und Personal. Jeder trägt nicht nur für sich, sondern auch für seine Kollegen im OP-Saal sowie für den Patienten die Mitverantwortung. Eine strenge Einhaltung der geltenden Strahlenschutzverordnung und des Strahlenschutzgesetzes ist unumgänglich für die Gesundheit aller Beteiligten. Die Türen des Operationssaals sind während der Operation geschlossen zu halten. Dies betrifft neben hygienischen Gesichtspunkten auch den Aspekt des Strahlenschutzes. Alle Mitarbeiter im Operationssaal müssen einen adäquaten Röntgenschutz im Sinne einer Bleiweste, eines Schilddrüsenschutzes sowie einer Strahlenschutzbrille tragen. Die Benutzung eines Schilddrüsenschutzes sowie einer Röntgenbrille ist nicht gesetzlich vorgeschrieben, wird jedoch empfohlen (Abb. 9.4). Vor allem der Operateur, welcher der größten Strahlenbelastung ausgesetzt ist, sollte diesen Schutz in Anspruch nehmen. Die Grundlagen des Strahlenschutzes, das Einhalten von Abständen sowie die Reduktion der Strahlung auf ein nötiges Minimum sind selbstverständlich immer einzuhalten.

Vor Auslösen der Strahlung sollte eine Kontrolle der Kollegen auf Einhaltung des Strahlenschutzes sowie des Tragens der persönlichen Schutzausrüstung erfolgen. Der Patient sollte zumindest mit dem Becken auf einer röntgendichten Matte liegen. Bei dieser ist auf die korrekte Lage zu achten: Keinesfalls darf diese im

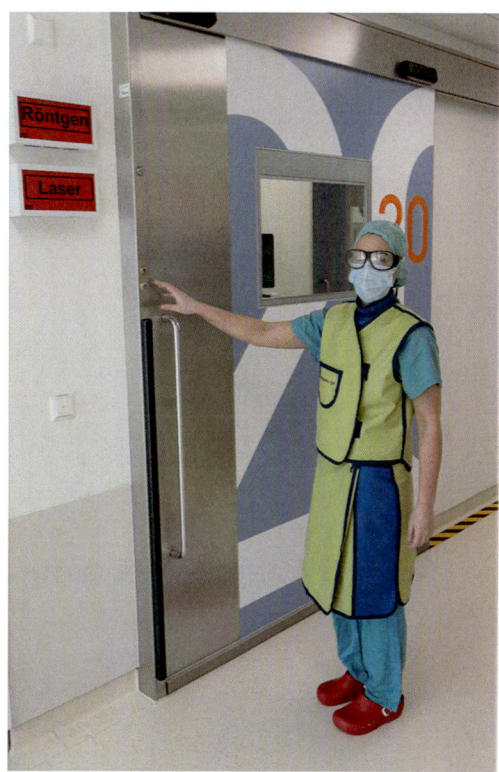

Abb. 9.4 OP-Personal mit angelegter Strahlenschutzausrüstung nach Empfehlung der Strahlenschutzverordnung

direkten Strahlengang liegen. Moderne Röntgen-C-Bögen verfügen über zahlreiche Möglichkeiten, die Strahlung zu reduzieren. Hier ist ein Kompromiss aus möglichem Strahlenreduktion und Bildqualität zu finden.

Literatur

Appelhoff B, Moser L (2020) Intraoperative und Postoperative Betreuung von Portpatienten. In: Hennes R (Hrsg) Portpflege, 1. Aufl. Springer, Berlin, S 61–66
Fantl B (2020) Wundversorgung und Verbandswechsel. In: Hennes R (Hrsg) Portpflege, 1 Aufl. Springer, Berlin, S 51–60
Hennes R, Hofmann F (2016) Ports. Springer
Hausinterner Expertenstandart zur Behandlung von Portpatienten sowie SOPs zur Operativen Versorgung am Universitätsklinikum Heidelberg

Implantation eines Portkatheter via Venae sectio

10

Roland Hennes

Die Implantation eines venösen Portkatheter-Systems per Venae sectio über die Vena cephalica pektoral ist evidenzbasiert die sicherste und für die Lebensqualität des Patienten günstigste Implantationstechnik (Hüttner et al. 2019). Bei ca. 94 % der Patienten ist die Vene in ausreichender Form und Größe in der Weise vorhanden, sodass über diese Vene bevorzugt ein Portkatheter implantiert werden kann (Knebel et al. 2011) Bei korrekter Planung und Schnittführung ist eine Operationszeit von 10–20 min bei einem erfahrenen Operateur durchschnittlich möglich. Die intraoperativen Komplikationen sind gering, auch das kosmetische Ergebnis ist sehr gut. Schwerwiegende Komplikationen sind durch das Verfahren nicht impliziert. Insbesondere ist kein Pneumo- oder Hämato-

thorax durch die Anlage über die Vena cephalica möglich. Das Erlernen und Durchführen der Venae-sectio-Technik ist einfach und zeigt klar strukturierte Schritte, die zu einem sehr guten Ergebnis für den Patienten führen.

10.1 Einleitung

Die Anforderungen an die Implantation eines Portsystems sind in den letzten Jahren sowohl bei Patienten aus den onkologischen Bereichen als auch aus der Ernährungsmedizin zunehmend gestiegen. Die Patienten erwarten ein komplikationsarmes und sicheres Verfahren sowie das Angebot, möglichst in einem ambulanten Setting operiert zu werden. Begleitende Gefäßerkrankungen, Thrombosen, thorakale Eingriffe, Allergien gegen Lokalanästhetika sind beispielhaft einige Herausforderungen, die sich dem Operateur stellen. Daraus ergibt sich die Frage, wie das ideale Implantationsverfahren aussehen kann, das den Patienten möglichst wenig belastet, komplikationsarm ist und sicher und zügig im Ablauf erfolgt. Das Ergebnis sollte für den Patienten so sein, dass seine Lebensqualität und insbesondere seine Bewegungsfreiheit durch den Eingriff nicht oder nur wenig eingeschränkt ist. Anhand der randomisierten prospektiven Studie, in der die Venae sectio als offener Zugang verglichen wurde mit der Punktion der Vena subclavia (Hüttner et al. 2019), konnte von Hüttner in dieser Studie gezeigt werden, dass die Venae sec-

R. Hennes (✉)
Klinik für Allgemein-, Viszeral- und Transplantationschirurgie, Universitätsklinikum Heidelberg, Heidelberg, Deutschland
E-Mail: Roland.Hennes@med.uni-heidelberg.de

Ergänzende Information Die elektronische Version dieses Kapitels enthält Zusatzmaterial, auf das über folgenden Link zugegriffen werden kann https://doi.org/10.1007/978-3-662-67271-6_10. Die Videos lassen sich durch Anklicken des DOI Links in der Legende einer entsprechenden Abbildung abspielen, oder indem Sie diesen Link mit der SN More Media App scannen.

tio der Vena cephalica das sicherste und komplikationsärmste Verfahren zur Implantation eines Portkatheters ist. Spezifische Komplikationen wie der Pneumo- oder Hämatothorax, welche durch die Punktion als Komplikationen verursacht werden können, sind bei der alleinigen Venae-sectio-Technik ausgeschlossen.

Die Venae-sectio-Technik ist ein altbekanntes chirurgisches Verfahren, das zur Freilegung von Venen genutzt wird, um z. B. Katheter- oder Braunülenversorgung der Patienten über die Vene sicherzustellen. Die Venae-sectio-Technik kann praktisch bei allen Venen angewandt werden, die an der Körperoberfläche zu liegen kommen. Für die Implantation eines Portsystems über die Vena cephalica hat sich nach den Studien von Knebel (Knebel et al. 2011) gezeigt, dass diese Vene in 94 % der Fälle vorhanden ist. Hier hat sich als Lokalisation das Aufsuchen der Vena cephalica in der Mohrenheimschen Grube zwischen dem Musculus deltoideus und dem Musculus pectoralis bewährt. Entscheidend für die schnelle und sichere Darstellung der Vena cephalica ist die korrekte Schnittführung, exakt über der Mohrenheimschen Grube in Richtung auf die Vena cephalica (siehe Kap. 6). Hierzu gibt es einige anatomische Landmarken, die bei der Planung zu beachten sind. Werden diese beachtet, kann das

Auffinden bereits nach 1–2 min Operationszeit erfolgen. Im Folgenden werden die Planung und Durchführung der einzelnen Schritte der Operation dargestellt und kommentiert.

10.2 Planung

Wie in Abb. 10.1 und 10.2 dargestellt, erfolgt die Planung der Schnittführung anhand der Anzeichnung an dem Patienten, indem die Schnittführung ca. einen Querfinger unterhalb des Schlüsselbeins über der Mohrenheimschen Grube

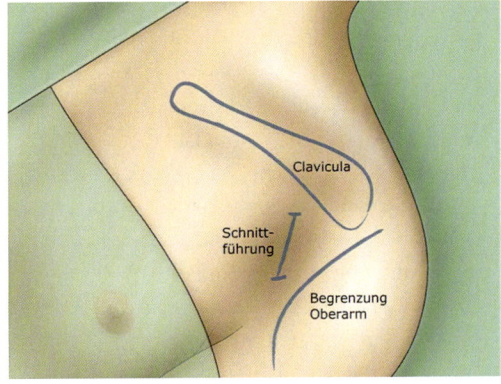

Abb. 10.1 Planung der Schnittführung. (Quelle Xope, © Deutscher Ärzte-Verlag; alle Rechte vorbehalten)

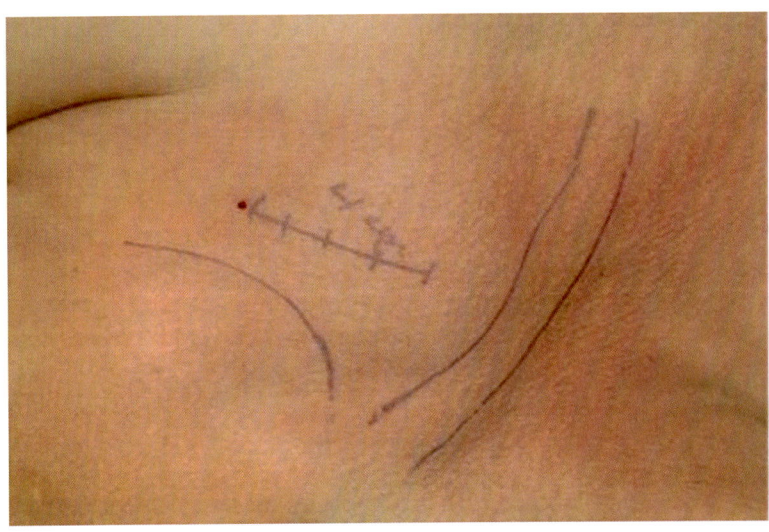

Abb. 10.2 Anzeichnung am Patienten zur Planung der Schnittführung. (© R. Hennes; alle Rechte vorbehalten)

erfolgt. Die Lokalisation dieser Schnittführung hat den Vorteil, dass, falls eine Punktion notwendig werden sollte, über diese Schnittführung auch die Vena subclavia für die Punktion problemlos erreicht werden kann. Abhängig von der Konstitution des Patienten können die Schnitte zwischen ca. 3–5 cm lang werden, um auch bei adipösen Patienten den Port zu implantieren.

In Abb. 10.3 wird zur Demonstration ein Portkatheter aufgelegt, der die Planung der Implantation über die Vena subclavia zum Vorhof des Herzens darstellt. Das Setting des OP-Aufbaus und die Platzierung der instrumentierenden Schwester sind in Abb. 10.4, 10.5 und 10.6 zu sehen. Für die Lagerung und Instrumentation ist es wichtig, dass der Patient möglichst mit der Schulter an der Kante des Operations-

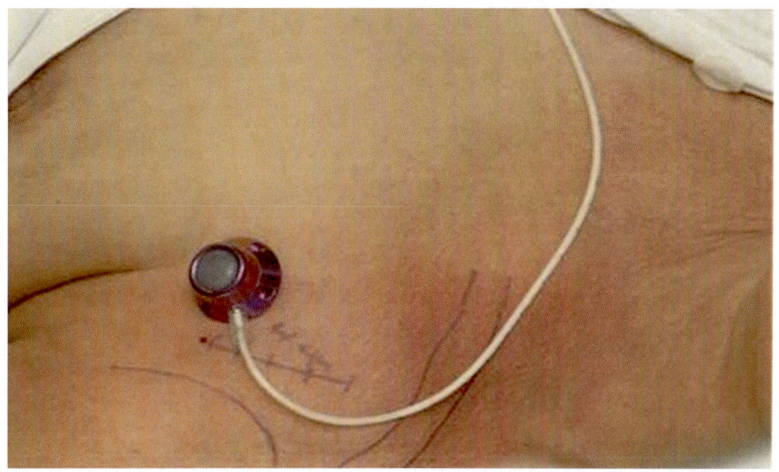

Abb. 10.3 Auflegen eines Portkatheters auf den Patienten zur Demonstration der geplanten Lage von Portkammer und Katheter. (© R. Hennes; alle Rechte vorbehalten)

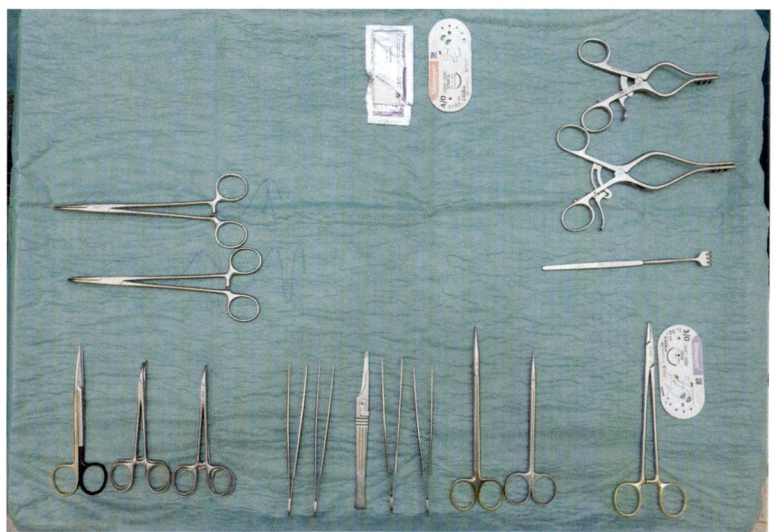

Abb. 10.4 OP-Setting und Instrumente für standardisierte Port-Implantation. (© R. Hennes; alle Rechte vorbehalten)

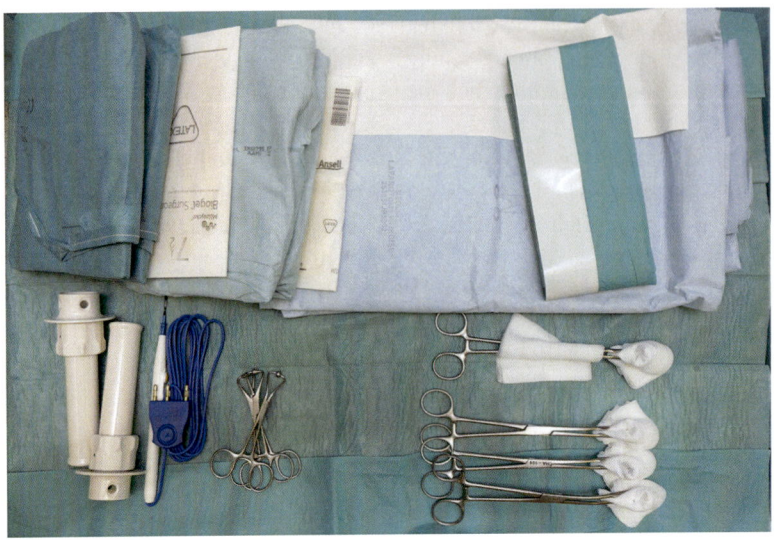

Abb. 10.5 Abdecktuch, Operationskittel, Elektrokauter etc. (© R. Hennes; alle Rechte vorbehalten)

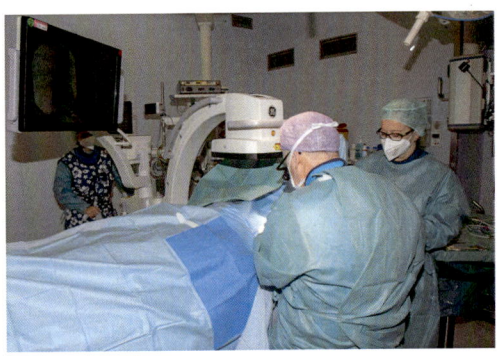

Abb. 10.6 OP-Setting: OP-Schwester auf gleicher Seite des Operateurs für Instrumentation und Assistenz.

tisches liegt und die Schulter möglichst plan auf dem OP-Tisch anliegt. Es zeigt sich oftmals, dass die Patienten aufgrund der vorliegenden Anspannung und Ängste die Schulter hochziehen und damit den Zugang zur Mohrenheimsche Grube erschweren.

▶ **Praxistipp** Im Portzentrum Heidelberg hat es sich seit 15 Jahren bewährt, dass die instrumentierende Pflegefachkraft auf der gleichen Seite wie der Operateur steht, damit kann sowohl die Instrumentation als auch die Assistenz für den Operateur effektiv erfolgen.

Wird der Eingriff mit einem Assistenten zu Schulungszwecken durchgeführt, kann sich das instrumentierende Personal zwischen beiden Operateuren platzieren (Abb. 10.6).

Wird der Eingriff in Lokalanästhesie durchgeführt, was wir im Portzentrum Heidelberg bei über 95 % der Fälle so handhaben, kann bereits durch das Setzen der Lokalanästhesie die Schnittführung vorgegeben werden. Dies kann geschehen, indem man zunächst die Schulter mit dem Tuberculum minus ertastet, von dort ausgehend mit dem Zeigefinger etwas schräg nach cranial in Richtung auf die Vena jugularis in die Vertiefung zwischen Musculus deltoideus und Musculus pectoralis eingeht und damit direkt über der Mohrenheimschen Grube zu liegen kommt. Die Punktionsnadel sollte eine längere Nadel sein von 8 cm, damit man über eine Punktion den gesamten Operationsbereich mit dem Lokalanästhetikum erreichen und damit sowohl das oberflächliche Gewebe mit Haut und Subkutangewebe als auch die Muskulatur für die Fixierung der Portkammer ausreichend betäuben kann.

Nach Durchführung des Schnittes (Abb. 10.7) erfolgt die Durchtrennung des oberflächlichen Subkutangewebes. Hier hat es sich bewährt, selbsthaltende Sperrer einzusetzen (Abb. 10.8).

10.3   Subkutane Präparation, Aufsuchen der Vena cephalica und Venae sectio und Einbringen des Portkatheters

Nach Durchtrennung des kompletten Subkutangewebes stellt man den Rand des Musculus deltoideus und des Musculus pectoralis dar, um dann die Mohrenheimsche Grube klar zu identifizieren. Typischerweise zeigt sich hier eine Fettfaszie, die zu durchtrennen ist.

Danach kann bei normalen anatomischen Verhältnissen direkt die Vena cephalica dargestellt werden. Diese wird nach cranial und caudal angeschlungen (Abb. 10.9 und 10.10). Als nächster Schritt wird die Venae sectio der Vena cephalica durchgeführt (Abb. 10.11). Abhängig von der Stärke der Vena cephalica kann zuvor die kaudale Ligatur geschlossen wer-

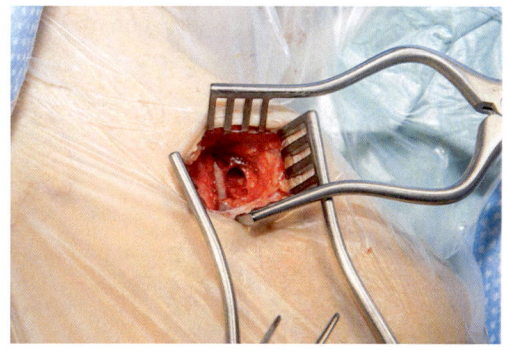

Abb. 10.8 Einsetzen der Selbsthalter nach Durchtrennung des subkutanen Gewebes. (© R. Hennes; alle Rechte vorbehalten)

den, um den Blutfluss zu unterbinden und eine bessere Übersicht zu haben. Bei kleinen Venen empfiehlt es sich, nur eine Klemme an den Faden der angeschlungenen Vene zu bringen,

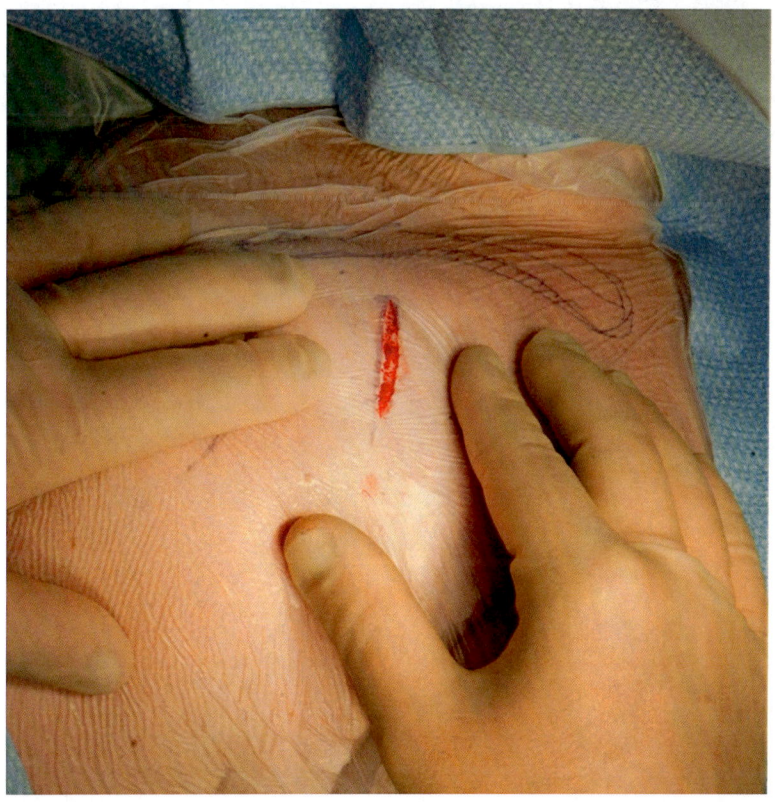

Abb. 10.7   Schnittführung von 3,5 cm über der Mohrenheimschen Grube. (© R. Hennes; alle Rechte vorbehalten)

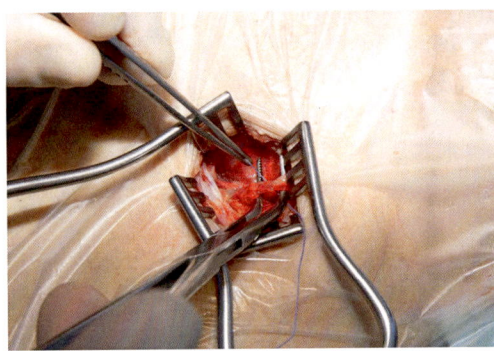

Abb. 10.9 Anschlingen der Vena cephalica nach kaudal und cranial. (© R. Hennes; alle Rechte vorbehalten)

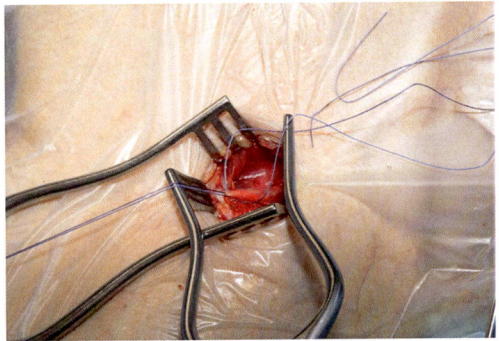

Abb. 10.10 Anschlingen der Vena cephalica nach kaudal und cranial. (© R. Hennes; alle Rechte vorbehalten)

um ggf. die Vene wieder durch den Blutdurchfluss zu erweitern, um eine bessere Übersicht und Zugang zu haben.

Nach der Venae sectio erfolgt dann das Einbringen des Portkatheters, der idealerweise mit einer Pinzette in das offene Lumen der Vena cephalica eingeführt wird. Für die Technik der Venae sectio haben sich alle Katheter bewährt, die eine konische oder abgerundete Spitze haben, vorzugsweise eine konische Spitze, da hierdurch das Einführen des Katheters auch in kleinere Venen problemloser gelingt. Aus technischen Gründen können konisch zulaufende Portkatheterspitzen nur bei Polyurethan-Kathetern gefertigt werden. Dies ist bei Silikonkatheter technisch nicht möglich. Diese können an der Spitze allenfalls gerundet werden. (Abb. 10.12).

Dieser Sachverhalt ist einer der Gründe, warum wir seit 15 Jahren nur Polyurethan-Katheter für die Portimplantation nutzen (Hennes und Hofmann 2016).

Alternativ kann auch ein Venenhaken eingesetzt werden, der üblicherweise in den Port-Sets der Hersteller mitgeliefert wird. Es hat sich gezeigt, dass das Einsetzen des Venenhakens den Ablauf oftmals verzögert und zusätzliche Handgriffe erfordert, während das direkte Eröffnen der Vene mit Einführen der Schere und

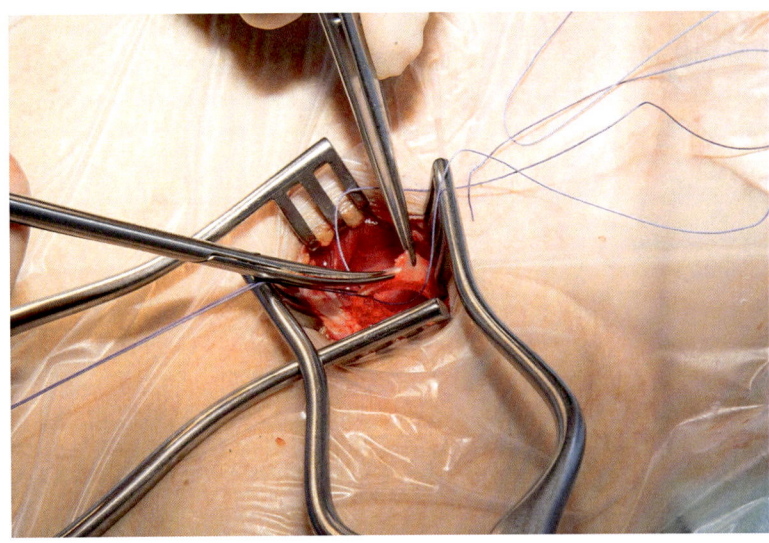

Abb. 10.11 Venae sectio der Vena cephalica. (© R. Hennes; alle Rechte vorbehalten)

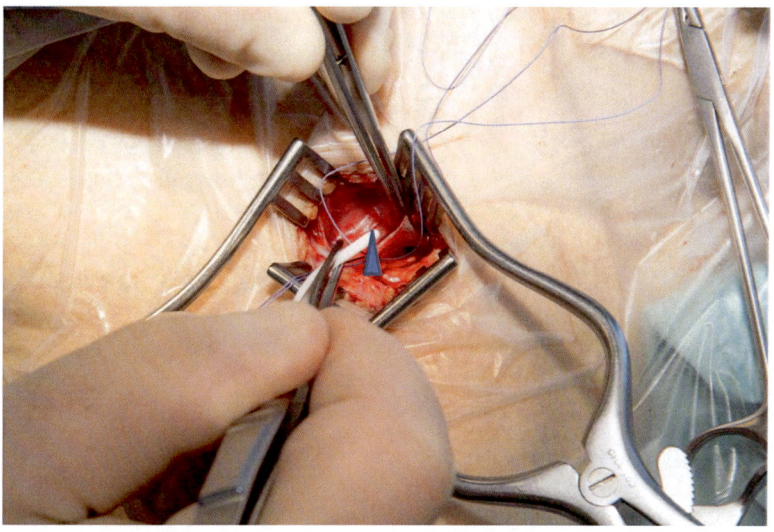

Abb. 10.12 Mit der linken Hand wird mit der Pinzette das Lumen der Vena cephalica offengehalten und der Portkatheter (6,6 F) eingeführt. Man beachte die konische Spitze des Katheters, durch den blauen Pfeil markiert. (© R. Hennes; alle Rechte vorbehalten)

Aufspreizen der Vena cephalica das schnellere und einfachere Verfahren darstellt (Abb. 10.13).

Für die Implantation sollten nur Katheter verwendet werden, die eine Messeinheit im Sinne eines Zentimetermaßes auf dem Katheter aufweisen. Hieran kann die Katheterlänge noch besser beurteilt und abgeschätzt werden. Erfahrungsgemäß ergeben sich Katheterlängen auf der linken Thoraxseite von durchschnittlich ca. 20–25 cm sowie durchschnittlich 15–18 cm über die rechte Seite (Abb. 10.14). Dies ist natürlich abhängig von der Konstitution und Körpergröße des Patienten. Sollten sich Abweichungen von über 5–10 cm zu den er-

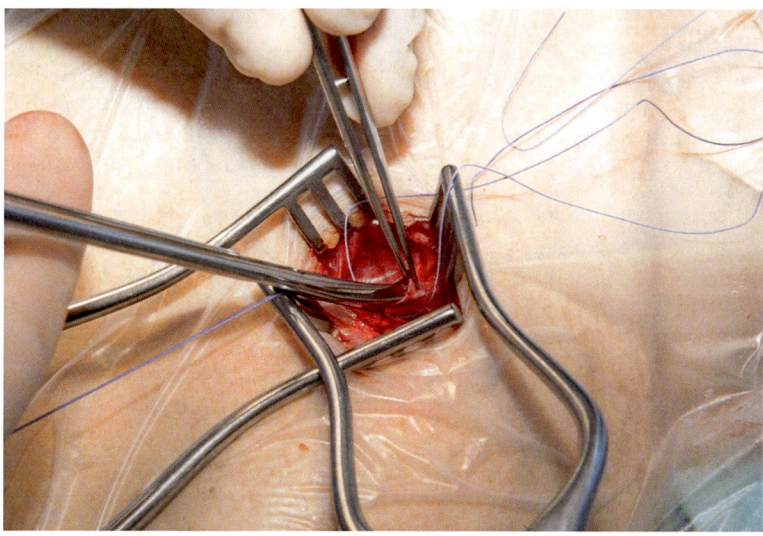

Abb. 10.13 Nach Vena sectio: Eingehen mit der Schere in das Lumen der Vene und Aufspreizen derselben. (© R. Hennes; alle Rechte vorbehalten)

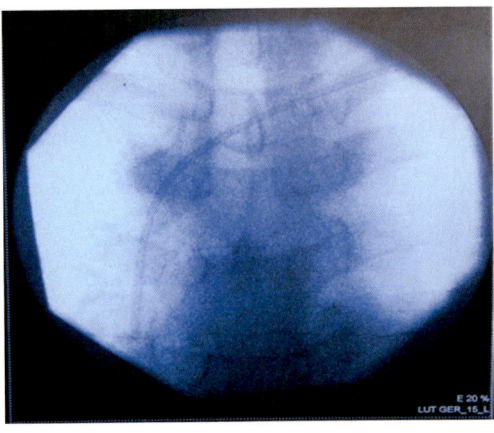

Abb. 10.14 Intraoperative Röntgenkontrolle mit einem mobilen Bildwandler, mit korrekter Position der Katheterspitze ca. einen Wirbelkörper unterhalb der Lungenbifurkation. (© R. Hennes; alle Rechte vorbehalten)

warteten Maßen ergeben, können Schlaufenbildungen oder Fehllagen die Gründe sein. Dies lässt sich sehr einfach durch die intraoperative Röntgendurchleuchtung mit Bildwandler kontrollieren und auch korrigieren.

10.4 Platzierung der Portkatheter-Spitze

Idealerweise sollte die Portkatheter-Spitze vor dem Vorhof zu liegen kommen. Baskin konnte in einer Studie sehr gut darstellen, dass die beste Positionierung ca. 1–2 Wirbelkörper unterhalb der Bifurkation des Hauptbronchus ist (Baskin et al. 2008). Dies lässt sich sehr leicht in der intraoperativen Röntgendurchleuchtung darstellen. Da der Portkatheter röntgendicht ist, kann man seine Position in der Röntgendurchleuchtung sehr gut bestimmen und die Katheter-Spitze exakt zum Vorhof positionieren (Abb. 10.14).

▶ **Praxistipp** Es kann in seltenen Fällen vorkommen, dass sich der Katheter zwar in der a.p.-Projektion der Bildwandlerkontrolle korrekt abbildet, jedoch in der Vena mammaria

interna oder Vena azygos liegt. Diese Lagen weisen ein ähnliches Projektionsbild auf. Um hier eine Fehllage zu vermeiden, lässt sich sehr einfach in der intraoperativen Röntgendurchleuchtung unter einer kurzen Dauerdurchleuchtung das Schlagen der Katheter-Spitze demonstrieren, als sicherer Hinweis, dass der Katheter in der Tat vor dem Vorhof des Herzens zu liegen gekommen ist (siehe Kap. 16).

Die intraoperative Röntgendurchleuchtung ist das sicherste und einfachste Verfahren, im Gegensatz zur EKG-kontrollierten Anlage. Bei diesem Verfahren ist man auf die EKG-Ableitung über den Portkatheter angewiesen. Hier wird anhand der Erhöhung der P-Welle der Katheter platziert. Katheter und Führungsdraht werden bis zur maximalen Erhöhung der P-Welle vorgeschoben und danach, sobald sich die P-Welle wieder normalisiert hat, zurückgezogen. Im Vergleich der beiden Verfahren zur Lagekontrolle der Katheterspitze zeigt sich, dass die intraoperative Röntgendurchleuchtung mit Bildwandler in jedem Fall das sicherste Verfahren ist, das auch bei EKG-kontrollierten Anlagen immer vorzuhalten ist. Es ergeben sich gerade auch bei wiederholten Anlagen durch Gefäßanomalien und andere Umstände immer wieder Fehllagen des Katheters mit Verlauf in die Vena jugularis (Umschlagen des Katheters), Vena azygos, Vena mammaria interna und andere Verläufe, die intraoperativ korrigiert werden müssen. Die EKG-Methode hat dann den großen Nachteil, dass sie hier keine Signale liefert und es unmöglich wird, den Katheter kontrolliert zum Vorhof zu positionieren.

10.5 Fixierung und Konnektion des Portkatheters an die Portkammer und Anlage der Porttasche

Die vorgelegten resorbierbaren Nähte an der Vena cephalica werden geknotet und damit der Katheter an die Vene fixiert. Dies verhindert ein

späteres Retrahieren des Katheters in das Subkutangewebe (Abb. 10.15).

Nach korrekter Platzierung des Portkatheters wird dieser eingekürzt und über das Verbindungsstück mit der Portkammer verbunden.
Dies ist ein sehr wichtiger Schritt, der insbesondere bei Hochdruck-Ports die Hochdruckfähigkeit des Portkatheters sicherstellt
(Abb. 10.16). Wird aber das Verbindungsstück,
das über den Portkatheter in die Portkammer
eingeschoben oder eingedreht wird – je nach
Hersteller – nicht korrekt geschlossen, kann sich
hier, gerade bei Kontrastmitteldarstellungen oder
unter Druck durch eine Infusionspumpe, der Katheter von der Portkammer diskonnektieren, und
es kommt zum Paravasat. Die genaue Montage
von Portkathetern an die Portkammer und die
Verbindung der Verbindungshülse müssen klar
verstanden und angewendet werden.

Für die Ausbildung und Schulung der
Assistenzärzte hat sich die korrekte Durchführung der Verbindung und Montage von Portkammer, Verbindungseinheit und Portkatheter
als „Trockentraining" bewährt.

Nach korrekter Konnektion wird die Portkammer auf dem Musculus pectoralis ca. 2 cm

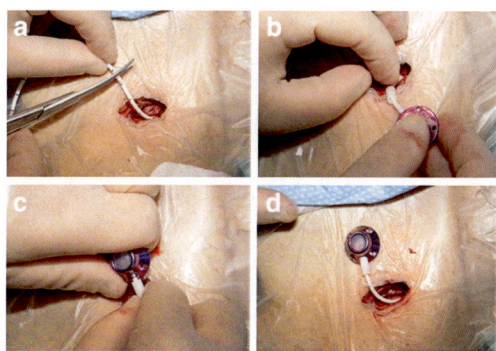

Abb. 10.16 a-d Einkürzen des Portkatheter und Konnektion mit der Portkammer. Wichtig ist, die korrekte
Verbindung über die Verbindungshülse mit der Portkammer herzustellen. (© R. Hennes; alle Rechte vorbehalten)

neben der Schnittführung nach medial platziert.
Es ist hierbei darauf zu achten, dass die Porttasche nicht unnötig groß geschaffen wird, weil
dies immer eine zusätzliche Traumatisierung mit
Blutung und Ausbildung eines Hämatoms bewirken kann. Aus diesem Grund wird die Porttasche nur so weit erweitert, dass die Portkammer ohne Spannung und frei in der Porttasche zu
liegen kommt und danach mit mindestens zwei

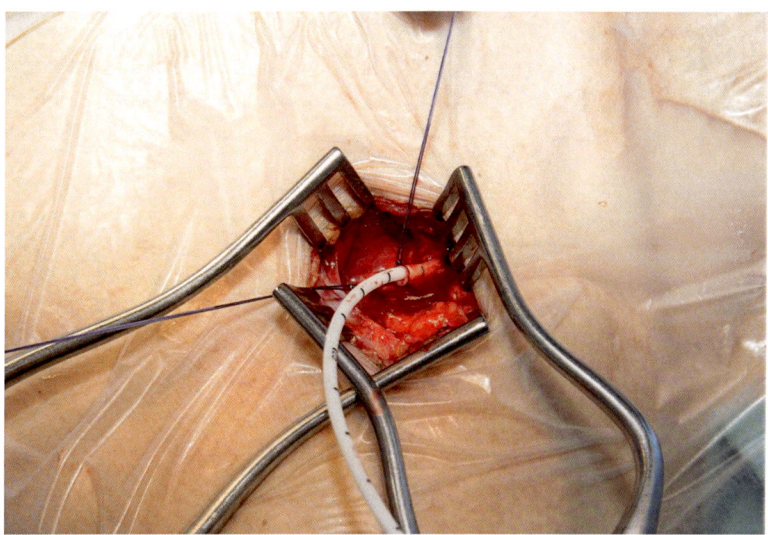

Abb. 10.15 Nach Positionierung des Portkatheters Ligatur nach kaudal und nach cranial mit Fixierung des Portka-
tethers an die Vene. (© R. Hennes; alle Rechte vorbehalten)

Fixierungsnähten auf der Pektoralisfaszie angenäht werden kann (Abb. 10.17 und 10.18).

Die Fixierung der Portkammer bei adipösen Patienten

Die Fixierung der Portkammer bei adipösen Patienten im Fettgewebe hat sich nach unserer Erfahrung in keiner Weise bewährt. Chirurgisch lässt sich dies grundsätzlich durchführen, doch gerade bei sehr adipösen Patienten, die durchaus eine Subkutangewebedicke von über 8 cm im pektoralen Bereich aufweisen, erschwert die Platzierung im Fettgewebe die spätere Punktion und Nutzung des Portkatheters maximal, da es dann häufig zu Fehlpunktionen und zu einer zusätzlichen Traumatisierung des Patienten kommt. Wir empfehlen in jedem Fall die bei Fixierung auf der Faszie des M. pectoralis.

▶ **Praxistipp** Bei sehr adipösen Patienten mit ausgeprägter subkutaner Fettschicht empfehlen wir die Reduktion des subkutanen Fettgewebes über der Portkammer, um später eine einfache und sichere Punktion der Portkammer zu gewährleisten.

In der Tat zeigt sich bei adipösen Patienten, dass die Punktion selbst bei einer groß gewählten Portkammer schwierig ist. Hier lässt sich folgende chirurgische Technik anwenden: Man reduziert über der Portkammer das Fettgewebe und kann damit den Port deutlich besser tasten (Abb. 10.19). Die durch die Operation verursachte mögliche Einmuldung über der Portkammer remodelliert sich im Rahmen der Therapie wieder. Es ist somit kein bleibendes kosmetisches Problem. Damit lassen sich jedoch genau das Problem von Fehlpunktionen und die Traumatisierung des Patienten durch viele Einstiche vermeiden.

Ein weiterer essenzieller Aspekt der Portoperation ist die Annaht der Portkammer, die wir unbedingt empfehlen. Mindestens zwei Fixierungsnähte sollten zur Fixierung der Portkammer durchgeführt werden (Abb. 10.18). Die Annaht des Katheters erfolgt im Portzentrum der Universitätsklinik Heidelberg immer mit resorbierbarem Material, da sich bereits nach 3–4 Wochen ein fibröses Einwachsen und Vernarbung der Portkammer ergibt. Diese fixiert dann nach ca. vier Wochen den Port an korrekter Stelle. Der resorbierbare Faden löst sich auf und

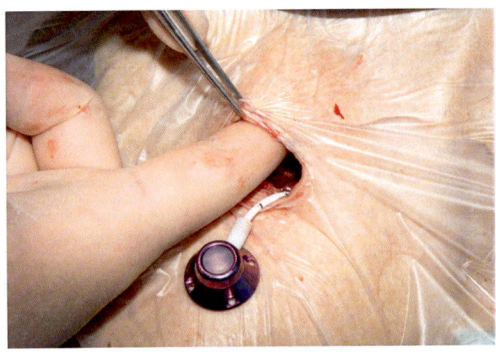

Abb. 10.17 Stumpfes Präparieren der Porttasche

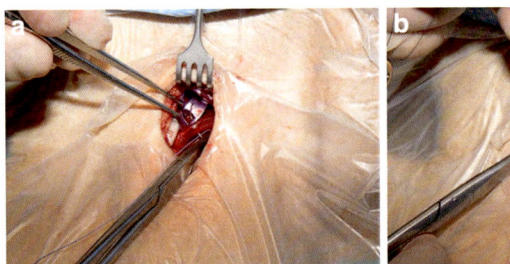
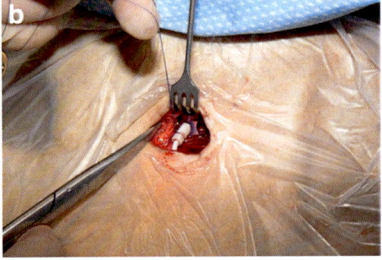

Abb. 10.18 a,b Annaht der Portkammer mit zwei Fixierungsnähten auf dem M. pectoralis. (© R. Hennes; alle Rechte vorbehalten)

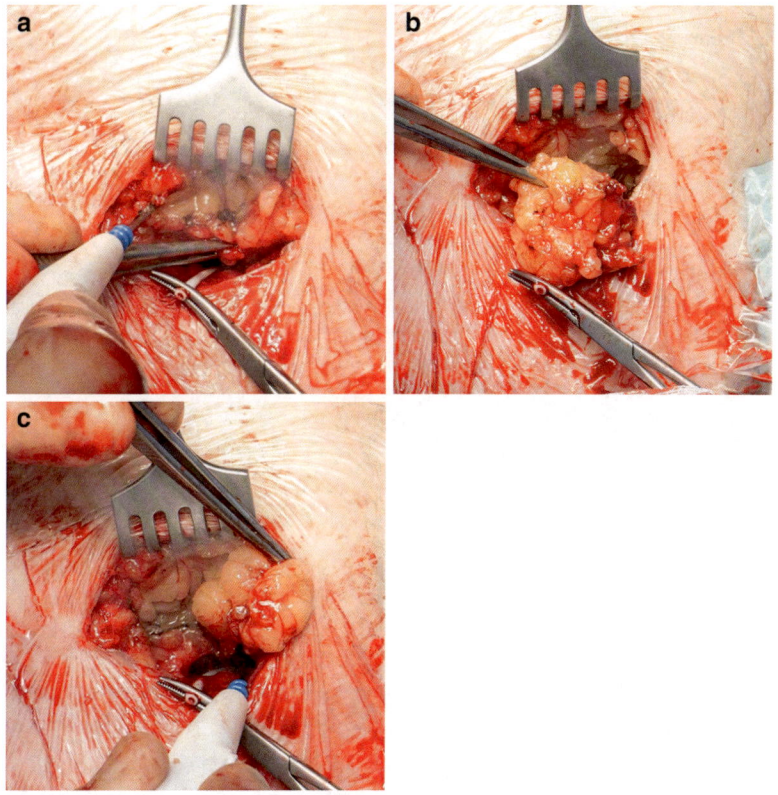

Abb. 10.19 **a-c** Reduzierung des subkutanen Fettgewebes

vermeidet, im Gegensatz zum nichtresorbierbaren Faden, dass es zu andauernden Nervenirritationen durch eingenähte bzw. konfrontierte Nerven im muskulären Bereich kommt.

Nach erfolgter Fixierung der Portkammer sollte noch zusätzlich darauf geachtet werden, dass der Portkatheter nicht knickt und möglichst in einem halbrunden Bogen ohne Spannung und Druck gegen den Musculus deltoideus verläuft (Abb. 10.20).

10.6 Wundverschluss und Funktionstest

Danach erfolgt die Spülung der Wundhöhle und Kontrolle auf Bluttrockenheit. Zum Wundverschluss bevorzugen wir eine einreihige oder zweireihige Subkutannaht (abhängig von der Dicke des subkutanen Fettgewebes) zum sicheren Verschluss der subkutanen Räume und zur Vermeidung von Hämatomen. Zum Ende der Operation muss die Funktionsfähigkeit des Portkatheter überprüft werden (Abb. 10.21).

In dem vorliegenden Fall wurde bereit intraoperativ eine Portdauernadel eingelegt. Hierbei ist unbedingt darauf zu achten, dass der Portkatheter aspirabel ist für Blut und sich ohne Probleme durchspülen lässt. Ist dies nicht der Fall, ist die Lage der Portkatheter-Spitze nochmals zu prüfen, ggf. ist auch eine Kontrastmittelgabe intraoperativ zur Darstellung des Abflusses notwendig.

Der Verschluss der Hautwunde erfolgt schon bereits seit mehreren Jahren nur durch resorbierbare Fäden, die sich nach Angaben des Herstellers nach ca. 50 Tagen auflösen. Es hat sich gezeigt, dass die unmittelbar einsetzende Chemotherapie Einfluss auf die Wundheilung der Operations-

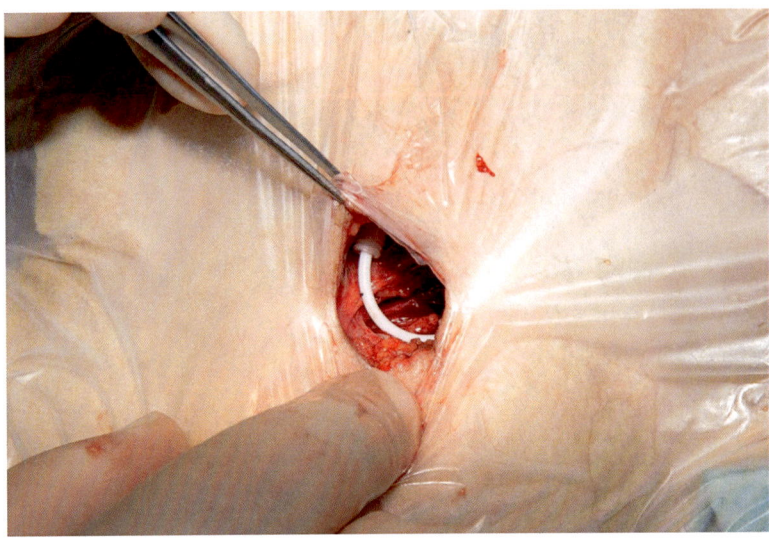

Abb. 10.20 Nach der Annaht der Portkammer ist darauf zu achten, dass der Portkatheter nicht knickt und in einem harmonischen Bogen in die Vena cephalica einmündet. (© R. Hennes; alle Rechte vorbehalten)

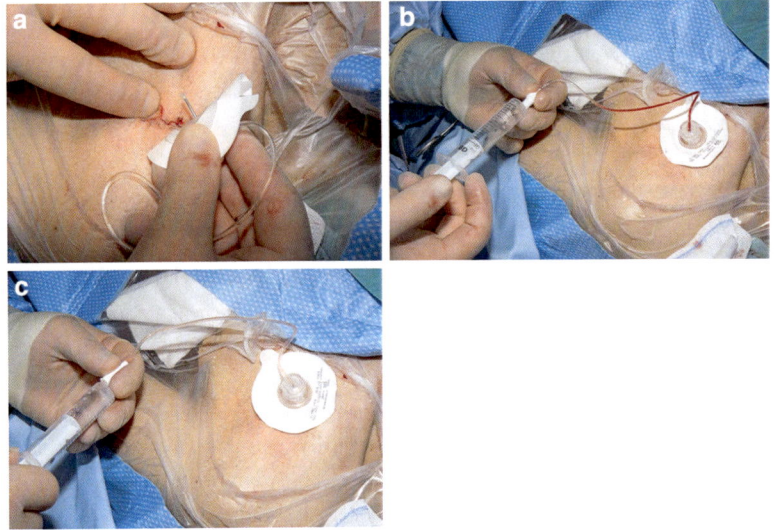

Abb. 10.21a–c Funktionsprüfung des Portkatheter mit Aspiration (© R. Hennes; alle Rechte vorbehalten)

narbe nimmt und dass bei nichtresorbierbaren Fäden, die nach 14 Tagen entfernt wurden, es zum Klaffen der Wunde und zu einer Wundheilungsstörung kommt. Dieses Problem konnten wir durch die Nutzung von resorbierbaren Fäden zum standardisierten Wundverschluss bei Portoperationen inzwischen völlig vermeiden. Intraoperativ

kann bei Indikationen zur sofortigen Chemotherapie bereits die Portdauernadel angelegt werden. Eine Wartezeit bis zur Nutzung des Ports gibt es nicht. Im Portzentrum der Universitätsklinik Heidelberg wird bereits seit zehn Jahren die direkte Nutzung durch Einlage einer Portdauernadel am Operationstag durchgeführt (Abb. 10.21).

Die Standardtechnik der Portkatheter-Implantation durch Venae sectio der Vena cephalica, wie sie an der Chirurgischen Universitätsklinik Heidelberg durchgeführt wird, ist schematisch in ihren wesentlichen Schritten in Abb.10.22 dargestellt. Weiterhin kann die Operation in ihrem Ablauf als Video angesehen werden (siehe Abb.10.23).

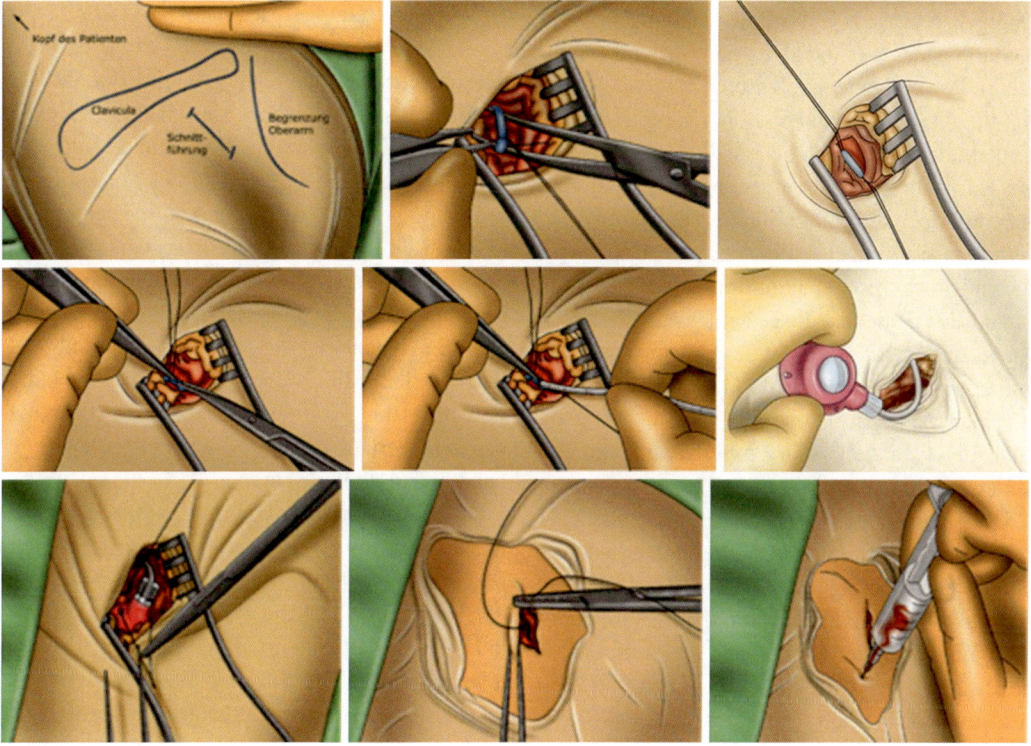

Abb. 10.22 Schematische Darstellung der Standardtechnik via Vena sectio zur Implantation eines Portkatheter (Quelle Xope © Deutscher Ärzte-Verlag; alle Rechte vorbehalten)

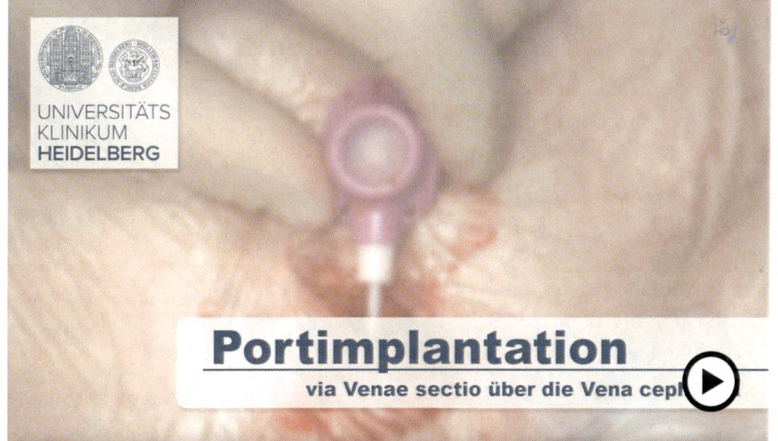

Abb. 10.23 Portimplantation via Venae section über die Vena cephalica. Bitte verwenden Sie zum Abspielen dieses Videos die SN More Media-App und scannen Sie die folgende URL: ▸ https://doi.org/10.1007/000-beq

10.7 Beeinflussung der Lebensqualität durch korrekte Anwendung der Venae-sectio-Technik

Die Lebensqualität von Port-Patienten ist abhängig von einer korrekten Anwendung der Implantationstechnik und der Auswahl des Materials. Diese Aspekte spielen eine tragende Rolle für die Akzeptanz und den Umgang mit dem Portkatheter. Grundsätzlich stellt die Portkammer mit dem Katheter einen Fremdkörper dar, der vom Operateur so implantiert werden sollte, dass der Port einfach zu tasten, gut zu punktieren und auch für die Punktion gut zu fixieren ist und den Patienten insgesamt wenig belastet. Dabei stellen die Konstitutionen der Patienten eine erhebliche Herausforderung dar, gerade bei extremer Adipositas und/oder auch Kachexie sollte der Operateur sein Vorgehen für den Patienten anpassen.

Im Rahmen der Venae-sectio-Technik der Vena cephalica kann der Port so angelegt werden, dass er zum einen nicht so weit in das Dekolleté reicht und eher lateral zu liegen kommt, aber dennoch außerhalb der Schulterbeweglichkeit, sodass die Patienten bei korrekter Anlage des Ports mit Fixierung der Portkammer alle gewohnten Sportarten und sonstigen Freizeitaktivitäten unternehmen können. Hier ist die Planung der Operation mit einer gut gewählten Schnittführung bereits ein erster wichtiger Schritt, um ein gutes kosmetisches Ergebnis zu erzielen. Bei normalgewichtigen und schlanken Patienten ist eine Schnittführung von ca. 3 cm vollkommen ausreichend, um eine Portimplantation über die Vena cephalica in der Mohrenheimschen Grube durchzuführen. Bei adipösen Patienten reicht eine Erweiterung auf 4, max. 5 cm in der Regel aus, um hier die Implantation korrekt auszuführen. Mittels der intrakutanen resorbierbaren Nahttechnik, wobei die Knoten versenkt werden, kann der Patient bereits am nächsten Tag duschen. Schwimmen und Baden empfehlen wir dann nach zehn Tagen bei normaler Wundheilung.

Die Problematik von Druckgefühlen zeigt sich oftmals am Anfang, wenn das Fremdkörpergefühl noch stärker wahrgenommen wird. Auch berichten wenige Patienten, dass die Anlage des Autogurtes ein Druckgefühl auslösen kann. Hier gibt es gerade zu Beginn die unproblematische Abhilfe, den Gurt auf Höhe des Ports mit einer Schaumstoffpolsterung zu umgeben, sodass das Druckgefühl reduziert ist.

Aus vielen Gesprächen zeigt sich, dass Patienten oftmals dann mit einem Portkatheter unzufrieden sind, wenn sie eine Stigmatisierung durch ihre Krankheit verbinden und denken, dass auch mit Entfernung des Ports ihre Erkrankung „geheilt" sei. Hier kommt der korrekten Aufklärung durch den Operateur und durch die Pflege und alle mitbehandelnden Kollegen eine wichtige Aufgabe zu, damit Patienten nicht zu frühzeitig den Port „loswerden" wollen, sondern die Indikation zur Portexplantation nach der besten Einschätzung und medizinischem Verlauf durch den verantwortlichen behandelnden Kollegen erfolgt.

Aus der Erfahrung von über 40.000 Patienten im Portzentrum der Universitätsklinik Heidelberg zeigt die Portimplantation via Vena sectio der Vena cephalica und Positionierung der Portkammer im Brustbereich medial der Mohrenheimschen Grube die größte Akzeptanz und bietet für alle Port-Patienten die größte Bewegungsfreiheit und Lebensqualität. Auch ist das Risiko für Komplikationen durch die Portanlage intraoperativ und postoperativ, wie auch im Vergleich zu anderen Kathetern, sehr gering (s. Kap. 16).

Literatur

Baskin KM, Jimenez RM, Cahill AM, Jawad AF, Towbin RB (2008) Cavoatrial junction and central venous anatomy: implications for central venous access tip position. J Vasc Interv Radiol 19(3):359–365. https://doi.org/10.1016/j.jvir.2007.09.005. PMID: 18295694

Hennes R, Hofmann H (2016) Ports. Springer. ISBN 978-3-662-43640-0

Hüttner et al (2019) Primary open versus closed implantation strategy for totally implantable venous access ports. Ann Surg

Knebel P, Lopez-Benitez R, Fischer L et al (2011) Insertion of totally implantable venous access devices: an expertise-based, randomized, controlled trial (NCT00600444). Ann Surg 253:1111–1117

Punktion der V. subclavia und der V. jugularis

De-Hua Chang

▷ Neben der offenen chirurgischen Portanlage verbreiteten sich im Laufe der Zeit zunehmend radiologische interventionelle Implantationstechniken (Funaki B et al. 1997; Shetty PC et al. 1997). Anders als bei der Cutdown-Technik, bei der in der Regel die V. cephalica oder V. jugularis freigelegt wird, wird hier die perkutane Punktion der Zielvene, vornehmlich der V. subclavia oder V. jugularis interna, entweder unter Zuhilfenahme des Ultraschalls oder als sogenannte Blindpunktion anhand anatomischer Landmarken durchgeführt. Im Anschluss wird der Katheter nach Seldinger-Technik eingeführt. Damit entfallen das Anschlingen, die Sectio und Ligatur der Vene. Sowohl die Methode der Implantation als auch der venöse Zugangsweg weisen hierbei unterschiedliche Vor- und Nachteile auf. Im Folgenden soll eine detaillierte Beschreibung der verschiedenen klinisch etablierten Vorgehensweisen gegeben werden.

11.1 Einleitung

Verschiedene Methoden und Zugangswege stehen für die initiale Venenpunktion zur Anlage von Portkathetern zur Verfügung. Technisch gesehen kann die Punktion entweder unter sonographischer Kontrolle oder ausschließlich anhand von anatomischen Landmarken durchgeführt werden. Als Zugangsweg dienen zum einen üblicherweise die V. jugularis interna an der lateralen Halsseite und zum anderen die V. subclavia unterhalb des Schlüsselbeins.

Der Vorteil des Zugangswegs über die V. jugularis besteht theoretisch in dem geradlinigen Verlauf des Katheters mit konsekutiv geringerer Wahrscheinlichkeit einer Venenwandreizung/Thrombose durch eine wandständige Lage der Katheterspitze und aufgrund der guten Zugänglichkeit von außen und der leichteren Beherrschbarkeit schwerwiegender Komplikationen, wie der Blutung durch eine arterielle Fehlpunktion. Weiterhin ist das Pneumothoraxrisiko durch die periphere Punktion am Hals minimiert. Insgesamt sind die genannten Komplikationen in der Praxis in geübter Hand sehr selten und daher in der Gesamtheit wahrscheinlich zu vernachlässigen. Bei heterogener Datenlage konnte auch eine Cochrane-Analyse keine abschließende Beurteilung bezüglich des bevorzugten Zugangswegs, unter Berücksichtigung der Komplikationsrate und der Funktionsdauer, geben (Ge X et al. 2012). Neben techni-

D.-H. Chang (✉)
Radiologie und Nuklearmedizin, Kantonsspital Luzern, Luzern, Schweiz
E-Mail: de-hua.chang@luks.ch

schen Erfolgsraten, Komplikationsraten und der Funktionsdauer spielen bei der Wahl des Zugangswegs daher immer mehr auch die anatomischen Voraussetzungen, die Expertise des Operateurs und nicht zuletzt der Patientenwunsch eine entscheidende Rolle.

In mehreren Publikationen und Metaanalysen wurde gezeigt, dass eine ultraschallgeführte Punktion der V. subclavia gegenüber der Blindpunktion über anatomische Landmarken eine höhere technische Erfolgsrate und eine niedrigere Komplikationsrate – gerade auch beim Ungeübten – aufweist (Hind D et al. 2003; Brass et al. 2015). Insbesondere bei adipösen Patienten mit tief liegenden Venen oder Patienten mit anlagebedingt schmalen Venen hat sich die ultraschallgeführte Punktion in der Praxis vielfach bewährt.

Verschiedene Hersteller bieten mittlerweile spezielle Port-Sets für die Implantation nach Seldinger-Technik an. Allen gemein ist das Vorhandensein einer sogenannten Peel-away-Einführhilfe für die Platzierung des Katheterschlauchs. Steifere Drähte erleichtern das Platzieren der Schleuse, und Punktionsnadeln mit echogener Spitze sollen die Sichtbarkeit im Ultraschall zusätzlich verbessern.

11.2 Planung der sonographischen Punktion

V. subclavia

Die Seitenwahl der Port-Implantation über die V. subclavia richtet sich nach der Grunderkrankung und sollte im Falle von Malignomen der oberen Throraxapertur/am Hals auf der nicht betroffenen Seite erfolgen. Ansonsten bietet sich für rechtshändige Operateure in der Regel die Portanlage auf der linken Patientenseite an. Der Eingriff erfolgt bis auf wenige Ausnahmen (z. B. bei Angstpatienten) in Lokalanästhesie. Zunächst erfolgt mithilfe des Ultraschalls die Prüfung der Durchgängigkeit der V. subclavia. Im Anschluss wird steril abgewaschen. Es sollte dabei auf ein ausreichendes OP-Feld nach lateral bis auf Höhe der vorderen Axillarlinie geachtet werden. Der Kopf des Patienten wird auf die Gegenseite der Implantation gedreht und das sterile Tuch zeltförmig an einem Bügel befestigt. Auf diese Weise wird eine freie Atmung des Patienten gewährleistet (Abb. 11.1). Der Untersucher steht seitlich des Brustkorbs des Patienten.

V. jugularis interna

Die Portanlage über die V. jugularis interna bietet sich aufgrund des kürzeren intravasalen Verlaufs des Katheters in Bezug zur V. cava superior auf der rechten Patientenseite an. Analog zur Punktion der V. subclavia wird der Eingriff in der Regel in Lokalanästhesie durchgeführt. Präinterventionell sollte die sonographische Prüfung der Durchgängigkeit der V. jugularis interna erfolgen. Das sterile Feld reicht von der lateralen Halsseite bis 5 cm kaudal des Schlüsselbeins (auf Höhe der beabsichtigten Portkammerimplantation). Der Kopf des Patienten wird auf die Gegenseite der Implantation gedreht. Der Untersucher steht für die Punktion an der Kopfseite des Patienten.

11.3 Durchführung der Implantation

V. subclavia

Grundsätzlich kann die Ultraschallsonde längs oder quer zur V. subclavia platziert werden. Aufgrund der anatomischen Verhältnisse empfehlen wir das Einstellen längs zum Gefäß. Die Sonde wird hierfür parallel und unterhalb des Schlüsselbeins platziert. Die Sonde wird langsam nach kaudal geführt, bis die V. subclavia sichtbar wird. Dabei sollte der Schallkopf nicht gekippt, sondern orthogonal der Haut aufliegen. Durch geringes Drehen im oder gegen den Uhrzeigersinn kann die V. subclavia geradlinig in ihrem gesamten Verlauf dargestellt werden (Abb. 11.2). Wichtig ist, den Lagebezug zur A. subclavia wenige Zentimeter weiter kranial zu beachten, um eine Fehlpunktion zu vermeiden. Vor der eigentlichen Venenpunktion erfolgt die ultraschallgeführte Gabe eines Lokalanästhetikums, welches den Zugangsweg von der Haut bis kurz vor die Vene einbeziehen sollte. Zudem werden die Haut und das subkutane Ge-

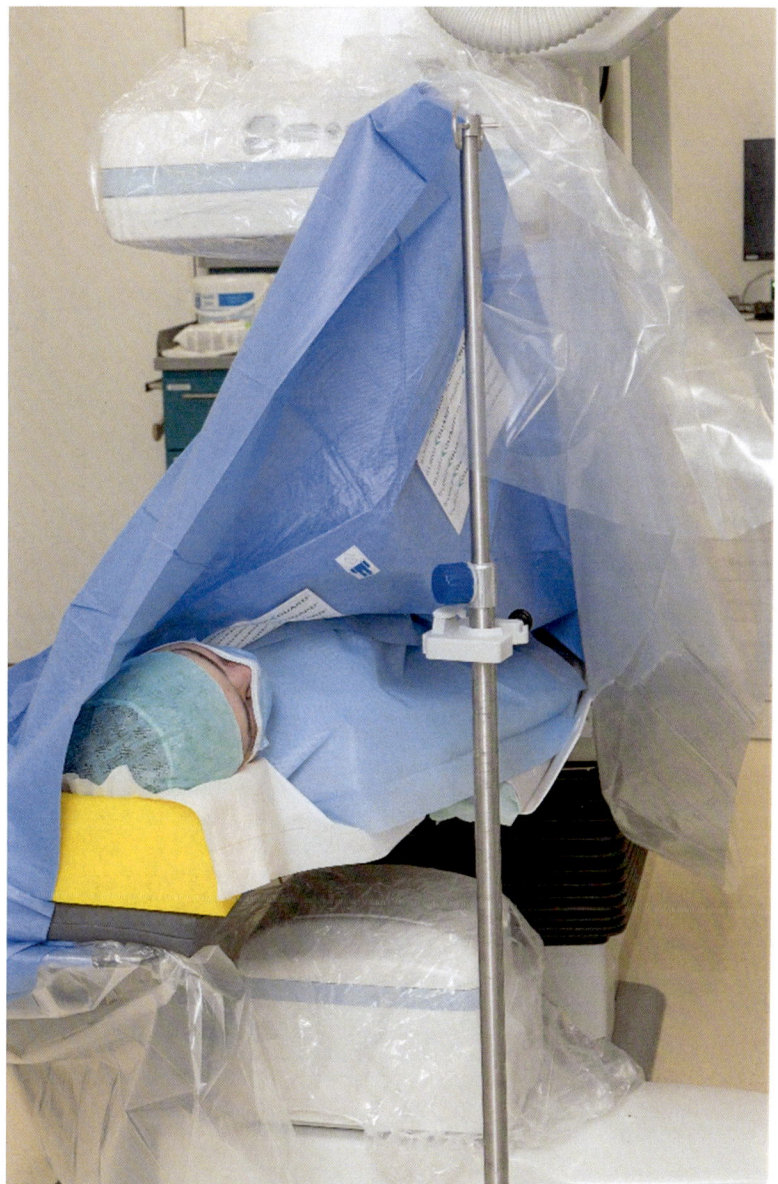

Abb. 11.1 Lagerung des Patienten für die Punktion unter sonographischer Kontrolle der V. subclavia links

webe über der geplanten Schnittführung und Präparation für die Portkammer örtlich betäubt.

▷ Praxistipp Bei sehr schmalen Venen kann ein Valsalva-Manöver eine Erweiterung der Gefäße herbeiführen und die Punktion erleichtern. Es sollte darauf geachtet werden, den Pressdruck bis nach Einführen des Drah-

tes aufrechtzuerhalten. Ein vorzeitiges Ausatmen kann durch Kollabieren der Vene zu einer Dislokation der Nadel führen. Das Atemmanöver sollte daher im Vorfeld mit dem Patienten geübt werden.

Aufgrund des zunehmenden Kalibers der V. subclavia im Verlauf tendieren einige Operateure dazu, die Vene im medialen Abschnitt unterhalb der Klavikula zu punktie-

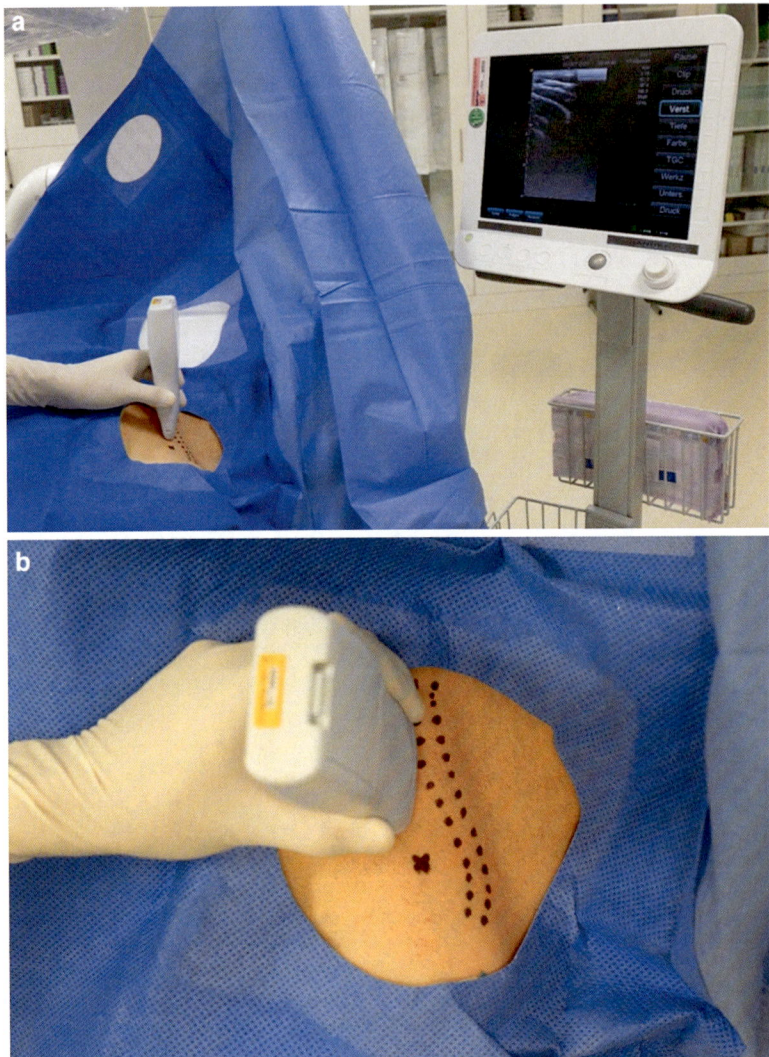

Abb. 11.2 Demonstration der Positionierung der Ultraschallsonde für die Punktion der V. subclavia links. Gestrichelte Linie = Verlauf der Klavikula; Kreuz = Einstichstelle der Punktionsnadel

ren. Die Punktion der V. subclavia im lateralen Abschnitt weist demgegenüber jedoch Vorteile auf. Zum einen ist die Sichtbarkeit der Nadel unterhalb der Klavikula aufgrund des Schallschattens eingeschränkt/nicht gegeben; eine akzidentell zu tiefe Punktion mit der Folge der Ausbildung eines Pneumothorax ist dadurch möglich. Zum anderen werden mechanische Katheterprobleme, das

sogenannte Pinch-off-Syndrom, also die extravasale Kompression des Katheters zwischen Schlüsselbein und erster Rippe mit Gefahr des Katheterbruchs, vermieden.

Nach einer kutanen Stichinzision erfolgt die Vorderwandpunktion der V. subclavia mit aufgesetzter 10-ml-Steckspritze. Die erfolgreiche Aspiration von Blut bestätigt die korrekte intravasale Lage. Wir empfehlen das Einführen des Wechseldrahts unter Durchleuchtung. Der Draht sollte im rechten Vorhof/in der rechten V. cava inferior zu liegen kommen. Andernfalls sollte eine zweite Projektion in anderer Ebene durchgeführt werden, um die Fehllage des Drahtes in einem Seitenast (V. thoracica interna, V. azygos etc.) auszuschließen. Nach Überprüfung der korrekten Drahtlage wird die Peel-away-Schleuse nach Seldinger-Technik eingeführt. Der Portkatheter wird distal abgeklemmt und in die Schleuse eingeführt. Die Spitze des Katheters sollte zunächst im rechten Vorhof platziert werden und erst nach Entfernung der Schleuse an den cavoatrialen Übergang zurückgezogen werden. (Ein nachträglicher Vorschub des Katheters nach Entfernung der Schleuse ist aufgrund des Reibungswiderstands deutlich erschwert.)

Nun erfolgen eine 3–4 cm lange quere Hautinzision und die Präparation einer subkutanen Tasche durch stumpfe Dissektion. Es ist dabei darauf zu achten, dass die Tasche für die Portkammer einige Zentimeter unterhalb der Hautinzision liegt, um eine Wundheilungsstörung durch nachfolgende Nadelpenetrationen bei der Portnutzung zu vermeiden. Zwei resorbierbare Nähte werden auf der Faszie des M. pectoralis vorgelegt, um die Portkammer am Ende des Eingriffs zu fixieren.

Im Falle eines längeren subkutanen Verlaufs des Katheters bietet sich ein Tunnelierstab für den Durchzug des Katheters an. Der Stab wird dabei mit der Spitze von außen durch die kutane Punktionsstelle in Richtung der Porttasche geführt. Der Katheter wird an das Ende des Stabes angeschlossen und subkutan durchgezogen. Im Anschluss erfolgen das Kürzen des Katheters auf die richtige Länge und die Verbindung mit der Portkammer.

Der Portkatheter wird auf Dichtigkeit geprüft und ggf. mit Heparin versiegelt. Die Kammer wird mit dem vorgelegten Nahtmaterial auf der Faszie fixiert, und die Wunde wird verschlossen.

Im Anschluss an die Implantation wird eine Röntgen-Thorax-Aufnahme zum Ausschluss eines Pneumothorax durchgeführt.

V. jugularis interna

Im Gegensatz zur V. subclavia bietet sich bei der Punktion der V. jugularis interna die Positionierung der Ultraschallsonde quer zum Gefäß an. Der Schallkopf wird am lateralen Hals auf Höhe des Krikoids aufgesetzt, und es werden die V. jugularis und die A. carotis aufgesucht. Für die Punktion sollte ein Bereich gewählt werden, in dem die Vene lateral zur Arterie verläuft. Die Nadel zielt entsprechend auf die 12-Uhr-Position der V. jugularis interna. Während des Vorschubs wird die Nadelspitze durch Führung der Ultraschallsonde nach kaudal kontinuierlich verfolgt. Die Lokalanästhesie umfasst den Zugangsweg sowie den subkutanen Verlauf des Katheters am lateralen Hals, über die Klavikula bis hin zur pektoralen Porttasche.

▶ Praxistipp Häufig kann die exakte Position der Nadelspitze durch kleine ruckartige Hin- und Herbewegungen besser bestimmt werden. Bei Unsicherheit kann auch ein Schwenk in die longitudinale Achse hilfreich sein. Bei langsamem Vorschub der Nadel ist nicht selten eine Eindellung der Gefäßwand kurz vor dem eigentlichen Eintritt in die Vene zu beobachten.

Das weitere Vorgehen entspricht dem der Einbringung des Katheters über die V. subclavia. Für den subkutanen Durchzug des Katheters ist der Einsatz des Tunnelierstabs notwendig. Unter Durchleuchtung sollte neben der Überprüfung der korrekten Lage des Katheters am cavoatrialen Übergang insbesondere auch eine Knickbildung des Katheters an der Eintrittsstelle in das Gefäß ausgeschlossen werden.

Punktion anhand anatomischer Landmarken
Der Erfolg der Landmarken-geführten Punktion der V. subclavia oder V. jugularis hängt davon ab, ob sich die Zielvene in der erwarteten Position befindet, durchgängig ist und ein ausreichendes Kaliber aufweist. Es sei darauf hingewiesen, dass die ultraschallgeführte Punktion einenachgewiesen höhere Erfolgsrate und Sicherheit aufweist. Sollte dem Anwender kein

Ultraschallgerät zur Verfügung stehen, kann vorgegangen werden wie nachfolgend beschrieben.

V. subclavia

Nach Lokalanästhesie und Stichinzision wird die Nadel 1–2 cm unterhalb der Klavikula auf Höhe der Medioklavikularlinie eingeführt. Im Anschluss wird die Kanüle unter Aspiration parallel zur Haut direkt unterhalb der Klavikula in Richtung Jugulum vorgeschoben. Nach erfolgreicher Blutaspiration wird analog zur sonographisch gesteuerten Punktion (siehe Abschn. 11.3) vorgegangen.

V. jugularis interna

Zunächst erfolgt die Identifikation der A. carotis mittels Palpation. Nach Lokalanästhesie und Stichinzision wird die Punktionsnadel auf Höhe des getasteten Pulses eingeführt. Die Punktionsrichtung wird streng nach lateral ausgerichtet, um eine arterielle Fehlpunktion zu vermeiden. Nach Aspiration von Blut wird analog zur sonographisch gesteuerten Punktion (siehe Abschn. 11.3) vorgegangen.

Literatur

Brass P, Hellmich M, Kolodziej L, Schick G, Smith AF (2015) Ultrasound guidance versus anatomical landmarks for internal jugular vein catheterization. Cochrane Database Syst Rev 9;1(1):CD006962. https://doi.org/10.1002/14651858.CD006962.pub2

Funaki B, Szymski GX, Hackworth CA, Rosenblum JD, Burke R, Chang T, Leef JA (1997) Radiologic placement of subcutaneous infusion chest ports for long-term central venous access. AJR Am J Roentgenol 169(5):1431–1434. https://doi.org/10.2214/ajr.169.5.9353475

Ge X, Cavallazzi R, Li C, Pan SM, Wang YW, Wang FL (2012) Central venous access sites for the prevention of venous thrombosis, stenosis and infection. Cochrane Database Syst Rev 14(3):CD004084. https://doi.org/10.1002/14651858.CD004084.pub3

Hind D, Calvert N, McWilliams R, Davidson A, Paisley S, Beverley C, Thomas S (2003) Ultrasonic locating devices for central venous cannulation: meta-analysis. BMJ 16;327(7411):361. https://doi.org/10.1136/bmj.327.7411.361

Shetty PC, Mody MK, Kastan DJ, Sharma RP, Burke MW, Venugopal C, Burke TH (1997) Outcome of 350 implanted chest ports placed by interventional radiologists. J Vasc Interv Radiol 8(6):991–995. https://doi.org/10.1016/s1051-0443(97)70699-7

Roland Hennes

▷ Die Methode, Ports oder auch Hickman-Katheter über die Leiste einzulegen, ist eine Ausnahme und Ersatztechnik, die wir im Heidelberger Portzentrum seit über 10 Jahren praktizieren (Hennes und Hofman 2016) Einer der wichtigsten Aspekte ist die Hygiene für die Pflege von Ports und Hickman-Katheter im postoperativen Verlauf. Die Leiste stellt einen Bereich da, der mit einer erhöhten Besiedlung von Keimen aus dem Genital- und Analbereich kontaminiert sein kann. Insofern stellen sich verschiedene Fragen, wie eine Anlage dieser Katheter in dieser Region sicher und ohne erhöhtes Infektionsrisiko durchgeführt werden können. Ports, die über die Leiste implantiert wurden, können auch über Jahre im Körper verbleiben.

R. Hennes (✉)
Klinik für Allgemein-, Viszeral- und
Transplantationschirurgie, Universitätsklinikum
Heidelberg, Heidelberg, Deutschland
E-Mail: Roland.Hennes@med.uni-heidelberg.de

12.1 Wichtige Aspekte und Grundlagen der Port- und Hickman-Katheter-Implantationen über die Leiste

Das Ziel einer Port- und Hickman-Katheteranlage, sollte immer den Vorteil wiederspiegeln, eine Lösung über einen langen Zeitraum (Jahre) zu gewährleisten. Dies gilt in gleicher Weise für Katheteranlagen über die Leiste. Gleichzeitig sollte zusätzlich gewährleitet werden, dass die Pflege und Nutzung der Katheter problemlos durchgeführt werden kann.

In diesem Kapitel gehen wir vor allem auf die Venae-sectio-Technik ein. Die Punktion der Leistengefäße wird gerade in der Anästhesie unter Ultraschall-Kontrolle sicher und einfach praktiziert und kann in gleicher Weise für die Port-und Hickman-Katheter angewendet werden. Allerdings kommt bei dieser Technik der Aspekt der Tunnelung und Platzierung der Portkammer hinzu. Und dazu braucht es auch eine erweiterte Schnittführung in der Leiste, um den Katheter sicher und einfach zu platzieren, und eine zusätzliche Schnittführung am lateralen Oberschenkel über dem M. tensor faszia latae.

Da anatomisch viele venöse Zuflüsse zur Vena femoralis bestehen und bereits eine oberflächliche Vene genügt, die wir mit einem Führungsdraht über die Vena femoralis zur Vena cava inferior navigieren, starten wir immer über eine erweiterte Schnittführung, um eine oberflächliche Vene zu eruieren.

Falls sich wirklich keine oberflächlich bzw. gut erreichbare Vene wie die Vena saphena magna darstellen lässt, wechseln wir auf die einfache und offene Punktion der Vena femoralis.

Indikationen für die Anlagen eines Port- und Hickman-Katheter über die Leiste

- Beidseitige Thrombosen der Vena subclavia und Vena jugularis
- Vena cava superior syndrom
- Herz- und Thorax-Operationen mit schwierigen anatomischen Verhältnissen
- Weitere Situationen, die eine Anlage über den Thorax unmöglich machen

---

12.2   Planung und operatives Vorgehen

Zunächst sollte eine sorgfältige Planung der zu operierenden Seite festgelegt werden.

Auch im Leistenbereich können zum Beispiel durch Thrombosen, Gefäßprothesen und Umgehungskreisläufe die Anlage über einen Leistenbereich unmöglich machen.

Patienten für diese Technik sind oft sehr schwer krank, insbesondere in Bezug auf ihr Gefäßsystem.

Deshalb sollte immer eine Diagnostik der venösen Abflussverhältnisse präoperativ erfolgen.

Dies kann durch eine sonographische oder höherwertige Diagnostik geschehen.

Für die intraoperative Lagekontrolle des Katheters muss ein Bildwandler vorgehalten werden.

Wichtig ist, bei der Lagerung des Patienten darauf zu achten, dass das Becken/unteres Abdomen nicht über der OP-Säule zu liegen kommt, sonst wird die Lagekontrolle über den Bildwandler unmöglich.

Die Spitze des Portkatheters sollte nur wenige Zentimeter nach dem Zusammenfluss der illiacalen Gefäße zur V. cava inferio platziert werden.

In keinem Fall darf der Portkatheter auf Höhe der Nieren zu liegen kommen, ansonsten können bei einer katheterassoziierten Thrombose die Nieren in Mitleidenschaft gezogen werden. Sollte bei adipösem Abdomen keine ausreichende Lagekontrolle mit dem Bildwandler möglich sein, kann mithilfe von Kontrastmitteln die Abflussverhältnisse kontrolliert werden. Bei Kontrastmittelallergie kann durch Einbringen eines Führungsdrahtes die Lage des Katheters besser dargestellt werden.

12.2.1 Operative Schritte

Schritt 1
Nach erfolgt die Planung der Schnittführung der Tunnelung und der Platzierung der Portkammer. (Abb. 12.1) Unterhalb des Leistenbandes wird eine gerade Schnittführung über ca. 7 cm Länge im Bereiche der Leiste durchgeführt. Die Platzierung der Portkammer sollte idealerweise im proximalen, lateralen Oberschenkelbereich zu finden sein, über dem M. tensor faszia latae. Dieser stellt insbesondere für die Portkammer ein gutes Widerlager da und macht selbst bei adipösen Patienten die Punktion der Portkammer einfach.

Schritt 2
Nach Durchtrennung von Haut und subkutanem Gewebe werden die Selbsthalter eingesetzt (Abb. 12.2).

▷ Praxistipp Bei der Lagerung des Patienten ist darauf zu achten, dass das Becken/unteres Abdomen nicht über der OP-Säule zu liegen kommt, sonst wird die Lagekontrolle über den Bildwandler unmöglich!

Schritt 3
Darstellung einer oberflächlichen Vene für die spätere Implantation des Portkatheter. Wie beschrieben, bestehen mehrere Optionen mit weiteren venösen Zuflüssen, wie z. B. die Vena saphena magna (Abb. 12.3).

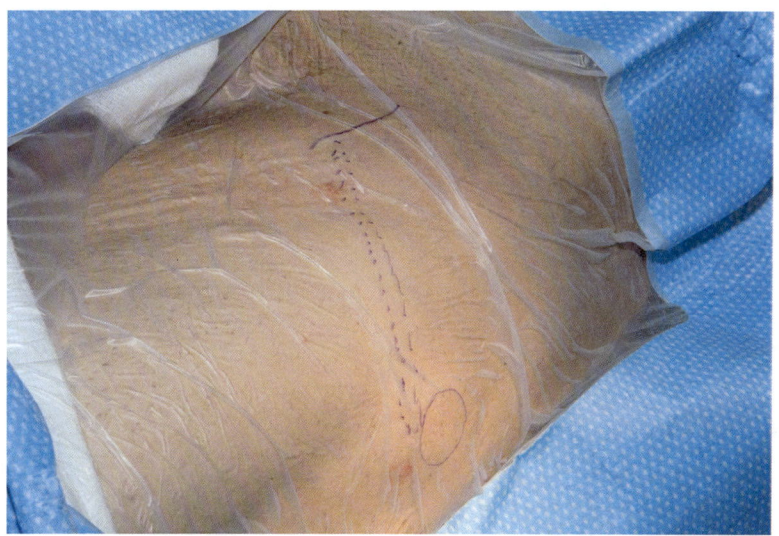

Abb. 12.1 Anzeichnen der Schnittführung in der linken Leiste mit geplanter Tunnelung und Platzierung der Port-kammer an der Außenseite des proximalen Oberschenkels. (© R. Hennes; alle Rechte vorbehalten)

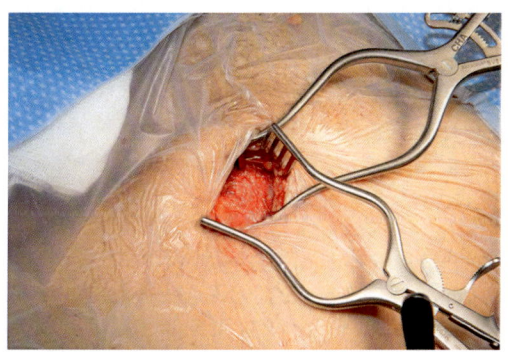

Abb. 12.2 Durchtrennung von Haut und subkutanem Gewebe mit Einsetzten von Selbsthaltern. (© R. Hennes; alle Rechte vorbehalten)

Schritt 4
Anzügeln der Vene nach distal und cranial zur Vorbereitung für die Venae sectio (Abb. 12.4).

Schritt 5
Durchführung der Venae sectio für das Einbringen Portkatheter und ggf. des Führungsdrahtes. Hierzu wird die Vene ca. ein Drittel eingeschnitten und direkt die Schere zum Aufspreizen der Vene eingebracht. Dieses Vorgehen beschleunigt das Einbringen des Portkatheter

und funktioniert besser als den „Umweg" über den mitgelieferten Venenhacken („Schuh").

Bei guten venösen Abflussverhältnissen lässt sich wie in vorliegendem Fall der Portkatheter direkt in die Vena cava inferior vorführen (Abb. 12.5 und 12.6).

▶ Praxistipp Der Portkatheter sollte nur wenige Zentimeter nach dem Zusammenfluss der illiacalen Gefäße zur V. cava inferior zu liegen kommen! In keinem Fall darf der Portkatheter auf Höhe der Nieren platziert werden, ansonsten können bei einer katheterasssoziierten Thrombose die Nieren in erhebliche Mitleidenschaft gezogen werden.

Schritt 6
Das kontrollierte Vorschieben des Portkatheter erfolgt unter Bildwandlerkontrolle. Wie oben beschrieben, können Kontrastmittel oder ein Führungsdraht zur besseren Darstellung eingesetzt werden (Abb. 12.7 und 12.8).

Schritt 7
Knüpfen der vorgelegten Fäden an die Vene und Verschluss nach distal. Bei Punktion der Vena femoralis wird nach Seldinger-Technik vor-

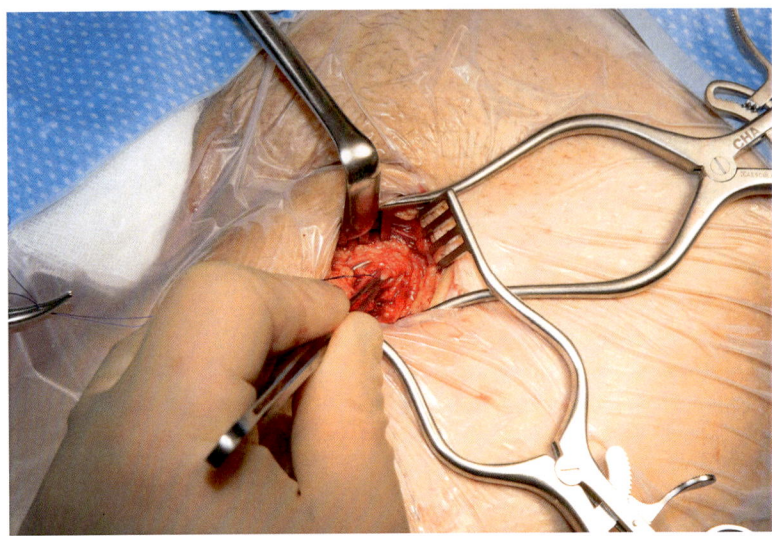

Abb. 12.3 Darstellung der Vene, die für die spätere Implantation genutzt wird. (© R. Hennes; alle Rechte vorbehalten)

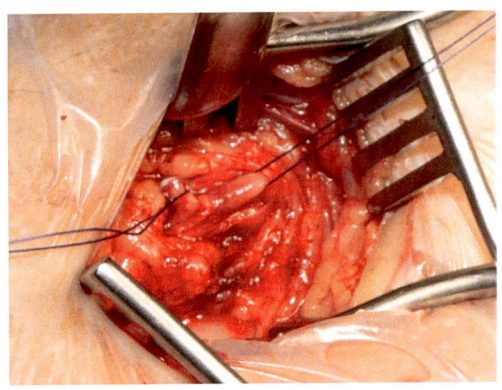

Abb. 12.4 Anzügeln der Vene nach cranial und distal. (© R. Hennes; alle Rechte vorbehalten)

gegangen. Es muss darauf geachtet werden, dass der Katheter nicht abknickt und in einem harmonischen Bogen nach lateral getunnelt wird (Abb. 12.9).

Schritt 8
Schnittführung über der proximalen Außenseite des lateralen Oberschenkel, Darstellung des Tensor faszia latae und Präparation der Porttasche (Abb. 12.10 und 12.11).

Schritt 9
Es erfolgt die Tunnelung und das Durchziehen des Portkatheter zur Porttasche. Danach das Einkürzen des Portkatheter und die Konnektion mit der Portkammer. Platzierung der Portkammer auf dem Tensor faszia latae und Annaht der Portkammer (Abb. 12.12, 12.13, 12.14, 12.15, 12.16, 12.17, 12.18, und 12.19). Es ist immer darauf zu achten, dass keine Knickbildung des Portkatheters auftritt.

Schritt 10
Verschluß der Hautwunden mit intrakutaner Hautnaht und Funktionsprüfung des Portsystem.

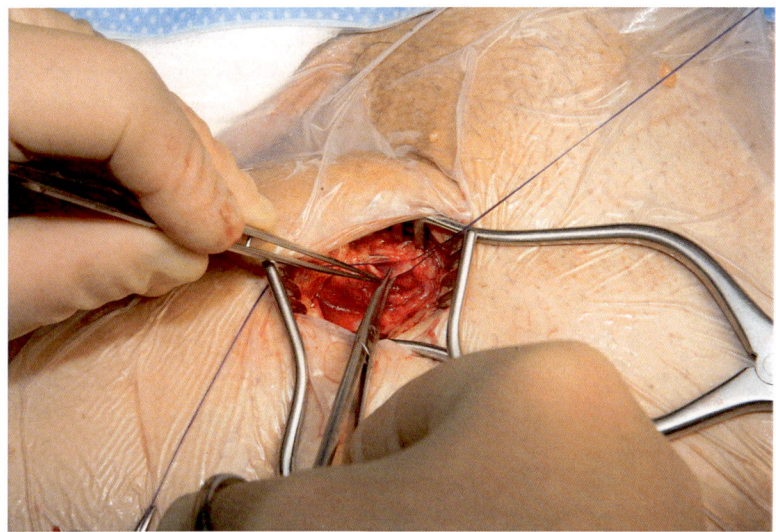

Abb. 12.5 Venae sectio für das Einbringen des Portkatheters und ggf. Führungsdraht. (© R. Hennes; alle Rechte vorbehalten)

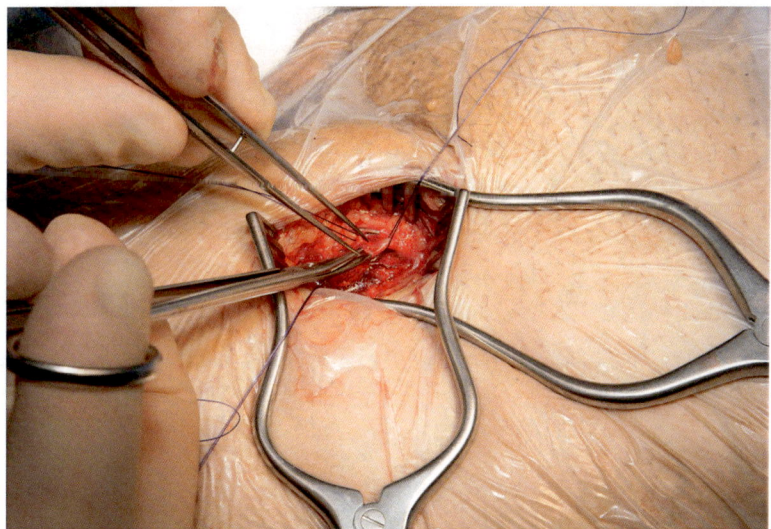

Abb. 12.6 Nach Venae sectio eingehen mit der Schere und Aufspreizen der Vene. (© R. Hennes; alle Rechte vorbehalten)

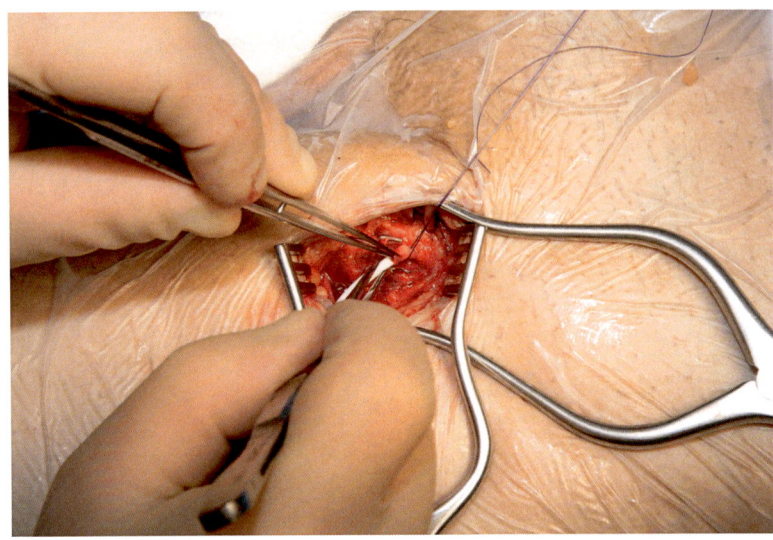

Abb. 12.7 Einführen des Portkatheter, 6,6 F Polyurethan, und Vorschieben unter Bildwandlerkontrolle. (© R. Hennes; alle Rechte vorbehalten)

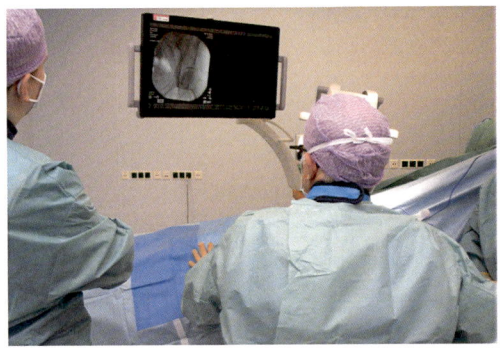

Abb. 12.8 Lagekontrolle des Portkatheters. (© R. Hennes; alle Rechte vorbehalten)

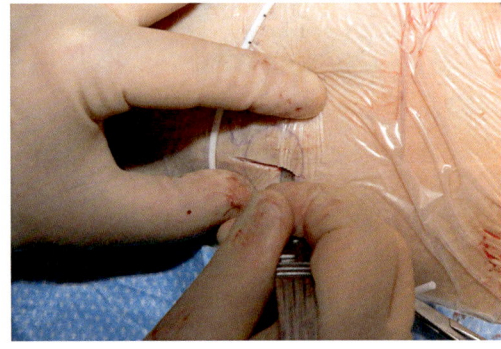

Abb. 12.10 Schnittführung an der Außenseite des proximalen Oberschenkels. (© R. Hennes; alle Rechte vorbehalten)

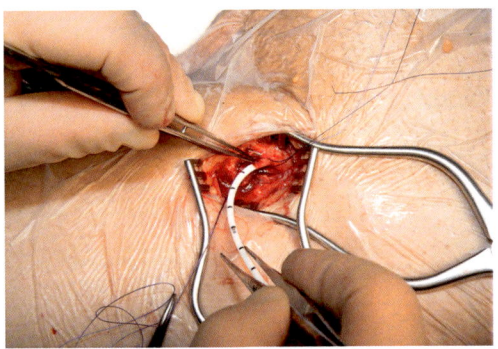

Abb. 12.9 Die vorgelegten Fäden werden an die oberflächliche Vene geknüpft und nach distal verschlossen. (© R. Hennes; alle Rechte vorbehalten)

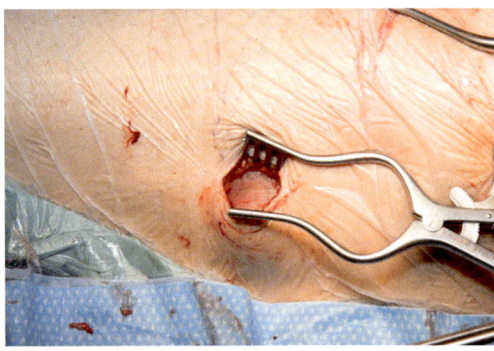

Abb. 12.11 Darstellung des Tensor faszia latae für die Platzierung der Portkammer. (© R. Hennes; alle Rechte vorbehalten)

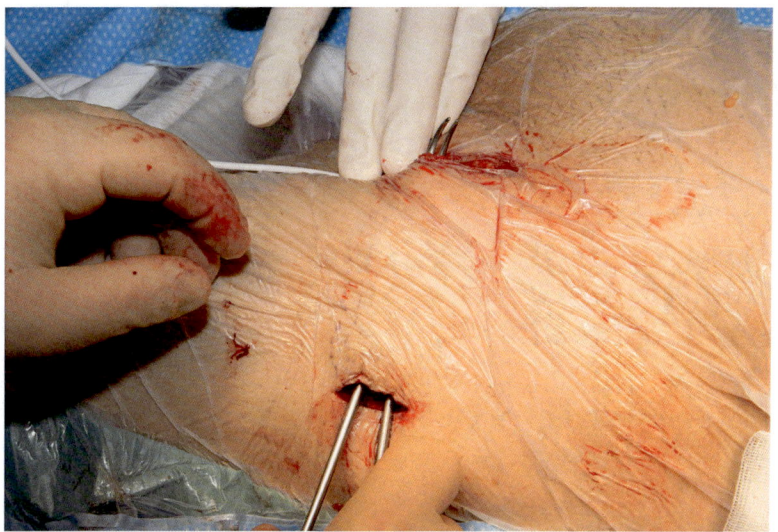

Abb. 12.12 Tunnelung mit dem Overholt. (© R. Hennes; alle Rechte vorbehalten)

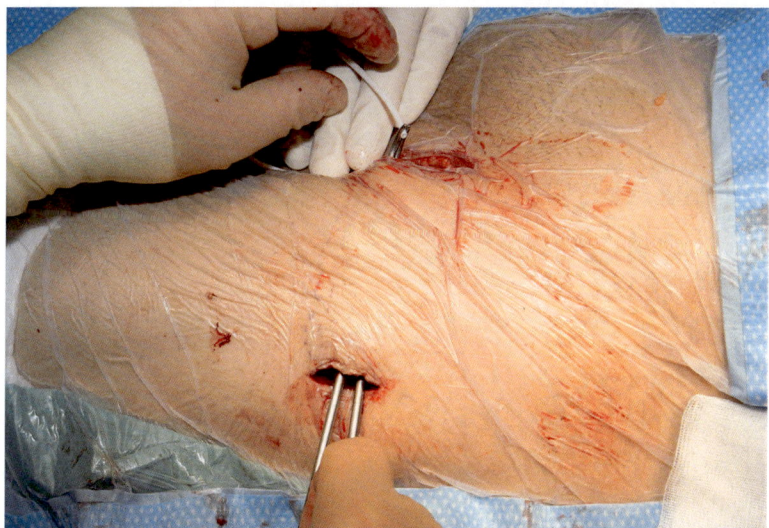

Abb. 12.13 Fassen des Portkatheter-Endes und kontrolliertes Durchziehen zur Porttasche. (© R. Hennes; alle Rechte vorbehalten)

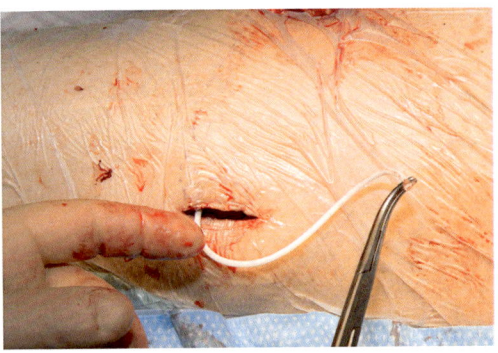

Abb. 12.14 Durchgezogener Portkatheter, der später ohne Abknickung mit der Portkammer verbunden wird. (© R. Hennes; alle Rechte vorbehalten)

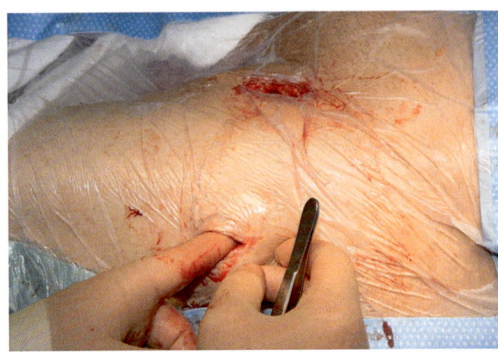

Abb. 12.17 Stumpfes Präparieren der Porttasche für die Platzierung der Portkammer. (© R. Hennes; alle Rechte vorbehalten)

durch Punktion der Portkammer mit Aspiration von Blut, Spülung und Blockung mit Kochsalz (Abb. 12.20).

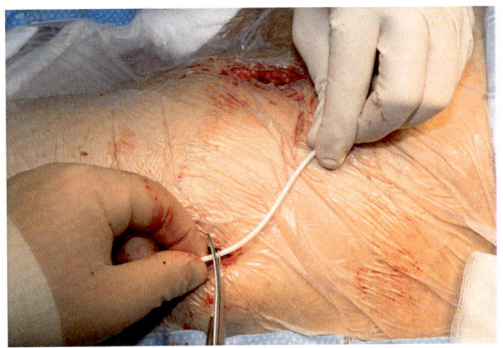

Abb. 12.15 Einkürzen des Katheters. (© R. Hennes; alle Rechte vorbehalten)

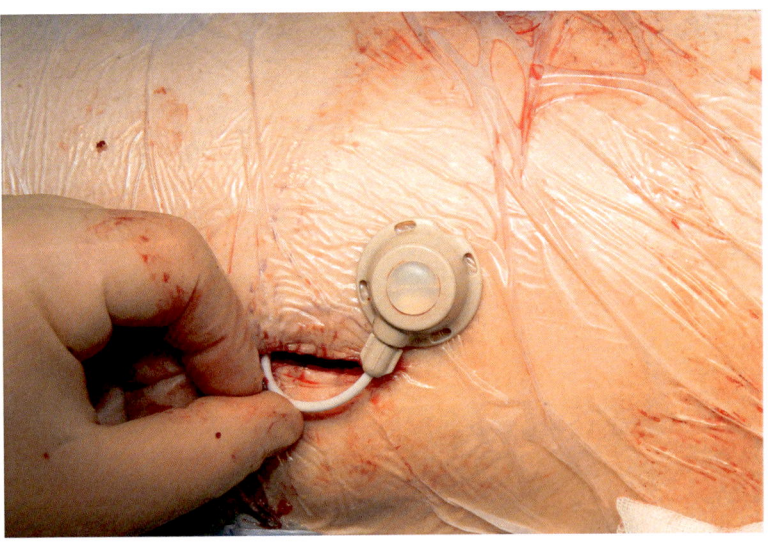

Abb. 12.16 Konnektion mit der Portkammer. (© R. Hennes; alle Rechte vorbehalten)

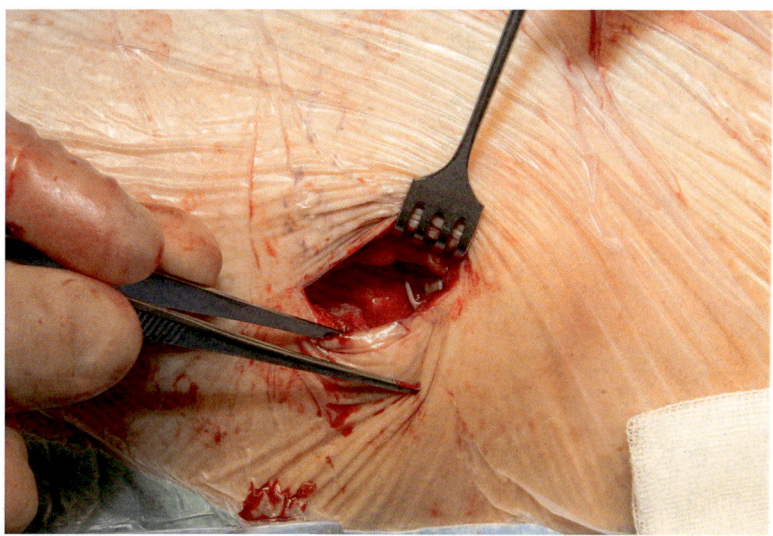

Abb. 12.18   Platzierung der Portkammer auf dem Tensor faszia latae. (© R. Hennes; alle Rechte vorbehalten)

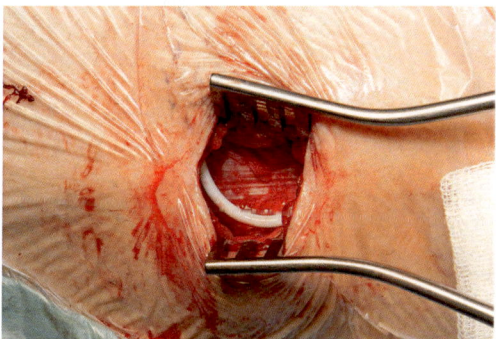

Abb. 12.19   Beachtung des harmonischen Katheterverlaufs ohne Abknickung. (© R. Hennes; alle Rechte vorbehalten)

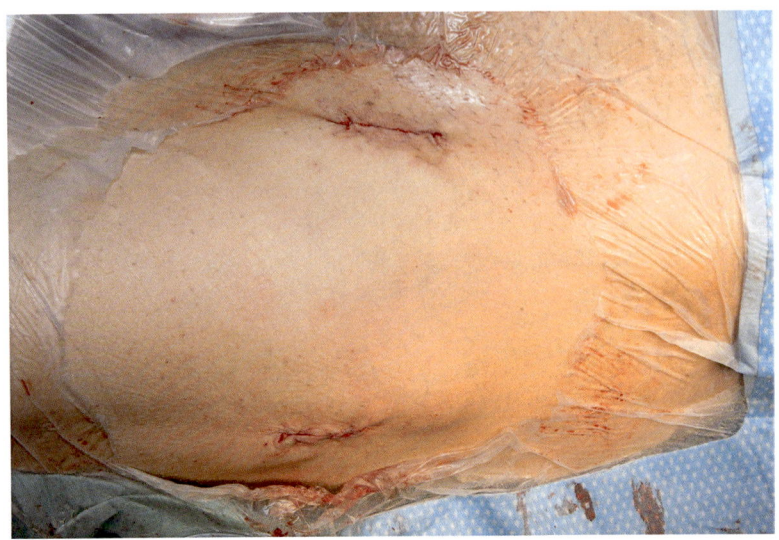

Abb. 12.20 Verschluss beider Wunden mit intrakutaner Hautnaht. (© R. Hennes; alle Rechte vorbehalten)

Literatur

Hennes R, Hofmann H (2016) Ports. Springer. ISBN 978-3-662-43640-0

Modifizierte Seldinger-Technik und mikrochirurgische Verfahren zur Port- und Hickman-Implantation

13

Roland Hennes

▶ Die Herausforderung für jeden Operateur ist die große Variation der Venen, die für die Portimplantation in unterschiedlichsten Kaliberstärken vorzufinden sind. Die idealerweise großlumige Vena cephalica, die eine einfache Anlage des Portkatheters über die Venae sectio zulässt, ist nicht immer in der gewünschten Kaliberstärke vorhanden. Insbesondere bei Rezidiveingriffen und Revisionen sind ergänzende Techniken notwendig, um den Patienten sicher und kompetent zu versorgen. Die modifizierte Seldinger-Technik ist ein solches Verfahren, welches für fast alle Situationen Möglichkeiten und Lösungen für die Portimplantation bereithält.

Die Herausforderung für jeden Operateur ist die große Variation der Venen, die für die Por-

R. Hennes (✉)
Klinik für Allgemein-, Viszeral- und Transplantationschirurgie, Universitätsklinikum Heidelberg, Heidelberg, Deutschland
E-Mail: Roland.Hennes@med.uni-heidelberg.de

Ergänzende Information Die elektronische Version dieses Kapitels enthält Zusatzmaterial, auf das über folgenden Link zugegriffen werden kann https://doi.org/10.1007/978-3-662-67271-6_13. Die Videos lassen sich durch Anklicken des DOI Links in der Legende einer entsprechenden Abbildung abspielen, oder indem Sie diesen Link mit der SN More Media App scannen.

timplantatation in unterschiedlichsten Kaliberstärken vorzufinden sind. Die idealerweise großlumige Vena cephalica, die eine einfache Anlage des Portkatheters über die Venae sectio zulässt, ist nicht immer in der gewünschten Kaliberstärke vorhanden. Immer wieder zeigt sich, dass auch bei Ersteingriffen durch anatomische Gegebenheiten und Voroperationen und nicht zuletzt bei Rezidiv-Eingriffen veränderte, ungünstige Verhältnisse vorliegen. Weiterhin finden sich bei onkologischen Patienten sehr häufig eine Reduktion ihrer Venen i. S. von sehr schmalen oder auch thrombosierten Venen. Für Erwachsene hat sich ein Portkatheter-Durchmesser von 6,6 bis 8 French für die Implantation bewährt. Da die Venen sich sehr gut dehnen, ist hier ein gewisser Spielraum vorhanden. Letztendlich kommt man operativ dennoch an seine Grenzen, wenn die Vene beispielsweise nur 1 mm oder 0,5 mm durchmisst. Gerade bei Rezidiv-Eingriffen, bei denen die Vena cephalica durch die Voroperationen schon „verbraucht" ist, lässt sich diese oftmals nicht mehr nutzen. Es bestehen z. B. Teil-Thrombosen oder sehr kleine Begleitvenen des Musculus pectoralis. Hier ist die modifizierte Seldinger-Technik eine gute Möglichkeit, auch solche Hindernisse zu überwinden und diese Venen zu nutzen.

Betrachtet man die Anatomie der Mohrenheim'schen Grube, so lässt sich die Vena cephalica in einem ausreichenden Durchmesser zu 90 % darstellen, das zeigen die durchgeführten

Studien der PORTAS-1–3. Bei Wiederholungseingriffen respektive Rezidiven und anatomischen Variationen nimmt dann die Herausforderung für den Operateur zu. Hier zeigen sich, wie oben bereits erwähnt, dann oftmals nur noch Begleitvenen des Musculus pectoralis oder andere Venenverläufe, die einen Durchmesser von 0,5 mm bis 1 mm aufweisen. Diese Venen lassen sich mit regulären Instrumenten nicht mehr operativ bearbeiten, hier ist notwendigerweise ein mikrochirurgisches Verfahren anzuwenden und mit Lupenbrille in 2- bis 3-facher Vergrößerung zu arbeiten.

Um ein mikrochirurgisches Verfahren per Venae sectio zur Portimplantation anzuwenden, muss jedoch zunächst auf die modifizierte Seldinger-Technik eingegangen werden, da diese die Voraussetzung ist, ein mikrochirurgisches Verfahren anzuwenden.

Die modifizierte Seldinger-Technik ergänzt in idealer Weise das standardisierte Vorgehen via Vena sectio. Nicht nur bei sehr kleinen Venen, sondern auch bei Obliterationen, Verengungen der Vena cephalica und oder auch der Vena subclavia gelingt es mit dieser Technik, Widerstände zu überwinden und den Weg frei zu machen, um den Port-/Hickman-Katheter sicher vor dem Vorhof zu platzieren.

Prinzipiell ist diese Technik die offene Anwendung des Seldinger-Verfahrens, welches wir z. B. von der Anlage des ZVK her kennen.

In Abb. 13.1 wird der OP-Situs mit einer ca. 0,5 mm starken Vene dargestellt, dazu im Kontrast der Portkatheter. Hier zeigt sich deutlich das Missverhältnis zwischen der Vene und dem Portkatheter. Für solch kleine Venen wählen wir einen Führungsdraht, der an der Spitze 0,3 mm misst.

Nach Anschlingen der Vene wird diese mikrochirurgisch, mit Unterstützung einer Lupenbrille, in Venae-sectio-Technik eröffnet (Abb. 13.2). Hierbei ist darauf zu achten, keinen starken Zug über den Faden auf die Vene auszuüben, um ein Abreißen zu vermeiden.

Danach wird ein Führungsdraht der Stärke 0.3 mm eingeführt und unter Bildwandlerkontrolle zum Vorhof des Herzens vorgeschoben (Abb. 13.3).

Dies gelingt i. d. R. problemlos. Zeigen sich Verzweigungen, kann mit verschiedenen Manövern der Weg zum Vorhof des Herzens gefunden werden.

▶ Praxistipp Durch Zug am Arm der zu operierenden Seite lässt sich oft eine Begradigung der Vene erzielen, sodass dann ein einfaches Vorschieben möglich ist. Auch sind oft einfache Manöver wie das Kopfdrehen hilfreich, um den Führungsdraht zu manövrieren.

Nach Vorschieben des Führungsdrahtes und korrekter Position vor dem Vorhof (Abb. 13.4) wird dann eine Schleuse über den Führungsdraht eingeführt (Abb. 13.5). Diese wird dann unter drehenden Bewegungen über den Führungsdraht und unter Bildwandlerkontrolle über die Vena subclavia in Richtung des Vorhofs vorgeschoben. Es hat sich bewährt, die Schleuse nicht weiter als über das mediale Claviculadrittel vorzuschieben, um keine Verletzungen an der Cava superior zu verursachen. Bevor die Schleuse mit Dilatator vorgeschoben wird, sollte die distale Ligatur geknüpft sein, um Blutungen von peripher zu vermieden. Solch kleine Venen mit einem Durchmesser bis 1 mm können nach Einführen des Dilatators mit Schleuse ein- oder auch abreißen. Dies verursacht jedoch keinerlei relevante Blutungen, wie unsere Erfahrungen nach mehreren tausenden Anwendungen dieser Technik zeigen.

Nach Platzierung der Schleuse und des Dilatators wird der Führungsdraht und der Dilatator zurückgezogen und der Portkatheter eingeführt (Abb. 13.6).

Unter Bildwandlerkontrolle erfolgt dann ein weiteres Vorschieben des Portkatheters bis zum Vorhof des Herzens (Abb. 13.7).

Danach Entfernung der Schleuse und Einkürzen des Katheters. Es folgen dann die weiteren Schritte wie in Kap. 10 (Venae sectio der Vena cephalica) dargestellt, bis zum Abschluss der Operationen.

Das operative Vorgehen der modifizierten Seldinger-Technik kann als Video angesehen werden (Abb. 13.8).

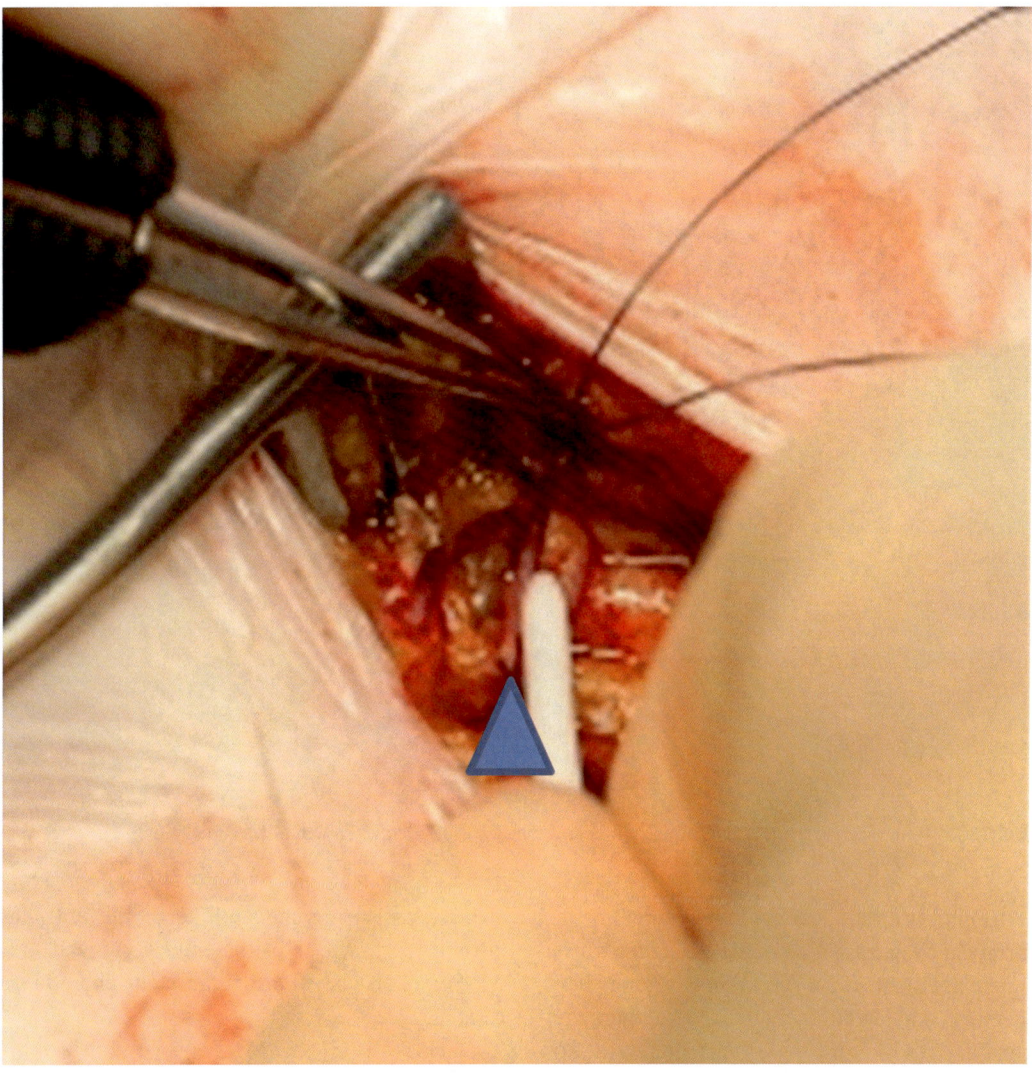

Abb. 13.1 Missverhältnis des Venendurchmesser 0.5 mm zum Katheter (6,6 Fr). Die Spitze des blauen Dreiecks zeigt auf die Vene. (© R. Hennes; alle Rechte vorbehalten)

Dieses Vorgehen hat sich als ein sicheres Verfahren zur Implantation von Portkathetern bewährt, wenn kleine Venenverhältnisse oder schwierige anatomische Gegebenheiten vorhanden sind. Das Verfahren lässt sich in verschiedenen Variationen anwenden. So kann z. B. der Portkatheter auch alleine über den Führungsdraht vorgeschoben werden. Hier hat sich eine konische Portkatheterspitze sehr bewährt. Dies bieten aber nur wenige Hersteller und kann nur bei Polyurethan-Kathetern technisch umgesetzt werden. Dies ist der Nachteil von Silikon-Kathetern, bei denen allenfalls eine Rundung der

Katheterspitze technisch geformt werden kann. Durch die konische Spitze des Portkatheters kann dieser gerade bei kleinen Venen sehr gut eingeführt werden, insbesondere bei der modifizierten Seldinger-Technik kann mit solch einem Katheter es auch gelingen, den Katheter in eine kleine Vene ohne Dilatator und Schleuse einzuführen.

Auch bei einer ausreichend großlumigen Vena cephalica kommt es immer wieder vor, dass der eingeführte Portkatheter in eine Abzweigung abweicht, die nicht zum Vorhof des Herzens führt. In diesem Fall kann

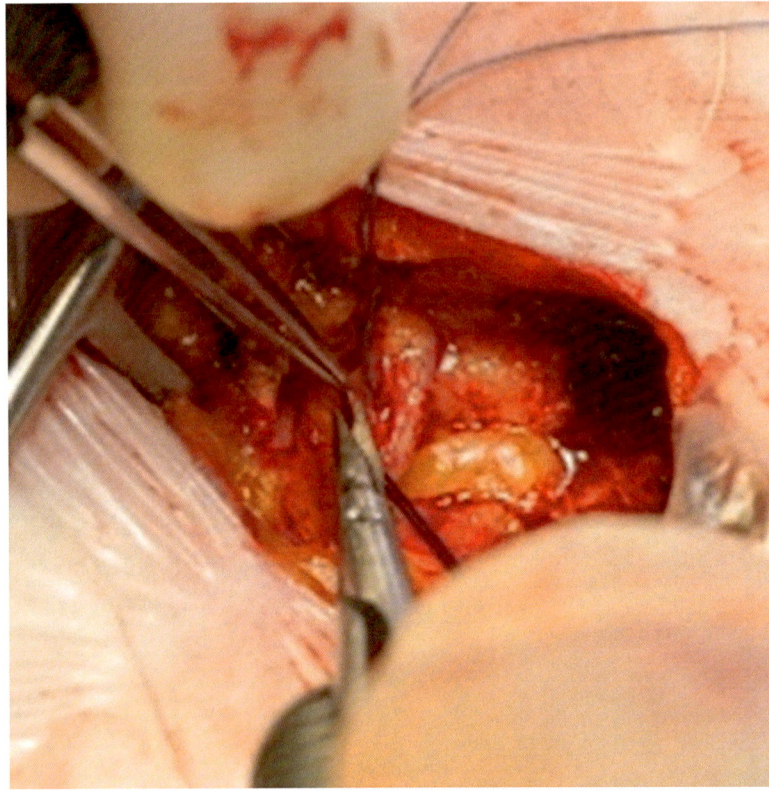

Abb. 13.2 Venae sectio mit mikrochirurgischen Instrumenten. (© R. Hennes; alle Rechte vorbehalten)

der Führungsdraht genutzt werden, um den korrekten Weg zum Vorhof des Herzens zu navigieren. Für all diese Verfahren ist eine intraoperative Anwendung eines Bildwandlers notwendig. EKG-kontrollierte Verfahren zur korrekten Platzierung des Portkatheters schließen solche Verfahren aus und begrenzen die operativen Möglichkeiten deutlich. Nach unserer Erfahrung ist ein EKG-gesteuertes Verfahren bei Portanlagen in der Schwangerschaft sinnvoll. Die viel diskutierte, intraoperative Strahlenbelastung ist bei modernen Bildwandlern sehr gering, insbesondere bei allen onkologischen Patienten, die regelhafte CT-Untersuchungen und weitere benötigen, ist die Strahlenbelastung im Verhältnis zu einer Lagekontrolle mit Bildwandler für diese Patienten zu vernachlässigen. Die Strahlenbelastung für das Personal ist ebenso sehr gering und stellt keine relevante Belastung dar, wie Dosimeterauswertungen des OP-Personals bei Portoperationen über Jahre zeigten.

Fallbeispiel: Thrombose der Vena subclaviaSo ergeben sich manchmal spezielle Situationen, wie in Abb. 13.9, 13.10 und 13.11 dargestellt, bei welchen durch eine Thrombose der Weg für die Implantation über die linke Vena subclavia zum Vorhof des Herzens nicht möglich war. Es ließ sich aber über den Führungsdraht der Weg für den Portkatheter über die rechte Seite finden, wie in der Röntgenabbildung zu sehen ist (Abb. 13.10). Der Katheter wurde dann auch über diesen Weg eingelegt, mit einer sehr guten Funktion. ◄

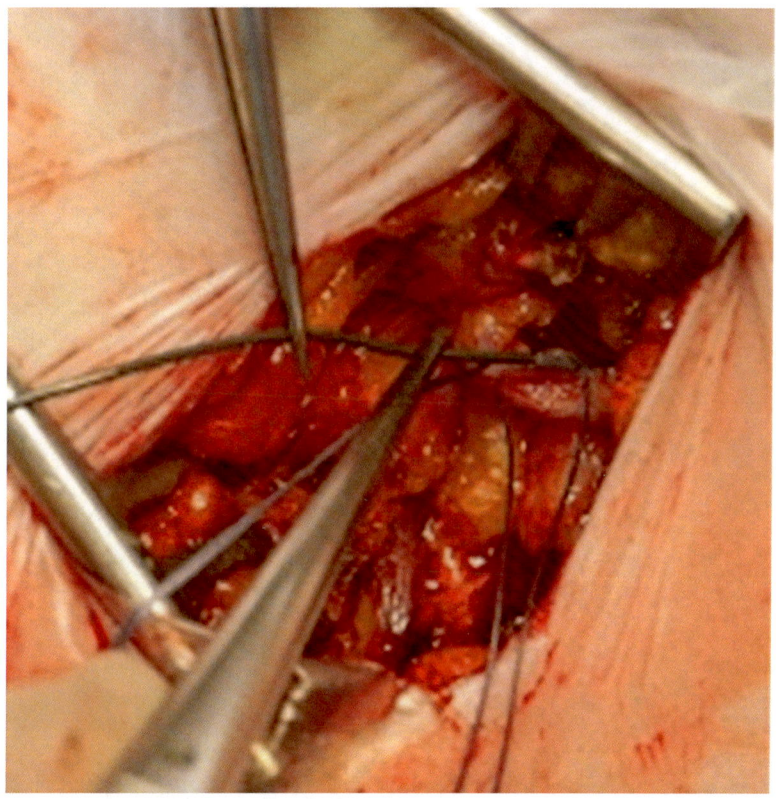

Abb. 13.3 Einführen des Führungsdrahtes in die Vene. (© R. Hennes; alle Rechte vorbehalten)

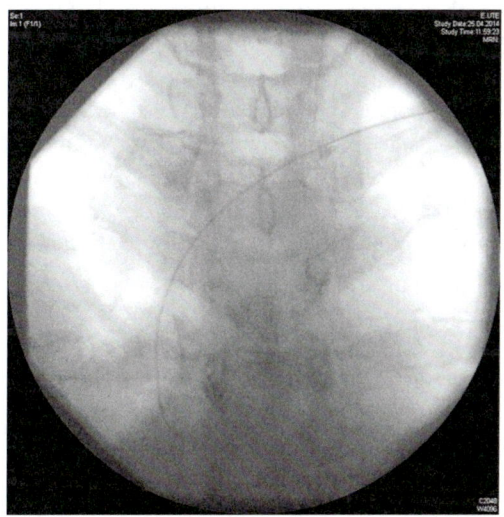

Abb. 13.4 Nach Einführen des Führungsdrahtes Röntgenkontrolle und Bildwandlerdokumentation. (© R. Hennes; alle Rechte vorbehalten)

Diese Techniken bedürfen allerdings einer größeren operativen Erfahrung und gehören in die Hand eines geübten Operateurs. Um diese Techniken für alle Gegebenheiten gut durchzuführen, bedarf es auch verschiedener Führungsdrähte in unterschiedlichen Stärken. Weiterhin hat sich hierfür auch eine Drehschraube bewährt, die auf den Draht montiert wird, um den Führungsdraht sicher zu navigieren.

Die Anwendung der modifizierten Seldinger-Technik in Kombination mit einem mikrochirurgischen Verfahren ist sicher aufwendiger als eine normale Portimplantation. Der Vorteil dieser operativen Technik gewährleistet auch, schwierige operative Herausforderungen zu meistern und die Gewissheit zu haben, wie in PORTAS-3-Studien gezeigt werden konnte (Hüttner et al. 2015), dass kein Pneumothorax erzeugt wird. Der Pneumothorax ist eine allei-

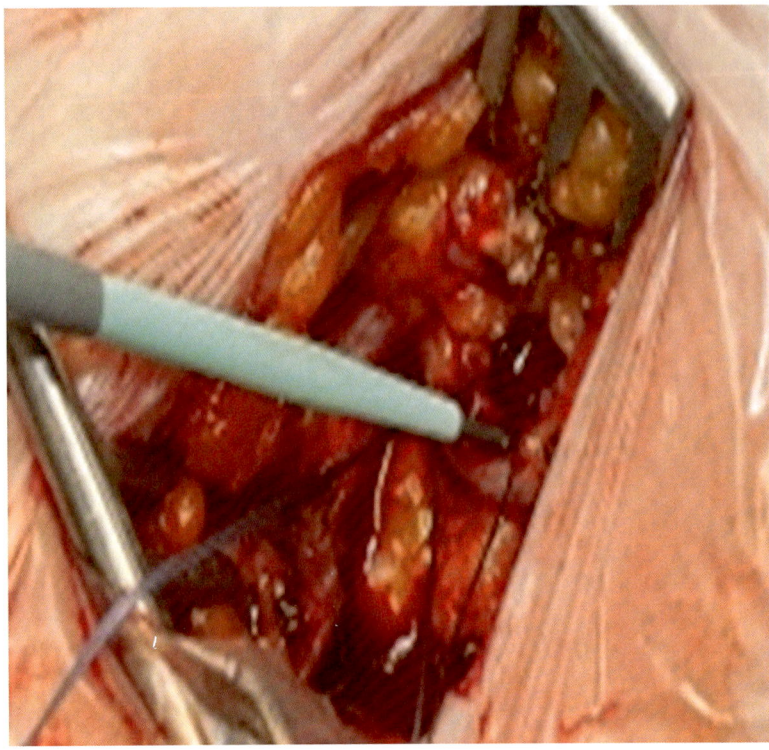

Abb. 13.5 Einbringen der Schleuse mit Dilatator über den Führungsdraht. (© R. Hennes; alle Rechte vorbehalten)

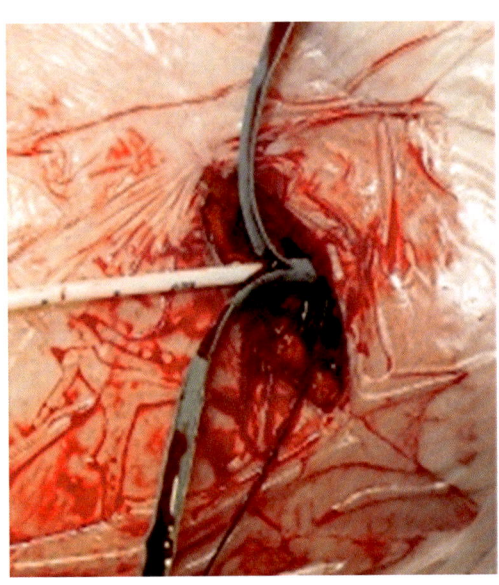

Abb. 13.6 Einbringen des Portkatheters über die Schleuse nach Entfernung des Dilatators und Führungsdrahts. Danach Entfernung der Schleuse. (© R. Hennes; alle Rechte vorbehalten)

nige Komplikation des Punktionsverfahrens im Rahmen der Portimplantationen. Unserer Auffassung nach lohnt es sich immer, die modifizierte Seldinger-Technik anzuwenden, wenn nötig, auch als mikrochirurgisches Verfahren. Den etwas höheren operativen Zeitaufwand nehmen wir gerne in Kauf, um für den Patienten keine unnötigen Risiken und Komplikationen zu erzeugen.

Diese Techniken lassen sich für alle zentralvenösen Katheter anwenden. Das heißt, wir nutzen diese Techniken auch für die Anlage von Hickman-Kathetern. Gerade bei dem großblumigen oder doppellumigen Hickman-Katheter kann die modifizierte Seldinger-Technik mit offenem Einführen eines Führungsdrahtes und folgender Anwendung von Dilatator und Schleuse sehr gut genutzt werden. Auch für die Hickman-Anlage wird in dieser Beziehung keine Punktionstechnik benötigt und die Anlage des Ernährungskatheters kann problemlos und ohne

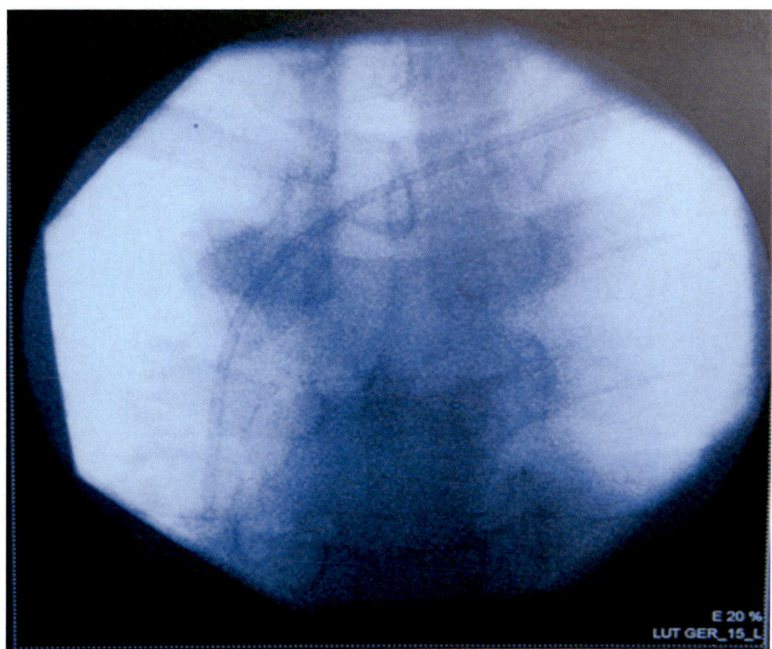

Abb. 13.7 Vorschieben des Portkatheters ca. einen Wirbelkörper unterhalb der Trachealbifurkation. (© R. Hennes; alle Rechte vorbehalten)

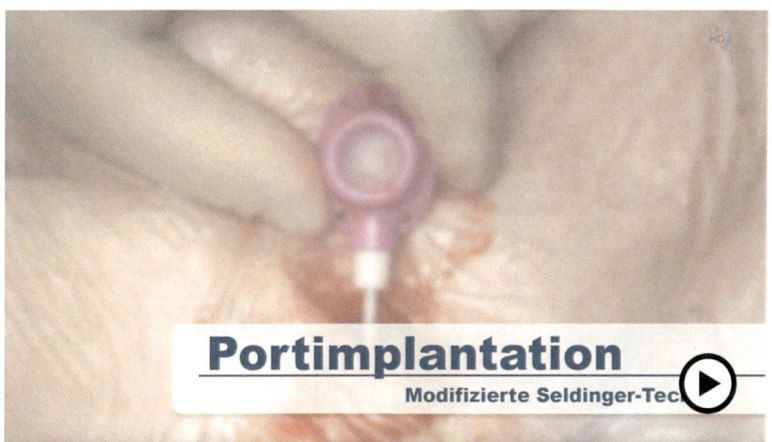

Abb. 13.8 Portimplantation durch modifizierte Seldinger-Technik. (© R. Hennes; alle Rechte vorbehalten). Bitte verwenden Sie zum Abspielen dieses Videos die SN More Media-App und scannen Sie die folgende URL: ▶ https://doi.org/10.1007/000-ber

Komplikationen für den Patienten durchgeführt werden.

In Abb. 13.12 wird das von uns genutzte Material für die mikrochirurgische Technik dargestellt: Führungsdrähte, Schleuse, die mikrochirurgischen Instrumente und die Lupenbrille.

Wir empfehlen, diese Technik zu lernen und als Zusatzverfahren zu etablieren. Es dient der Reduzierung von intraoperativen Komplikationen, beschleunigt das operative Vorgehen und vermeidet einen frustranen Abbruch der Operation.

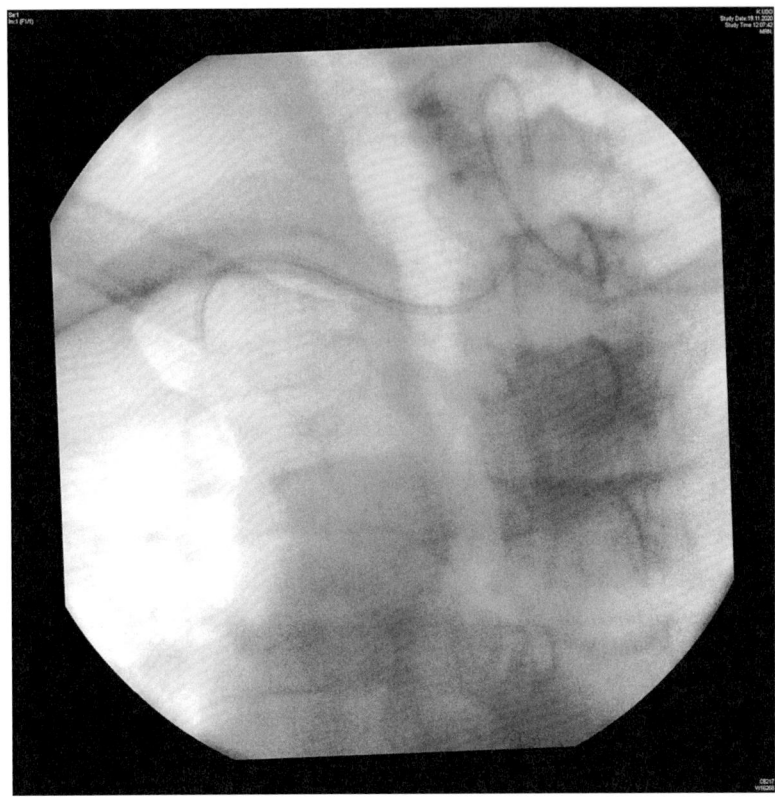

Abb. 13.9 Fallbeispiel: Überwindung einer Thrombose im Bereich der linken Vena subclavia links mit „Schleifenbildung" über Kollateralen und Eingehen auf die rechte Vena subclavia. (© R. Hennes; alle Rechte vorbehalten)

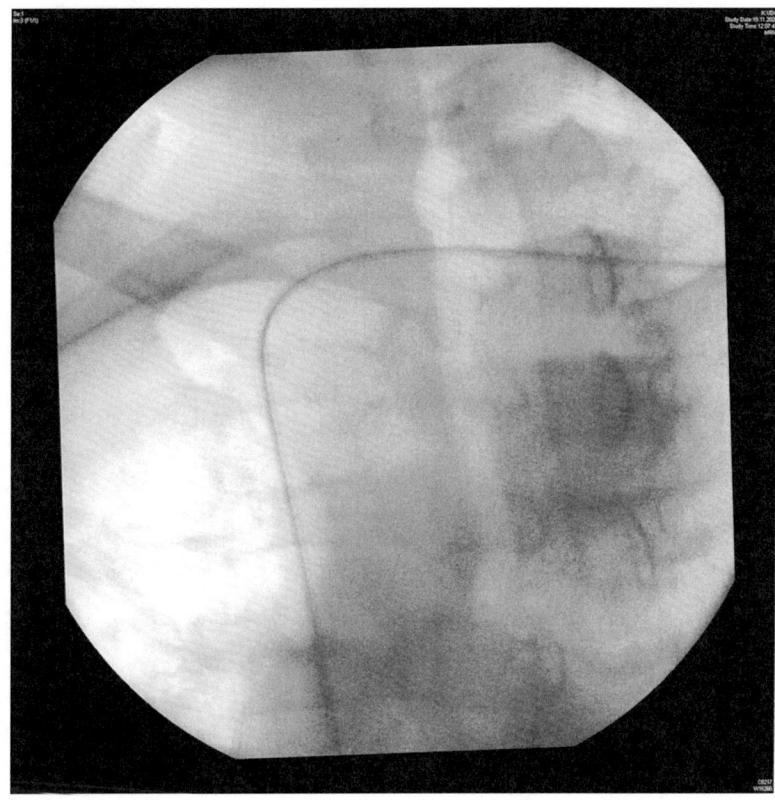

Abb. 13.10 Korrektur der Schleifenbildung und Begradigung des Führungsdrahtes über die Vena Cephalica und Subclavia links auf die rechte Seite. Danach problemloses Einbringen des Portkatheter über den Führungsdraht. (© R. Hennes; alle Rechte vorbehalten)

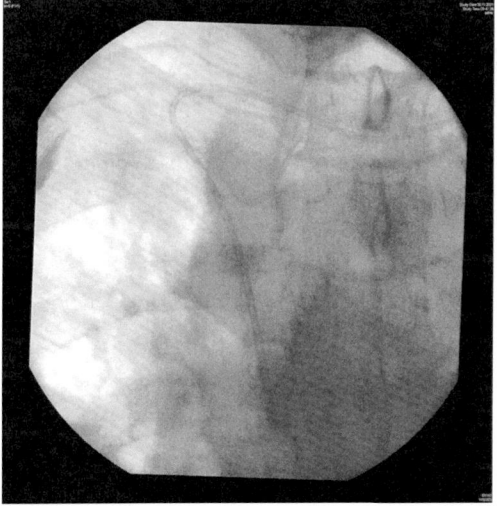

Abb. 13.11 Entfernung des Führungsdrahtes und definitive Platzierung des Portkatheters. (© R. Hennes; alle Rechte vorbehalten)

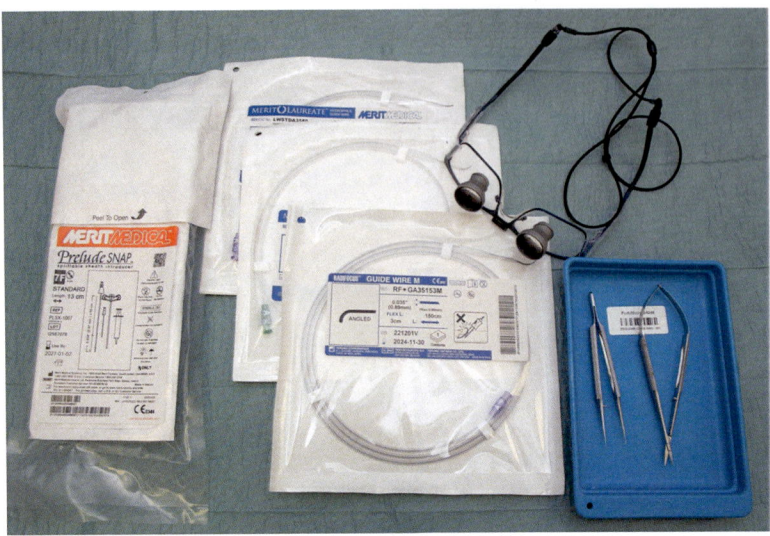

Abb. 13.12 Material für die mikrochirurgische Technik, Schleuse, Führungsdrähte, mikrochirurgische Instrumente und Lupenbrille. (© R. Hennes; alle Rechte vorbehalten)

Literatur

Knebel P, Fischer L, Huesing J et al (2009) Randomized clinical trial of a modified Seldinger technique for open central venous cannulation for implantable access devices. Br J Surg 96:159–165

Knebel P, Lopez-Benitez R, Fischer L et al (2011) Insertion of totally implantable venous access devices: an expertise-based, randomized, controlled trial (NCT00600444). Ann Surg 253:1111–1117

Hüttner FJ, Bruckner T, Alldinger I et al (2015) Frequency of pneumothorax and haemothorax after primary open versus closed implantation strategies for insertion of a totally implantable venous access port in oncological patients: study protocol for a randomised controlled trial. Trials 16:128

Polychronidis G, Hennes R, Engerer C et al (2017) Use of a hydrophilic coating wire reduces significantly the rate of central vein punctures and the incidence of pneumothorax in totally implantable access port (TIAP) surgery. BMC Surg 17:131

De-Hua Chang

▶ Zentrale Venenkatheter sind in der Medizin für die Versorgung von Patienten, die einen langfristigen venösen Zugang benötigen, nicht mehr wegzudenken. Sie bieten einen sicheren und gleichzeitig vielfach verwendbaren Zugangsweg und ersparen den Patienten oftmals die Unannehmlichkeit einer schwierigen Punktion peripherer Venen. Mit der zunehmenden Verwendung zentralvenöser Katheter ist allerdings auch die Häufigkeit katheterbedingter Thrombosen gestiegen. Langzeitkatheter sind für 10 % aller tiefen Venenthrombosen bei Erwachsenen verantwortlich, bei Kindern liegt der Anteil gar bei 50–80 % (Citla Sridhar D et al. 2020). Nicht selten stellen dabei multiple periphere oder zentrale chronische Gefäßverschlüsse eine große Herausforderung für die erneute Implantation eines Portkatheters über die obere Extremität dar. Verschiedene minimal-invasive Techniken und alternative Zugangswege wurden für Situationen etabliert, bei denen eine Implantation über den konventionellen Weg nicht mehr möglich ist. Am häufigsten werden in der Literatur hierbei Zugänge über die V. femoralis communis, die V. hepatica und die V. cava inferior beschrieben (Denny DF 2011; Grözinger G et al. 2018). Aufgrund des geringeren Patientenkomforts und der hohen Infektionsrate sollte die V. femoralis communis allenfalls als vorübergehender Zugang, aber, wenn möglich, nicht für die Langzeittherapie genutzt werden (Ge X et al. 2012). Im Folgenden soll eine detaillierte Beschreibung der transhepatischen und translumbalen Port-Implantation gegeben werden.

14.1 Transhepatische Portanlage

Präinterventionell wird die Zielvene für die Punktion mittels Sonographie bestimmt. In der Regel ist die rechte Lebervene aufgrund des langstreckig geradlinigen Verlaufs am besten für die Portanlage geeignet. Der Eingriff kann in Analgosedierung durchgeführt werden. Es erfolgt eine ausgiebige Lokalanästhesie entlang des Zugangswegs bis an die Leberkapsel. Anschließend wird ein Hautschnitt gesetzt. Eine Chiba-Nadel (21–22 Gauge, 15 cm lang) wird unter Ultraaschallkontrolle subkostal bzw. im Bereich des kaudalen Drittels der Leber (ICR 10–12) in der mittleren rechten Axillarlinie eingeführt. Die Punktionsrichtung verläuft parallel zu den Rippen, sodass die rechte Lebervene in einem möglichst flachen Winkel getroffen wird. Die korrekte

D.-H. Chang (✉)
Radiologie und Nuklearmedizin, Kantonsspital Luzern, Luzern, Schweiz
E-Mail: de-hua.chang@luks.ch

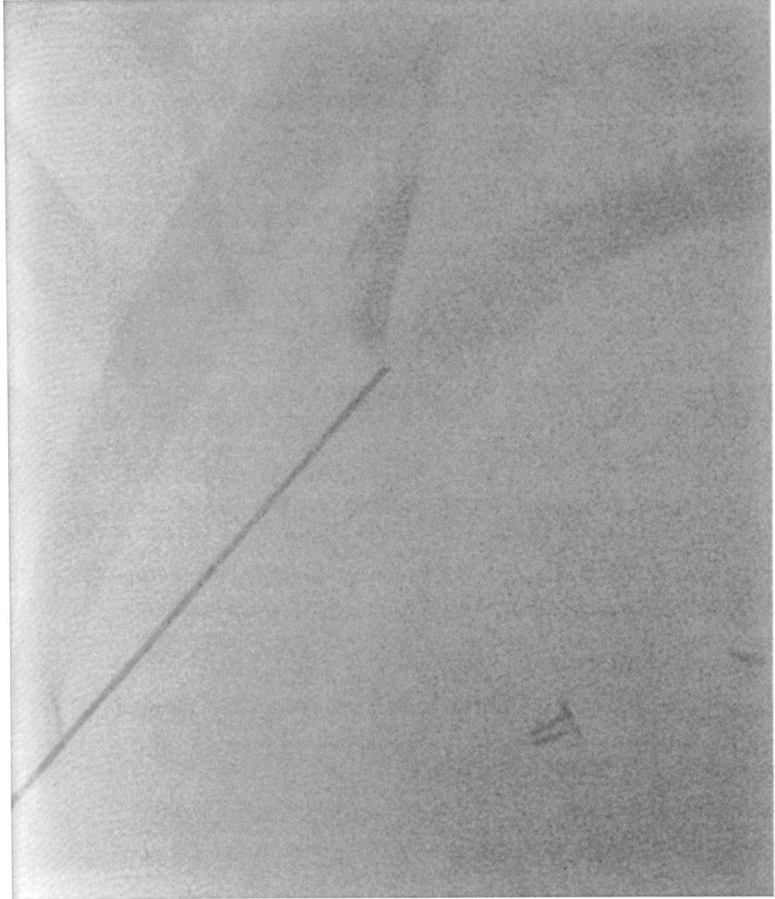

Abb. 14.1 Eine Kontrastmittelinjektion über die Nadel bestätigt die korrekte Lage in der rechten Lebervene

Position der Nadel wird durch eine Kontrastmittelinjektion abgesichert, und der Führungsdraht wird bis in den rechten Vorhof eingeführt (Abb. 14.1). Es erfolgt der Wechsel auf einen stabilen Wechseldraht über eine 4-F-Schleuse oder einen Dilatator. Im Anschluss wird nach Vordilatation des Trakts eine Peel-away-Schleuse eingeführt. Der Portkatheter wird über die Schleuse eingebracht. Die Spitze des Katheters sollte zunächst im rechten Vorhof platziert und erst nach Entfernung der Schleuse in die V. cava inferior zurückgezogen werden. (Ein nachträglicher Vorschub des Katheters nach Entfernung der Schleuse ist aufgrund des Reibungswiderstands deutlich erschwert.)

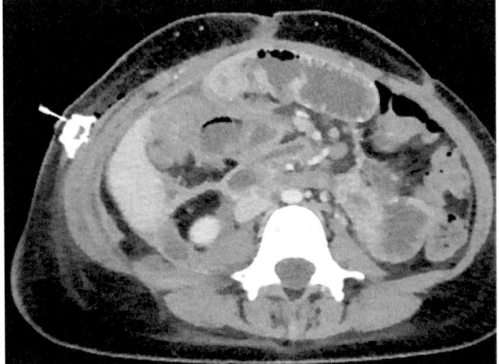

Abb. 14.2 Axiale Kontrastmittel-gestützte Computertomographie: Die Portkammer ist auf der Faszie des M. obliquus externus abdominis fixiert

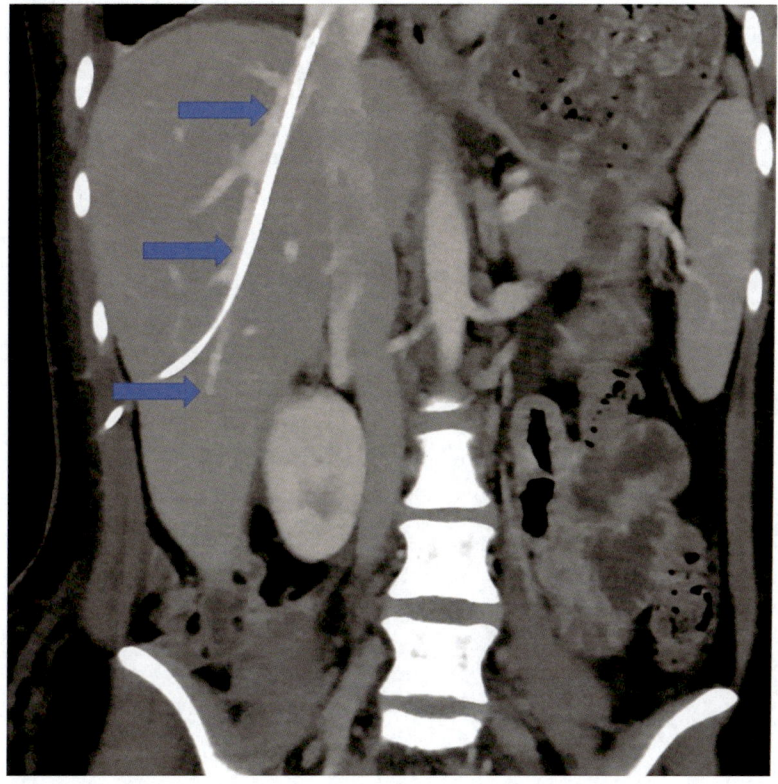

Abb. 14.3 Kontrastmittel-gestützte Computertomographie (koronare Reformation): über die V. hepatica dextra (Pfeile) eingebrachter Portkatheter

Der Hautschnitt für die Präparation der Port-tasche erfolgt nach Lokalanästhesie am ventrolateralen Oberbauch unterhalb des Rippen-bogens. Es werden zwei resorbierbare Halte-fäden auf der Faszie des M. obliquus externus abdominis vorgelegt. Im Anschluss erfolgt der subkutane Durchzug des Portkatheters in die Porttasche. Der Katheter wird mit der Portkam-mer verbunden, und die Durchgängigkeit wird mittels Aspiration geprüft. Das System wird mit NaCl-Lösung gespült und kann zusätzlich mit Heparin (500 IE) geblockt werden. Die Port-kammer wird am Ende des Eingriffs über die vorbereiteten Haltenähte an der Faszie befestigt und die Wunde verschlossen. Die Lage des Ka-theters und der Portkammer wird in Abb. 14.2 und 14.3 gezeigt.

Dislokationen des Katheters im Sinne von Schlaufenbildungen zwischen Bauchwand und Leberkapsel können insbesondere in der An-fangzeit aufgrund von Atemexkursionen ent-stehen. Die Prüfung der korrekten intravasalen Lage vor jeder Infusion (Aspiration von Blut, sonographisch oder mittels Röntgen/Durch-leuchtung) ist daher zwingend erforderlich.

14.2   Translumbale Portanlage

Der Eingriff erfolgt in Bauchlage des Patienten unter Vollnarkose. Die CT-gesteuerte Punktion mittels 21–22-Gauge-Nadel beginnt oberhalb des rechten Beckenkamms und verläuft durch den oberen Anteil der Psoasmuskulatur. Die V. cava inferior wird unterhalb der Einmündung der Nierenvenen penetriert. Es sollte auf eine leicht nach kranial gekippte Verlaufsrichtung der Nadel geachtet werden, um eine Knickbildung

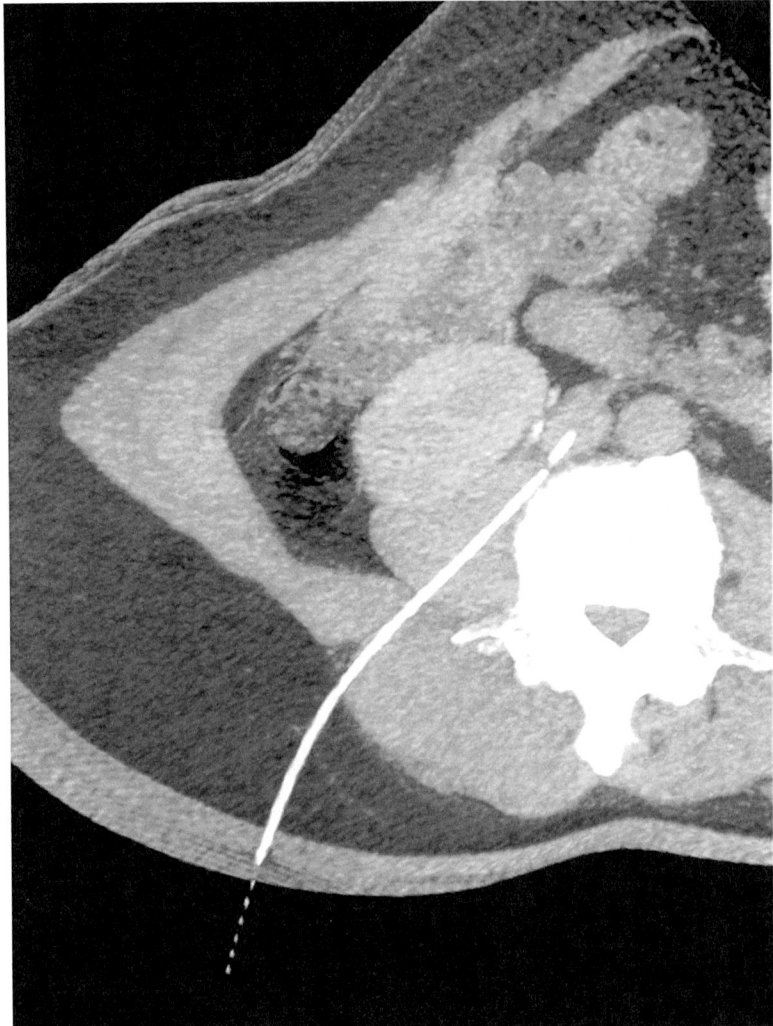

Abb. 14.4 Kontrastmittel-gestützte Computertomographie (schräge Reformation): Translumbal über die V. cava inferior eingebrachter Portkatheter

des Katheters am Eintritt in die V. cava inferior zu vermeiden (Abb. 14.4). Nach Etablierung des Zugangs zur V. cava inferior wird der Führungsdraht eingebracht, und der Patient wird in die Angiographie-Suite transferiert.

In domo erfolgt die Punktion der V. cava inferior mittels Cone-Beam-CT in der Angiographie. Auf diese Weise wird der Eingriff in nur einem Raum und ohne Notwendigkeit einer Umlagerung des Patienten durchgeführt.

Unter Durchleuchtung wird die Nadel über den Führungsdraht entfernt. Es erfolgt der Wechsel auf einen stabilen Wechseldraht über eine 4-F-Schleuse oder einen Dilatator. Die nachfolgenden Schritte werden analog zur transhepatischen Portanlage durchgeführt (Abschn. 14.1). Die Portkammer wird auch hier am ventrolateralen Oberbauch unterhalb des Rippenbogens implantiert, sodass der Katheter subkutan dorsal entlang der rechten Flanke verläuft.

Literatur

Citla Sridhar D, Abou-Ismail MY, Ahuja SP (2020) Central venous catheter-related thrombosis in children and adults. Thromb Res 187:103–112. https://doi.org/10.1016/j.thromres.2020.01.017

Denny DF Jr (2011) Venous access salvage techniques. Tech Vasc Interv Radiol 14(4):225–32. https://doi.org/10.1053/j.tvir.2011.05.006

Ge X, Cavallazzi R, Li C, Pan SM, Wang YW, Wang FL (2012): Central venous access sites for the prevention of venous thrombosis, stenosis and infection. Cochrane Database Syst Rev. 14(3):CD004084. https://doi.org/10.1002/14651858.CD004084.pub3

Grözinger G, Grosse U, Syha R, Hoffmann R, Partovi S, Nikolaou K, Stahl S, Königsrainer A, Thiel K, Thiel C (2018) CT-guided translumbar placement of permanent catheters in the inferior vena cava: description of the technique with technical success and complications data. Cardiovasc Intervent Radiol 41(9):1356–1362. https://doi.org/10.1007/s00270-018-1961-9

Roland Hennes

▷ Die Portexplantation wird oft als „kleiner" und unbedeutender Eingriff unterschätzt. Ports, die meist länger als 5 Jahre im Körper verblieben sind, können ausgedehnte Verwachsungen im Gefäßsystem verursachen. Solche Situationen stellen eine operative Herausforderung dar, die eine subtile Herangehensweise und ein sehr gutes methodisches Vorgehen benötigen.

Die Portexplantation ist der notwendige Eingriff zur Entfernung des Portkatheter, mit unterschiedlichsten Indikationen. Anhand einer Studie des Studienzentrums der Chirurgischen Universitätsklinik Heidelberg wurden die Indikationen zur Portexplantation an 438 Patienten untersucht, wobei 385 Patienten in die Studie eingeschlossen werden konnten (Fischer et al. 2008). Hier war in erster Linie die Infektion für 46,2 % der Ex-

plantationen verantwortlich. Es folgte das Therapieende in 129 Fällen (33,5 %) sowie 44 Thrombosen (11,4 %) und 22-mal kam es zu einer Dysfunktion (5,7 %). Weitere, unspezifische Gründe gab es bei 12 Patienten (3,1 %).

Mechanische Komplikationen wie Kippen, Verdrehen der Portkammer oder das Abknicken des Portkatheter treten selten auf, führen dann aber oft dazu, dass die Portkammer nicht punktierbar ist oder der Portkatheter nicht aspirier- und spülbar ist. Falsche Handhabung der Portkammerpunktion mit Nadeln ohne eine nicht stanzende Spitze führt zur Zerstörung der Silikonmembran der Portkammer und in der Folge zum Paravasat (Abb. 15.1 und 15.2). Solche Situation sind eindeutige Indikationen zur Revision und Portexplantation (Walser 2012).

Weiterhin kann es bei länger einliegenden Portkathetern, die über 5 Jahre im Körper verblieben sind, zur Materialermüdung und z. B. zum Lochfrass an der Kupplung des Portkatheters zur Portkammer kommen (Abb. 15.3), mit Austritt von Paravasaten, oder bei weiter peripher gelegenen Paravasaten durch Einrisse im Kathetermaterial bei einem Armport (Abb. 15.4 und 15.5) Eine weitere Indikation wäre ein Umscheidungsthrombus (Ausgeprägter Umscheidungsthrombus) (Abb. 15.6), der den Katheter komplett umfasst, sodass eine Aspiration von Blut und ein Fluss über den Katheter nicht mehr möglich sind. Auch solche Portkatheter müssen entfernt werden. Manchmal ist es

R. Hennes (✉)
Klinik für Allgemein-, Viszeral- und Transplantationschirurgie, Universitätsklinikum Heidelberg, Heidelberg, Deutschland
E-Mail: Roland.Hennes@med.uni-heidelberg.de

Ergänzende Information Die elektronische Version dieses Kapitels enthält Zusatzmaterial, auf das über folgenden Link zugegriffen werden kann https://doi.org/10.1007/978-3-662-67271-6_15. Die Videos lassen sich durch Anklicken des DOI Links in der Legende einer entsprechenden Abbildung abspielen, oder indem Sie diesen Link mit der SN More Media App scannen.

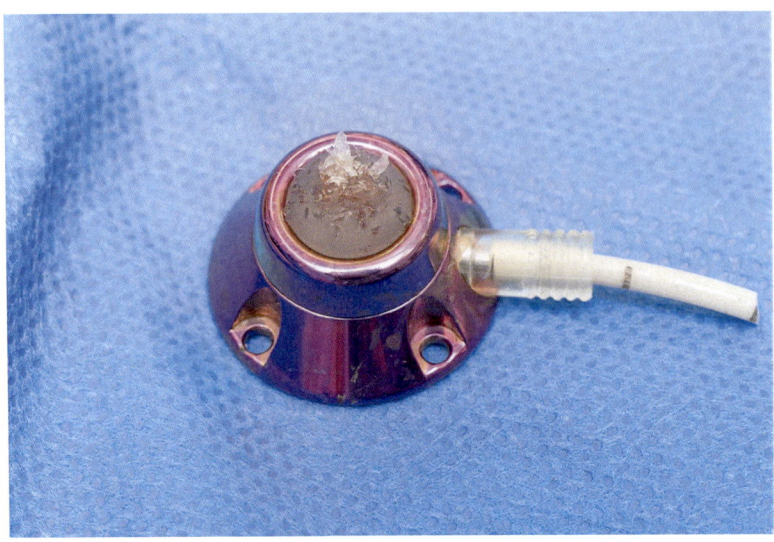

Abb. 15.1 Zerstörung der Silkonmembran durch falsche Punktionstechnik und falsche Nadelauswahl. (© R. Hennes; alle Rechte vorbehalten)

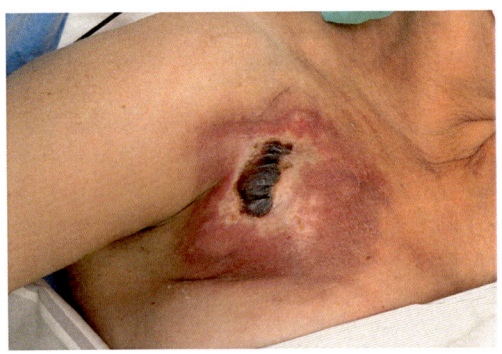

Abb. 15.2 Paravasat nach Gabe von Chemotherapie mit Hautnekrose. (© R. Hennes; alle Rechte vorbehalten)

auch der Wunsch des Patienten, den Port zu entfernen. Hierbei sollte die Patientin/der Patient ausführlich über den Nutzen und die Funktion des Portkatheters aufgeklärt werden. Oft wird vergessen, dass gerade bei implantierten Hochdruckports die weiterführende Diagnostik über den Port für das CT und MRT eine gute und notwendige Funktion des Portkatheters für den Patienten darstellt.

Insgesamt sollte die Indikation zur Portexplantation immer sorgfältig gestellt werden. Gerade frühzeitige Explantationen bei eben erst beendeter erster Chemotherapie sehen wir sehr kritisch, denn oft ist der weitere Krankheits- und Heilungsverlauf der Patienten noch nicht absehbar und der Port wird noch gebraucht. Diese Aufklärung muss sehr sorgfältig durchgeführt werden, damit der Portkatheter nicht vorzeitig entfernt wird und in der weiterführenden Diagnostik dann beispielsweise die erneute Indikation zur weiteren Chemotherapie indiziert werden muss. Dies bedeutet für den Patienten eine erneute Operation, die vermeidbar ist.

Eine weitere Indikation ist gegeben, wenn der Portkatheter über fünf Jahre im Körper verblieben ist (siehe Kap. 3 – Materialien für Porteingriffe). Nach fünf Jahren können Ermüdungserscheinungen auftreten und die Gefahr von Katheterbrüchen und Komplikationen ist durch das Material gegeben. Hier empfehlen wir einen Wechsel des Portkatheters in modifizierter Seldinger-Technik, der in der Regel problemlos durchzuführen ist.

Das operative Vorgehen kann über das Video *Portexplanation* angesehen werden (Abb. 15.7).

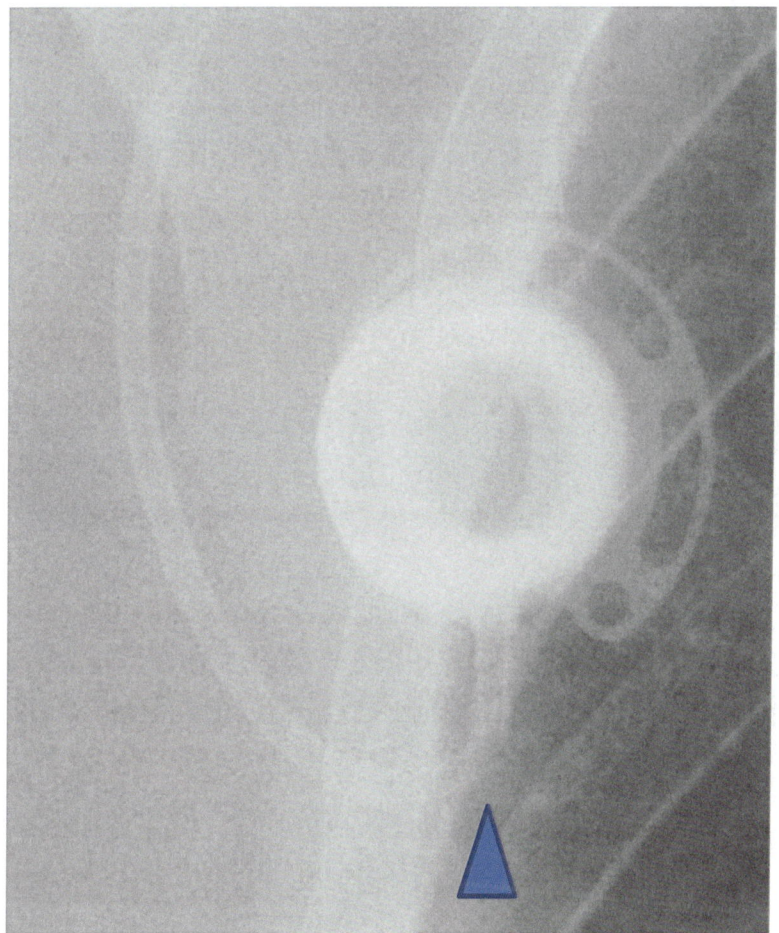

Abb. 15.3 Bruch an der Katheterkupplung durch Materialermüdung. (© R. Hennes; alle Rechte vorbehalten)

15.1 Operatives Vorgehen der standardisierten Portexplantation

1. Nach der Lokalisation der Portkammer, was in der Regel anhand der alten Operationsnarbe einfach gelingt, erfolgt die spindelförmige Umschneidung der Narbe im Operationsbereich, z. B. im Bereich der Mohrenheim'schen Grube. Die Portexplantation stellt immer die Gelegenheit dar, ein besseres kosmetisches Ergebnis herzustellen, indem die Narbe exzidiert wird. Dies wird von uns regelmäßig durchgeführt (Abb. 15.8, 15.9).
2. Nach Entfernung der Narbe erfolgt die regelhafte Darstellung des Portkatheters, der als

Erstes entfernt werden sollte. Da sich der Katheter oft im Narbengewebe „versteckt", ist der einfachste Schritt, den Katheter aufzufinden, darin gegeben, dass man die Katheterkupplung (Konnektion) zur Portkammer hin aufsucht und diesen mit einer Klemme anhebt (Abb. 15.10). Danach kann man mit einem monopolaren elektrischen Messer auf den Portkatheter eingehen und ihn auf kurzer Strecke freilegen.
3. Nach Darstellung des Portkatheters lässt sich dieser durch einfaches Ziehen, ggf. mit einer Klemme, entfernen (Abb. 15.11). Das zunächst der Portkatheter entfernt wird, begründet sich darin, dass bei einer scharfen Präparation im Narbengewebe der Portkat-

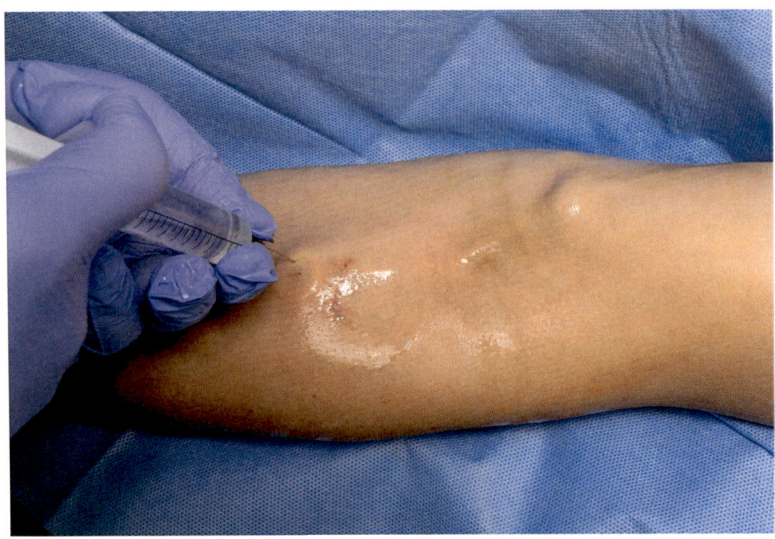

Abb. 15.4 Darstellung des Paravasats bei Katheterbruch in der Ellenbeuge bei einem Armport. (© R. Hennes; alle Rechte vorbehalten)

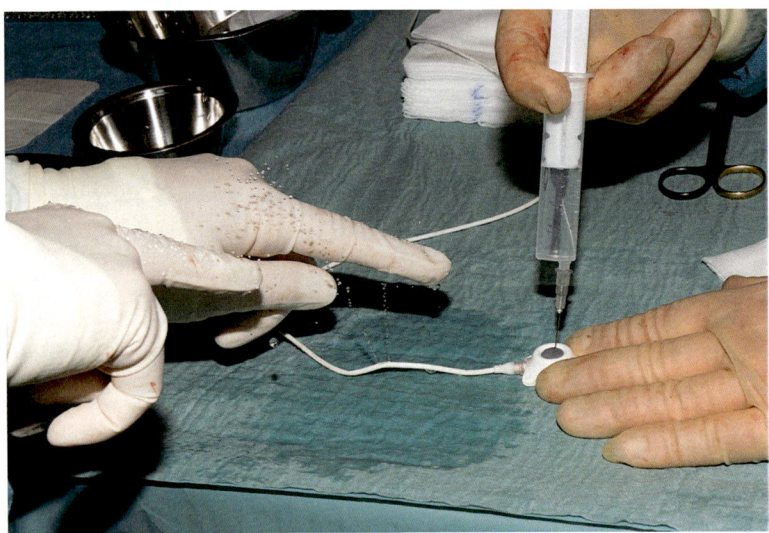

Abb. 15.5 Nach Explantation des Armports: Darstellung des Katheterbruchs. (© R. Hennes; alle Rechte vorbehalten)

heter durchtrennt werden kann und es möglich ist, dass dieser in das venöse System abfließt und dann aufwendig interventionell, beispielsweise aus der Lungenstrombahn, geborgen werden muss.

▶ **Praxistipp** Die Entfernung des Portkatheters aus der Vene sollte als erster Schritt bei der Portexplantation erfolgen, bevor die Portkammer entfernt wird. Das Risiko der Durchtrennung und Abgang des Katheters nach zentral ist ansonsten gegeben!

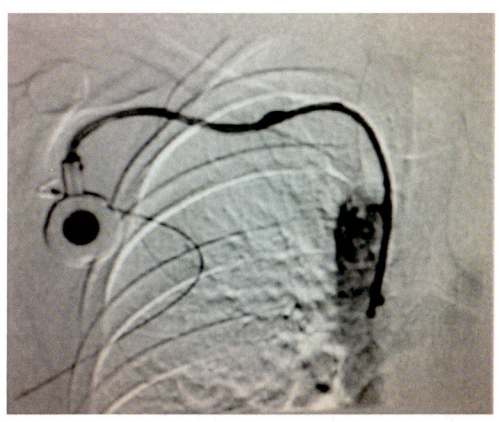

Abb. 15.6 Ausgeprägter Umscheidungsthrombus. (© R. Hennes; alle Rechte vorbehalten)

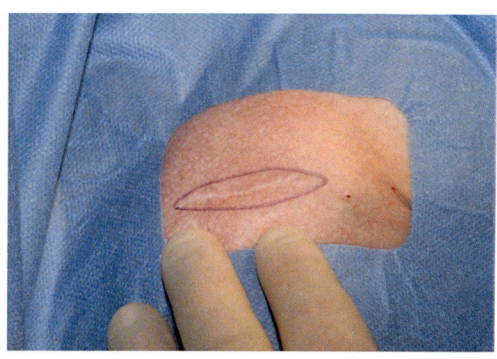

Abb. 15.8 Anzeichnen der Schnittführung für die spindelförmige Exzision der Narbe. (© R. Hennes; alle Rechte vorbehalten)

4. Nach Entfernung des Portkatheters aus dem Gewebe werden die Verwachsungen an der Portkammer mit dem elektrischen Messer oder auch mit dem Skalpell gelöst. Hierbei ist darauf zu achten, dass die durch die unterschiedlichen Operationsverfahren teilweise auflösbaren oder nicht resorbierbaren Fäden vorgefunden werden. Im Fall der nicht resorbierbaren Fäden müssen diese aufgesucht, durchtrennt und aus dem Gewebe entfernt werden (Abb. 15.12). Nach Lösen aller Verwachsungen kann dann der gesamte Portkatheter entnommen werden.

▷ **Praxistipp** Sollte sich der Katheter nicht einfach aus der Vene entfernen lassen, ist zunächst zu prüfen, ob der Katheter mit einem nicht resorbierbaren subkutanen Faden an die Vena cephalica oder im Umgebungsgewebe fixiert ist. Das bedeutet, den Katheter entlang seines darstellbaren Verlaufs freizulegen.

5. Der verbliebene Situs mit der typischen epithelialen Auskleidung um die Portkammer sollte nicht reseziert werden. Dies ist wichtig, weil dies unnötige Blutungen aktiviert und zu postoperativen Hämatomen führen kann.

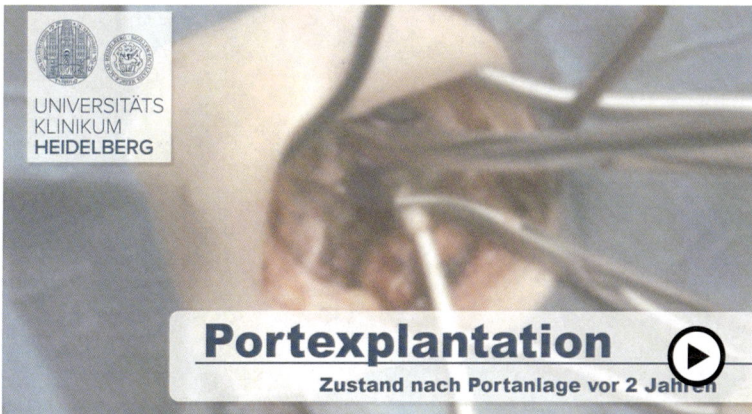

Abb. 15.7 Portexplantation. (© R. Hennes; alle Rechte vorbehalten). Bitte verwenden Sie zum Abspielen dieses Videos die SN More Media-App und scannen Sie die folgende URL: ▸ https://doi.org/10.1007/000-bes.

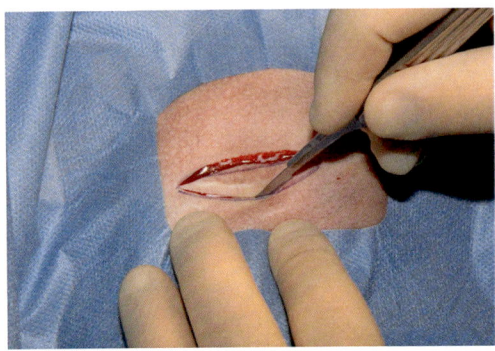

Abb. 15.9 Spindelförmige Exzision der Narbe. (© R. Hennes; alle Rechte vorbehalten)

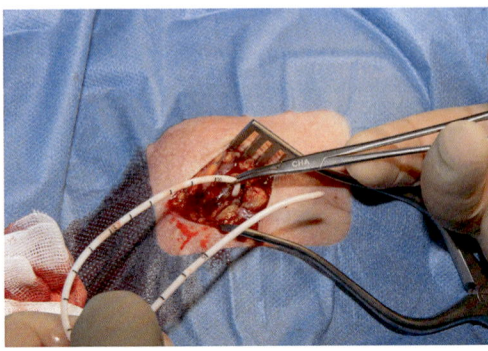

Abb. 15.11 Herausziehen des Katheters aus der Vene. (© R. Hennes; alle Rechte vorbehalten)

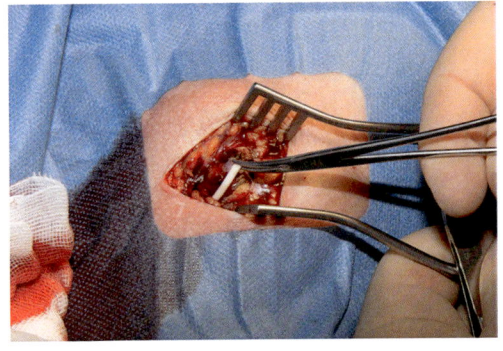

Abb. 15.10 Anheben des Katheters an der Konnektion (© R. Hennes; alle Rechte vorbehalten)

Diese epitheliale Auskleidung sollte einfach belassen werden.
6. Danach erfolgt eine ausgiebige Spülung und Kontrolle auf Bluttrockenheit. Sorgfältige Blutstillung mit der Diathermie. Der Verschluss der Wunde kann je nach Konstitution und Ausprägung der subkutanen Fettschicht in zweireihiger Nahttechnik fortlaufend oder in Einzelknopfnahttechnik erfolgen.

Der ehemalige Eingang des Portkatheters zur Vena cephalica oder Vena subclavia muss nicht explizit aufgesucht werden. Hier genügt es,

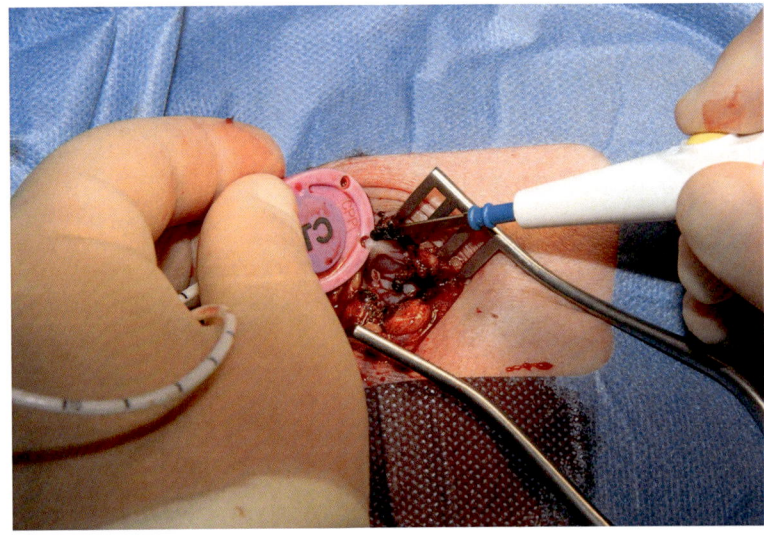

Abb. 15.12 Lösen der Verwachsungen an der Portkammer mit dem Elektrokauter. (© R. Hennes; alle Rechte vorbehalten)

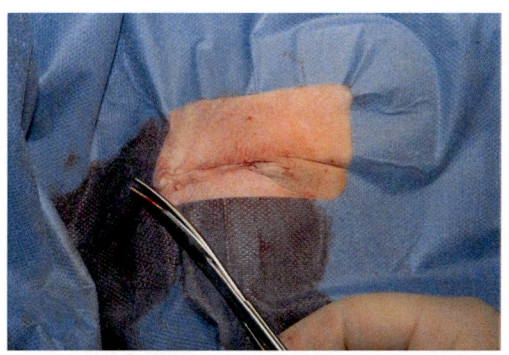

Abb. 15.13 Wundverschluss mit resorbierbarer Intrakutannaht. (© R. Hennes; alle Rechte vorbehalten)

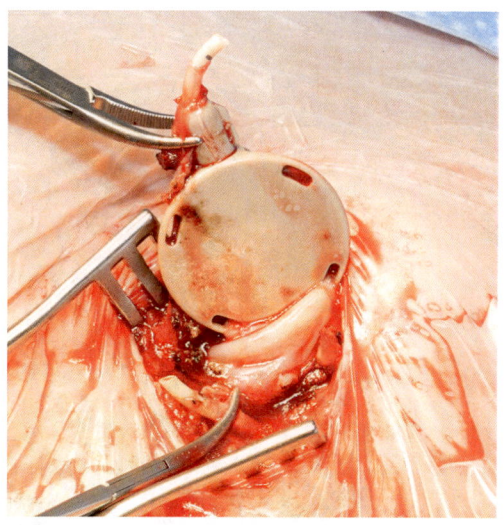

Abb. 15.14 Freilegung der Portkammer mit seinen Verwachsungen. (© R. Hennes; alle Rechte vorbehalten)

eine Durchstechung in diesem Bereich vorzunehmen, die im Rahmen der Subkutannaht erfolgen kann. Durch das Kulissenphänomen der Gewebe verschieben sich die einzelnen Schichten übereinander, sodass eine Nachblutung aus diesem Bereich nicht zu befürchten ist. Mit einer sorgfältig durchgeführten Blutstillung und tiefgreifender Subkutannaht, die alle Kompartimente so verschließt, dass keine Hohlräume entstehen, ist auch die Gefahr einer Nachblutung und Hämatombildung weitgehend ausgeschlossen.

7. Verschluss der Hautwunde mittels einer resorbierbaren Naht bei unauffälligem Situs und Therapieende. Bei Infektionen und Eiterbildung um die Portkammer, offene Wundbehandlung (Abb. 15.13).

15.2 Operatives Vorgehen bei Verwachsungen und Komplikationen der Portexplantation

Grundsätzlich können Verwachsungen des Portkathetersystems mit dem umgebenden Gefäß bei jedem Port vorkommen. Regelhaft sehen wir die Verwachsungen und Einscheidung der Portkammer mehr oder weniger ausgeprägt bei allen Ports bereits nach mehreren Wochen.

Diese Verwachsungen lassen sich mit dem Elektrokauter (bei Titanports mit dem Skalpell) leicht lösen und die Portkammer problemlos darstellen (Abb. 15.14).

Probleme machen intraluminäre Verwachsungen der Gefäße.

In der Regel werden starke Verwachsungen mit den Gefäßen jedoch meist bei Ports vorgefunden, die länger als 5 Jahre im Körper verblieben sind. Wie von Haindl (Kap. 3) beschrieben, treten nach fünf Jahren Materialermüdungen auf, die dazu führen, dass der Portkatheter neben einer Verwachsung auch brüchig ist und bei der Entfernung komplett durchreißen kann.

Es kann in dieser Hinsicht hilfreich sein, präoperativ eine Phlebographie mit Darstellung des Portkatheterverlaufs durchzuführen, um das Ausmaß der Verwachsungen abzuschätzen und das Vorgehen der Portexplanation zu planen. Schwierige Fälle können interdisziplinär oft gut gelöst werden, indem der interventionelle Radiologe den Port mit einer Schlinge entfernt (Abb. 15.15 und 15.16). Diese Technik ist auch bei abgerissenen Kathetern anzuwenden. Diese Technik konnte bei einem Zufallsbefund eines in die V. cava inferior dislozierten Katheters 2 Jahre nach Portanlage angewendet werden (Abb. 15.17). In Abb. 15.18 ist ein weiteres Beispiel für die Bergung eines dislozierten Katheters zu sehen, der im Rahmen einer Materialermüdung abgerissen war und wiederum interventionell geborgen werden konnte.

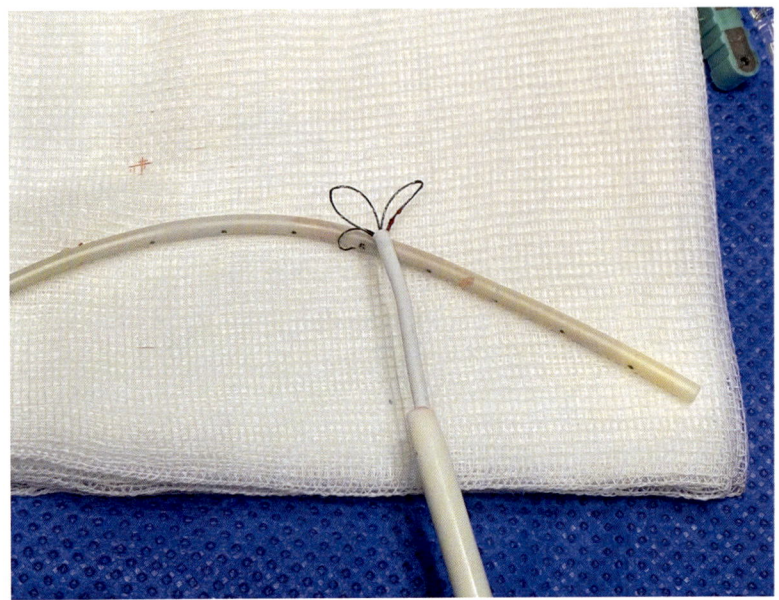

Abb. 15.15 Bergung eines abgerissenen Katheters mit Fassschlinge. (© R. Hennes; alle Rechte vorbehalten)

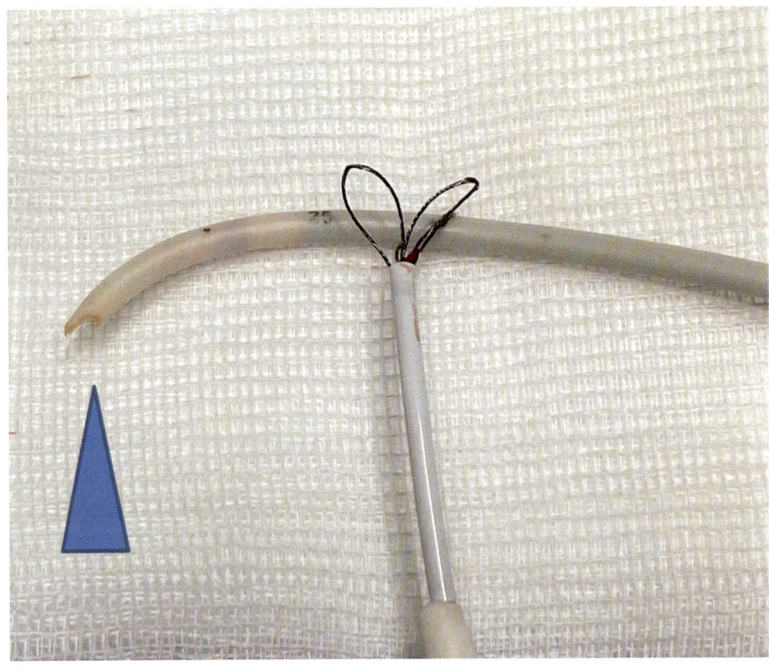

Abb. 15.16 Geborgener Portkatheter, mit Fassschlinge entfernt. Das blaue Dreieck zeigt auf die Lokalisation der Abrissstelle des Katheters. (© R. Hennes; alle Rechte vorbehalten)

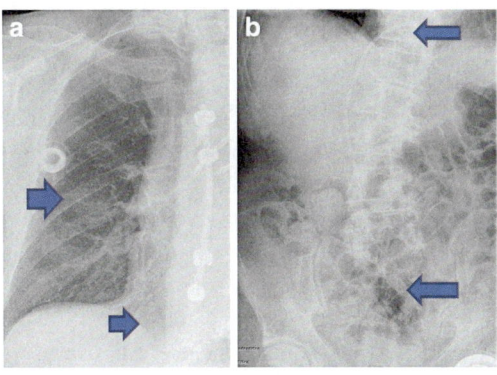

Abb. 15.17 **a,b** Zufallsbefund eines in die V. cava inferior dislozierten Katheters 2 Jahre nach Implantation. (© R. Hennes; alle Rechte vorbehalten)

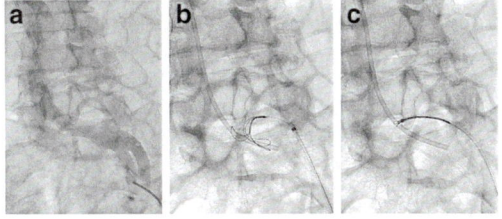

Abb. 15.18 **a-c** Einfangen des Portkatheters mit der Fassschlinge. Entfernung in toto über liegende Schleuse in der Leiste links. (© R. Hennes; alle Rechte vorbehalten)

Stellen sich unter Umständen ausgedehnte Verwachsungen entlang des gesamten Katheterverlaufs intraluminär da, sollte die Entscheidung zur definitiven Katheterbergung noch einmal neu überdacht werden.

Der Katheter kann für solche speziellen Fälle auch in situ belassen werden, falls das Risiko einer ausgedehnten Gefäßverletzung möglich ist. Hier sind solche fest und auf langer Strecke verwachsene Portkatheter ähnlich zu bewerten wie Schrittmacherkabel, die nicht entfernt werden.

15.3 Portentfernung mit Einbringen eines Führungsdrahtes zur Stabilisierung des Portkatheters bei altem Kathetermaterial

Die leidvolle Erfahrung, dass ältere Katheter brüchig werden und dann leicht abreißen können, führte zu der Überlegung, den Katheter von seinem Innenlumen zu stabilisieren, um dann über zwei Klemmen, die den Katheter mit dem innen liegenden Draht fassen, zu entfernen.

Operatives Vorgehen
Schritt 1
Sobald sich der Katheter intraoperativ nicht leicht ziehen lässt und eine typische Dehnung im Sinne „Gummibandes" aufweist, sollte der Portkatheter durch einen Führungsdraht von innen stabilisiert werden, d. h., dieser Führungsdraht wird unter Bildwandlerkontrolle in den Katheter eingeführt und stabilisiert den Katheter von innen. Zuvor wird der Katheter zur Portkammer durchtrennt und der Katheter mit einer Klemme gesichert (Abb. 15.14, 15.19 und 15.20).

Schritt 2 Fassen des Katheters mit zwei Klemmen, die jeweils immer wieder an anderen Stellen gesetzt werden, um einen Riss und Bruch des Kathetermaterials durch die Klemmen zu vermeiden.

Schritt 3 Durch drehende Bewegungen wird der Katheter dann langsam entfernt, ruckartige Bewegungen müssen unbedingt vermieden werden. Hier ist der Katheter langsam „mit Gefühl" zu entfernen und immer wieder umzugreifen und den Katheter durch drehende Bewegungen zu lösen ein wichtiges Vorgehen. Hierzu ist auch die Bildwandlerkontrolle wichtig, um zu sehen, dass sich der Katheter auch in die richtige Richtung bewegt und löst (Abb. 15.21).

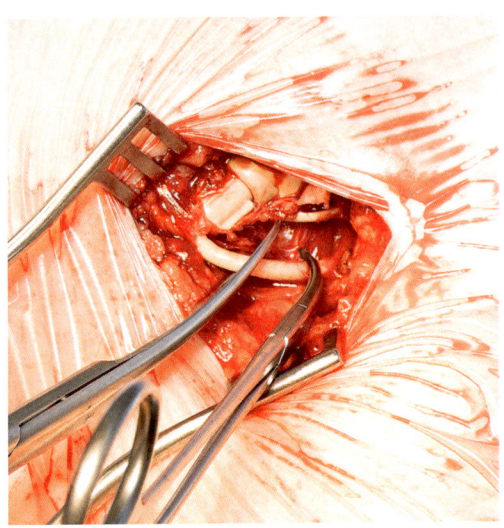

Abb. 15.19 Durchtrennung des Katheters zur Portkammer. Der Katheter wird zuvor mit einer Klemme gefasst und gesichert. ((© R. Hennes; alle Rechte vorbehalten)

Schritt 4 Nach Entfernung des Katheters, oft mit den typischen Fibrinbelägen (Abb. 15.22), sollte im Weichgewebe dann eine sorgfältige Umstechung erfolgen. Es kann hier nach Entfernung des Katheters mit anhängendem Fibrin zu einer Blutung kommen. Diese lässt sich regelhaft mit einer entsprechenden Durchstechung an der Stelle der Entfernung lösen.

Es hat sich gezeigt, dass die Katheter oftmals nur an einer Stelle regelhaft auf kurzer Strecke verwachsen sind. Meist sind sie am Übergang der Vena brachiocephalica in die Vena cava superior, wo der Katheter anliegt, verwachsen.

▶ **Praxistipp** Bei mit den Gefäßen verwachsenen Kathetern können diese durch Einbringen eines Führungsdrahtes von innen stabilisiert und anschließend einfacher entfernt werden, um einen Abriss des Katheters

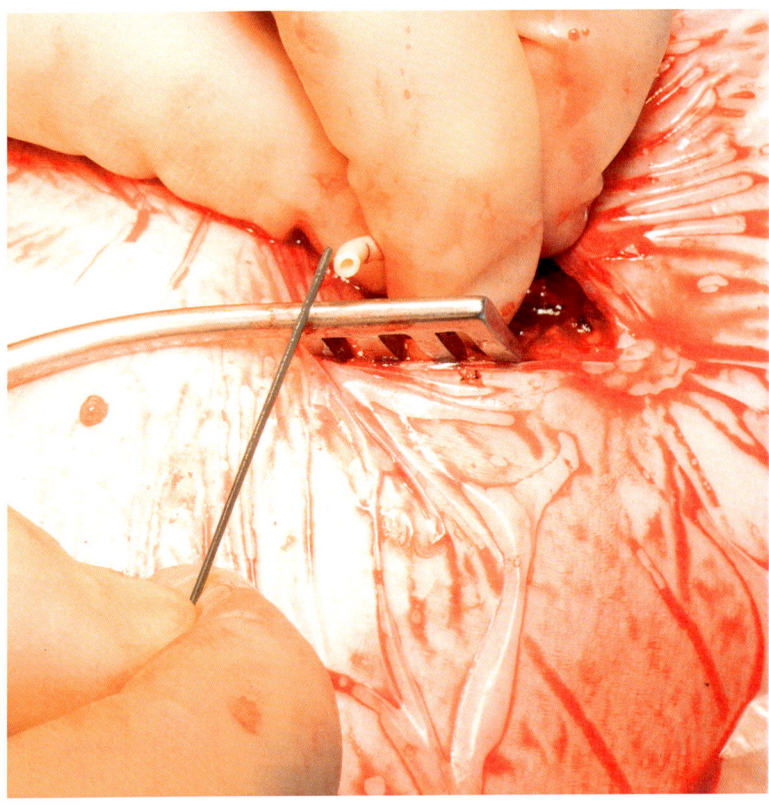

Abb. 15.20 Einbringen eines Führungsdrahtes zur Stabilisierung des Katheters. (© R. Hennes; alle Rechte vorbehalten)

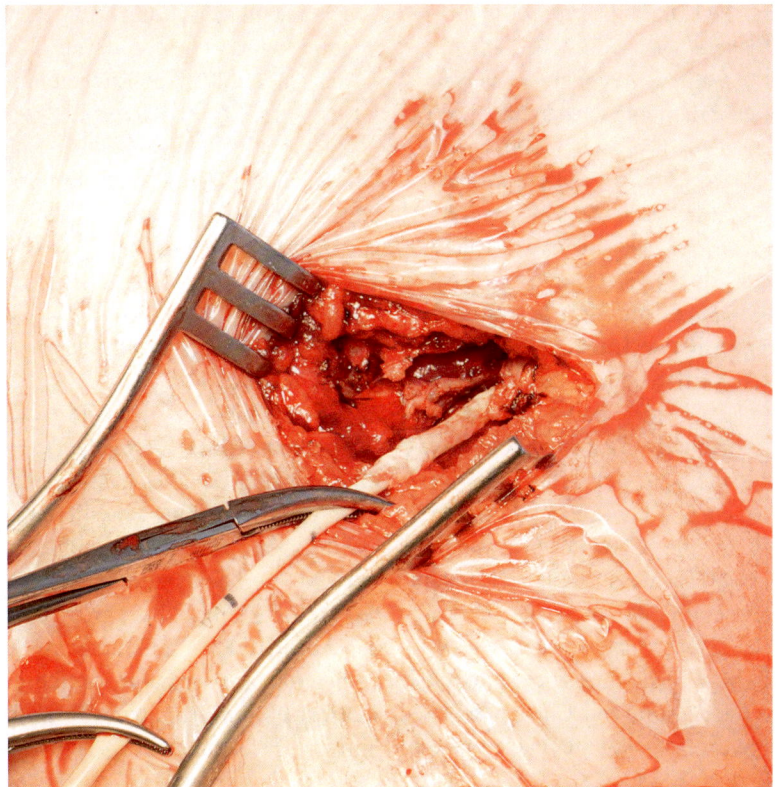

Abb. 15.21 Setzen von zwei Klemmen auf den Katheter und den darin befindlichen Führungsdraht. Dieser wird dann durch drehende Bewegungen gezogen. (© R. Hennes; alle Rechte vorbehalten)

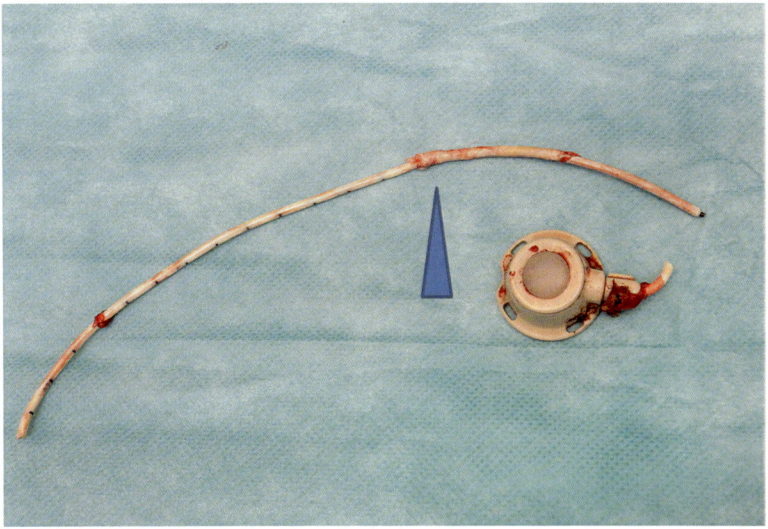

Abb. 15.22 Entfernte Portkammer und Portkatheter mit den anhängenden Verwachsungen. Das blaue Dreieck zeigt auf die Verwachsungen um den Katheter. (© R. Hennes; alle Rechte vorbehalten)

zu vermeiden. Die Entfernung von solch verwachsenen Kathetern ist selbstredend einem erfahrenen Operateur vorbehalten. Sollte nicht so viel Erfahrung mit solchen Situationen in der Klinik/Praxis vorhanden sein, dann ist es sicher ein gutes Vorgehen, den Katheter im Gewebe zu fixieren und den Patienten in ein Zentrum zur Explantation zu überweisen.

Fallbeispiel: Knöcherne Verwachsung des Portkatheters mit der Clavicula Eine weitere, seltene Komplikation besteht darin, dass Portkatheter, die durch Punktionstechnik eingebracht worden sind, eine Verletzung am Periost der Clavicula verursachen können und danach der Portkatheter knöchern an der Clavicula verwachsen ist (Abb. 15.23) (Hennes und Hofmann 2016). Bei diesem Fall zeigte sich eine knöcherne Verwachsung, sodass der Portkatheter abriss und erst durch eine unfallchirurgische Intervention mit Claviculaosteotomie geborgen werden konnte, nachdem das

Knochenmaterial um den Portkatheter entfernt wurde. Der entfernte Katheter zeigte ausgeprägte Verwachsungen um den Katheter (Abb. 15.24). ◄

Die Clavicula wurde nach Entfernung des Katheters wieder mit einer Plattenosteosynthese stabilisiert (Abb. 15.25).

15.4 Zusammenfassung

Portexplantation bei Kathetern, die länger als 5 Jahre im Körper verblieben, sind kein „Anfängereingriff", und gehören in die Hand eines erfahrenen Operateurs, da diese erhebliche Verwachsungen aufweisen können. Gegebenenfalls ist hier eine zusätzliche Diagnostik mittels CT oder einer Phlebographie notwendig, um das Ausmaß der intraluminären Verwachsungen zu beurteilen. Hier muss sorgfältig vorgegangen werden, um ein Abreißen des Katheters zu verhindern. Es können in diesem Zusammenhang

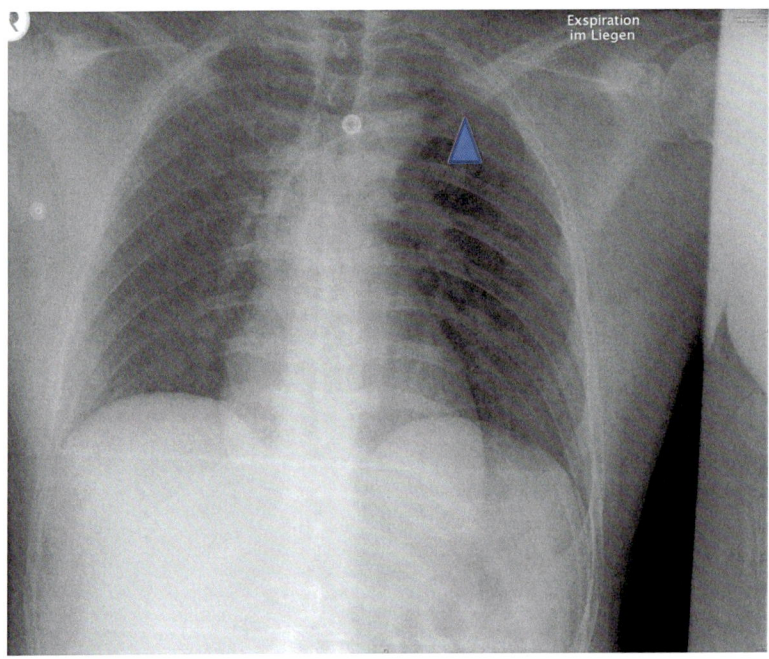

Abb. 15.23 Abgerissener Katheter, der knöchern an der Clavicula mit dem Periost verwachsen ist. Das laue Dreieck zeigt auf die Abrissstelle. (© R. Hennes; alle Rechte vorbehalten)

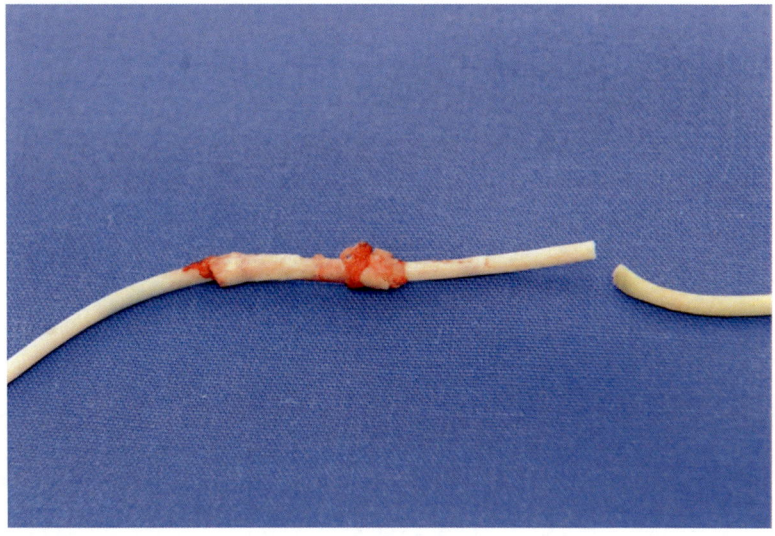

Abb. 15.24 Geborgener Katheter nach Claviculaosteotomie mit ausgedehnten Verwachsungen. (© R. Hennes; alle Rechte vorbehalten)

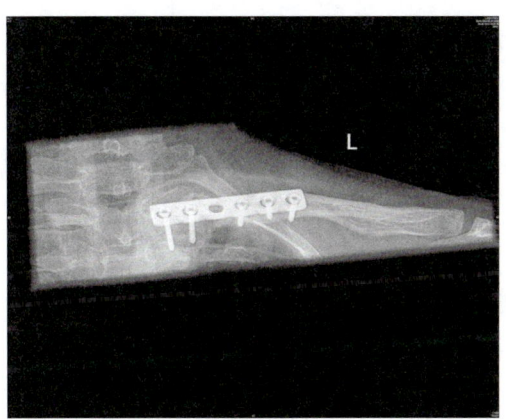

Abb. 15.25 Plattenosteosynthese nach Claviculaosteotomie und Entfernung des Katheters. (© R. Hennes; alle Rechte vorbehalten)

auch so ausgeprägte Verwachsungen diagnostiziert werden, dass der Katheter belassen werden sollte. Dies muss im Einzelfall entschieden werden. Ein sicheres Verfahren, welches das Abreißen der Katheter in der Regel verhindern kann, ist ein Führungsdraht in das Lumen des zu explantierenden Katheters einzuführen, um mit diesem den Katheter zu entfernen. Dieses Verfahren wurde im Portzentrum Heidelberg in den letzten Jahren entwickelt und regelhaft mit sehr gutem Erfolg angewendet.

Literatur

Fischer L, Knebel P, Schroder S et al (2008) Reasons for explantation of totally implantable access ports: a multivariate analysis of 385 consecutive patients. Ann Surg Oncol 15:1124–1129

Hennes R, Hofmann H (2016) Ports. Springer. ISBN 978-3-662-43640-0

Walser EM (2012) Venous access ports: indications, implantation technique, follow- up, and complications. Cardiovasc Intervent Radiol 35:751

Teil V
Management von Komplikationen bei Portoperationen

Intraoperative, postoperative und Spätkomplikationen der Portimplantation

16

Roland Hennes

▷ TrailerDie Beherrschung von unterschiedlichen Behandlungskonzepten für den Umgang mit auftretenden Komplikationen der Portanlagen ist die Voraussetzung für eine dauerhafte, erfolgreiche Anwendung eines zentralvenösen Katheters für den Patienten.

In diesem Kapitel werden Intraoperative, postoperative und Spätkomplikationen der Portimplantation unterschieden. Zu den möglichen intraoperativen Komplikationen der Portexplantation sehen Sie bitte Kap. 15. Bei der Vielzahl der individuellen Komplikationen beziehen wir uns auf die häufigsten und relevanten Entitäten.

Das Thema Infektionen wollen wir in diesem Kapitel nicht eingehender behandeln. Infektionen können zu jedem Zeitpunkt der Behandlung auftreten. Sehen Sie dazu auch Kap. 7. Das Thema ist ausgiebig im Lehrbuch Portpflege (Hennes und Müller 2021) behandelt.

In diesem Kapitel werden im Besonderen technische, mechanische und Material-Komplikationen behandelt.

R. Hennes (✉)
Klinik für Allgemein-, Viszeral- und Transplantationschirurgie, Universitätsklinikum Heidelberg, Heidelberg, Deutschland
E-Mail: Roland.Hennes@med.uni-heidelberg.de

16.1 Intraoperative Komplikationen

Wie in Kap. 4 zur Indikationsstellung beschrieben, bedarf es einer sorgfältigen und standardisierten Vorbereitung des Patienten, um einen möglichst komplikationsfreien intraoperativen Verlauf zu gewährleisten.

Eine gute Vorbereitung des Patienten minimiert die Komplikationen.

Hier spielt unter anderem die Auswahl der Operationsseite eine entscheidende Rolle (Biffi et al. 2009). Auch der Ausschluss von Thrombosen, Obliterationen der Gefäße, und der insgesamt freie venöse Abfluss zu Herzen bereiten den Boden für einen komplikationslosen, intraoperativen Verlauf. Neben der Wahl der Operationsseite ist die Wahl der Operationsmethode im Sinne der Endscheidung zur Punktion der V. Subclavia oder der Venae sectio der Vena cephalica essentiell für das mögliche Auftreten eines Pneumothorax. Anhand der randomisierten und prospektiven Multiicenter -Studie (Hüttner et.al 2019) , in der die Venae sectio der Vena cephalica mit der Punktion der V. subclavia verglichen wurde, konnte gezeigt werden , dass der Pneumothorax eine spezifische Komplikation der Punktion ist . Durch das Einbringen eines Portkatheter in die Vena cephalica via Venae section kann kein Pneumothorax verursacht werden (Abb. 16.1).

Risiken der Begleiterkrankungen im Sinne der internistischen Symptome sind präoperativ sorgfältig abzuklären. Auf diese wollen wir in diesem Kapitel nicht eingehen.

Management von Gefäßveränderungen
Eine der häufigsten Schwierigkeiten und der daraus entstehenden Komplikationen sind Gefäßveränderungen, die in Gefäßabbrüchen, Obliterationen, extraanatomischen Verläufen insbesondere bei Thrombosen und Voroperationen zu Tage kommen. Wie in Kap. 14 dargestellt, nutzen wir die modifizierte Seldinger-Technik als erweiterte Standardtechnik, um kleine Gefäße bis zu 0,5 mm für die Portanlage zu nutzen. Auch Gefäßverzweigungen im Verlauf der Vena cephalica zur Vena subclavia können so über Navigation mit einem Führungsdraht überwunden werden. Diese Technik kann natürlich für alle anderen Katheterimplantationen, wie über die Leiste oder die Vena jugularis externa und interna, genutzt werden.

Einfache, jedoch relevante mechanische Komplikationen sind Abknickungen des Katheters im Verlauf.

16.1.1 Fallbeispiel 1: Sero-Pneumothorax nach Punktion der Vena Sublavia

In Abb. 16.1 ist die deutliche Ausbildung eines Sero-Pneumothorax durch Punktion nach Anlage eines ZVK dargestellt. Die roten Markierungen zeigen den Sero-Pneumothorax.

16.1.2 Fallbeispiel 2: Beim Vorschieben des Portkatheters knickt der Katheter ab

Diese Situation kann durch einfaches Zurück- und erneutes Vorschieben des Katheters behoben werden; falls dies erneut auftritt, kann über einen Führungsdraht die Begradigung des Portkatheter erfolgen. Auch ein bewusstes Vor-

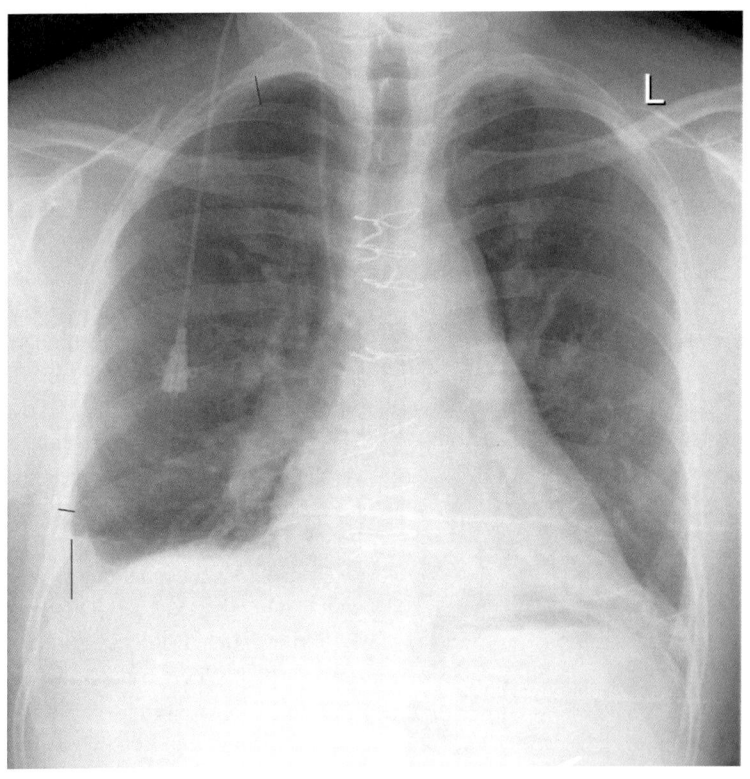

Abb. 16.1 Sero-Pneumothorax nach Punktion. Die roten Markierungen zeigen die Ausprägung des Sero-Pneumothorax an

schieben der Abknickung in den Vorhof hinein und ein unmittelbares Zurückziehen führen zur Begradigung des Katheters (Abb. 16.2).

16.1.3 Fallbeispiel 3: Fehllagen in der Vena azygos, Vena mammaria interna und Lungenvenen

Diese Fehlplatzierungen des Portkatheters treten nur selten auf (ca. 1 zu 2000 Katheteranlagen), Stellen für den Patienten jedoch ein ernsthaftes Problem dar und muss dringend revidiert und korrigiert werden (Ho et al. 2009; Talukder et al. 2017).

Die häufigsten Fehllagen betreffen die Vena mammaria interna (Abb. 16.3). Intraoperativ lässt sich mit einem Bildwandler in einer Durchleuchtungsebene die Vene nicht exakt verifizieren, dies gelingt beweisend nur mit einem CT des Thorax und einer Darstellung der Gefäße. Dies ist jedoch intraoperativ nicht relevant, entscheidend ist die Fehllage zu bemerken! Das „Heimtückische" dieser Fehlplatzierung: Die Portkatheterlage sieht in der intraoperativen Röntgendurchleuchtung scheinbar unauffällig aus, jedoch liegt der Katheter nicht zentral, nicht vor dem Vorhof. Oft ist auch die Aspiration von Blut über den Portkatheter möglich, dies ändert jedoch nichts an der Tatsache, dass der Portkatheter falsch liegt.

Im vorliegenden Fallbeispiel wurde die Fehllage sofort erkannt, da wir zur Positionierung der Portkatheter-Spitze kurz die Dauerdurchleuchtung nutzen. Liegt der Portkatether vor dem Vorhof, also zentral, „schwingt" der Portkatheter im Rhythmus des Herzens mit. Das ist der Beweis für die korrekte zentrale Lage. Im vorliegenden

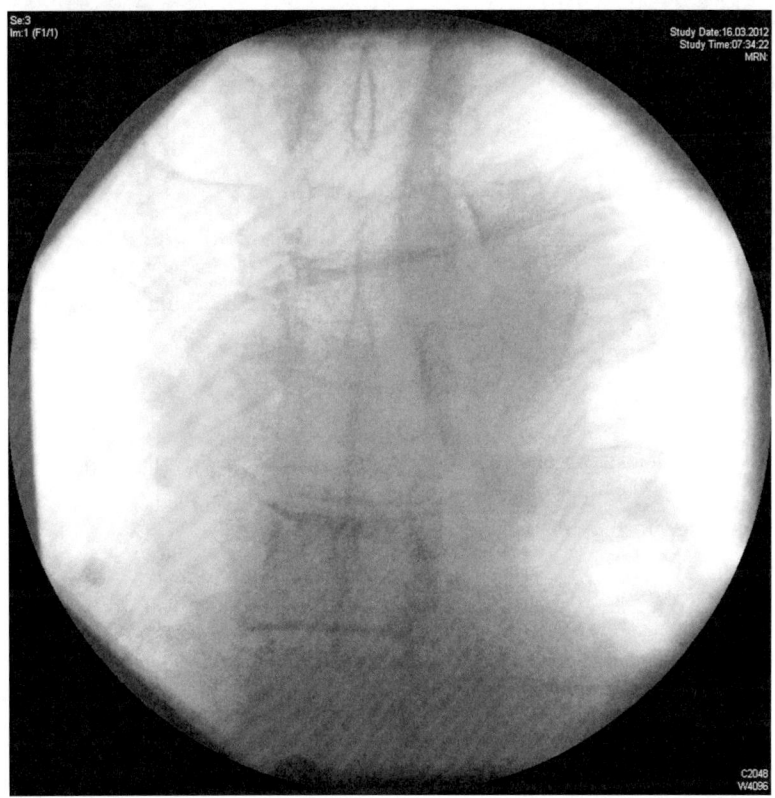

Abb. 16.2 Umknicken des Katheters beim Vorschieben zum Vorhof des Herzens. (© R. Hennes; alle Rechte vorbehalten)

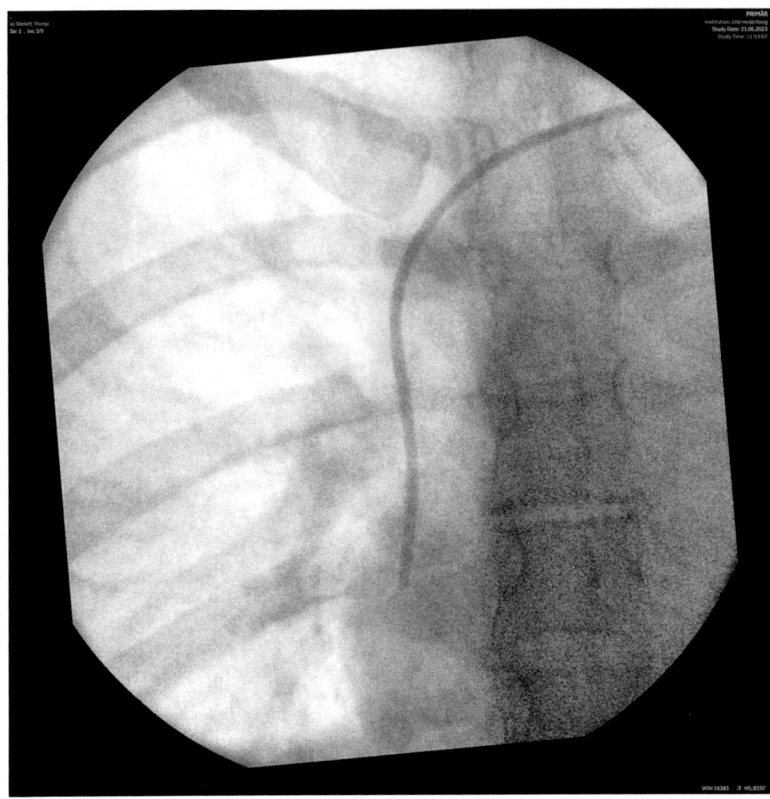

Abb. 16.3 Fehllage des Portkatheter – vermutlich V. mamaria interna. (© R. Hennes; alle Rechte vorbehalten)

Fall tat er dies nicht. Diese Prüfung der korrekten Portkatheter-Lage wird von jedem Operateur in unserer Klinik als Standard durchgeführt. Zur besseren Demonstration wurde Kontrastmittel intraoperativ in den Portkatheter injiziert. Man sieht deutlich den Rückfluss des Kontrastmittels (Abb. 16.4). Abb. 16.5 zeigt nach Korrektur die Lage des Portkatheter vor dem Vorhof. In Abb. 16.6 ist eine weitere Fehllage demonstriert. Vermutlich eine Fehllage in eine Lungenvene.

▶ **Praxistipp** Für die Prüfung der sicheren Platzierung des Portkatheters vor dem Vorhof ist die kurze intraoperative Dauer-Durchleuchtung zu nutzen. Damit kann die rhythmische Mitbewegung des Portkatheters mit dem Herzschlag nachvollzogen werden.

16.1.4 Fallbeispiel 4

Eine typische Situation während des Vorschiebens des Portkatheters zum Vorhof des Herzens ist die Fehllage in der Vena jugularis externa (Abb. 16.7).

Diese Fehllage lässt sich leicht korrigieren durch erneutes Zurückziehen auf Höhe der Vena subclavia. Mit dem aktiven Einatmen des Patienten kann der Katheter erneut vorgeschoben werden. Gelingt dies nicht, kann ein Führungsdraht in den Portkatheter eingebracht werden und mit ihm zum Vorhof des Herzens navigiert werden. Alternativ kann nur mit dem Führungsdraht navigiert werden und der Portkatheter wird zunächst entfernt.

Die Situation des umgeschlagenen Portkatheters in die Vena jugularis externa kann auch

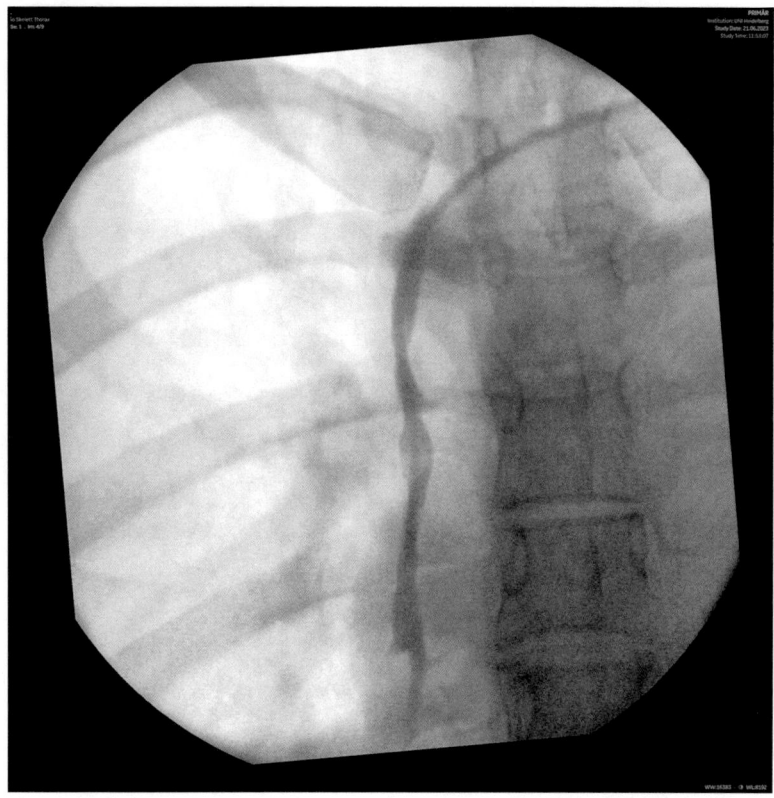

Abb. 16.4 Intraoperative Kontrastmittelgabe zur Darstellung der Fehllage des Portkatheters ohne Abfluss in die Vena cava superior. (© R. Hennes; alle Rechte vorbehalten)

als Spätkomplikation postoperativ auftreten. Oft gibt der Patient bei der Infusion über den Port einen Hals-/Kopfdruck an. Diese Beschwerden des Patienten müssen ernstgenommen werden und können durch eine Thoraxaufnahme mit Darstellung der Vena jugularis verifiziert werden.

Gründe für das postoperative Umschlagen des Portkatheters sind oft die zu kurz eingelegten Katheter, die nicht vor dem Vorhof des Patienten liegen.

Durch Husten kann der Katheter sich „aufschwingen" und umschlagen.

Diesen Vorgang kann man mit dem Patienten intraoperativ durchspielen und unter Bildwandler beobachten, ob der Katheter bei Hustenprovokation in die Vena jugularis umschlägt. Ist dies der Fall, muss die Portkatheter-Spitze etwas tiefer zum Vorhof eingelegt werden.

16.1.5 Fallbeispiel 5: Thrombosen im Verlauf der Vena subcalvia und brachiocephalica

Bezüglich der Hindernisse und Komplikationen, die zum Abbruch der Implantation führen können, sind insbesondere venöse Thrombosen zu nennen. Auch ein Vena cava superior Syndrom wäre eine Kontraindikation. Diese ausgedehnten Befunde werden jedoch in der Regel präoperativ erkannt. Wie in Abb. 16.8 dargestellt, konnte eine Thrombose der Vena subclavia mittels Kontrastmittelgabe verifiziert werden. Dieser Befund führte zum Abbruch der Operation. Soweit keine Kontrastmittelallergie vorliegt, ist die Gabe von Kontrastmittel eine wertvolle intraoperative Diagnostik, die hilft, einen Überblick über den venösen Abfluss zu erhalten und damit die Informationen, ob ein Operations-

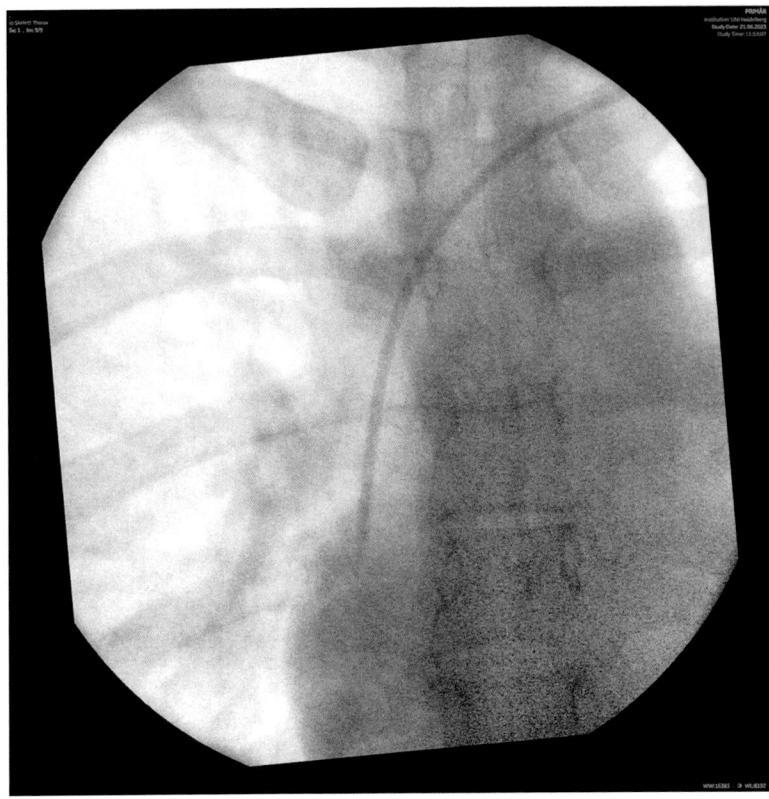

Abb. 16.5 Korrekte Lage des Portkatheter vor dem Vorhof des Herzens, nach Neuplatzierung und Revision der Fehllage (© R. Hennes; alle Rechte vorbehalten)

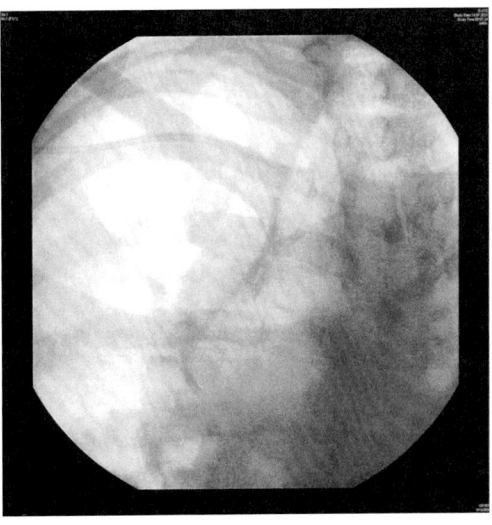

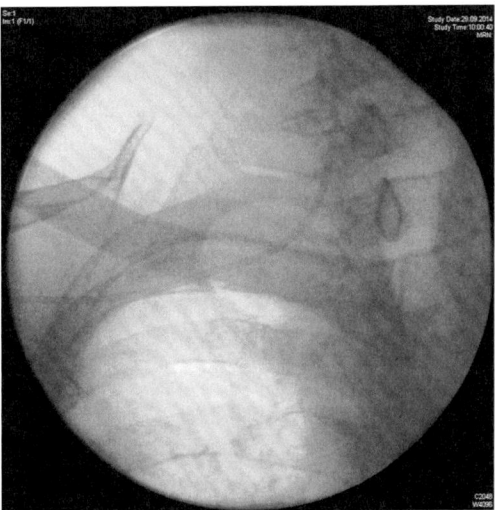

Abb. 16.6 Fehllage des Portkatheters, vermutlich Abzweigung in eine Lungenvene. (© R. Hennes; alle Rechte vorbehalten)

Abb. 16.7 Fehllage des Portkatheters durch Umschlagen des Katheters in der V. jugularis. (© R. Hennes; alle Rechte vorbehalten)

abbruch notwendig wird oder ob über eine Navigation mit einem Führungsdraht im Sinne der modifizierten Seldinger-Technik eine Portanlage möglich ist. In diesem Zusammenhang ist nochmals darauf hinzuweisen, dass präoperativ bei jeglichem Verdacht auf eine Thrombose im Thoraxbereich eine sonographische oder höherwertige Diagnostik erfolgen sollte.

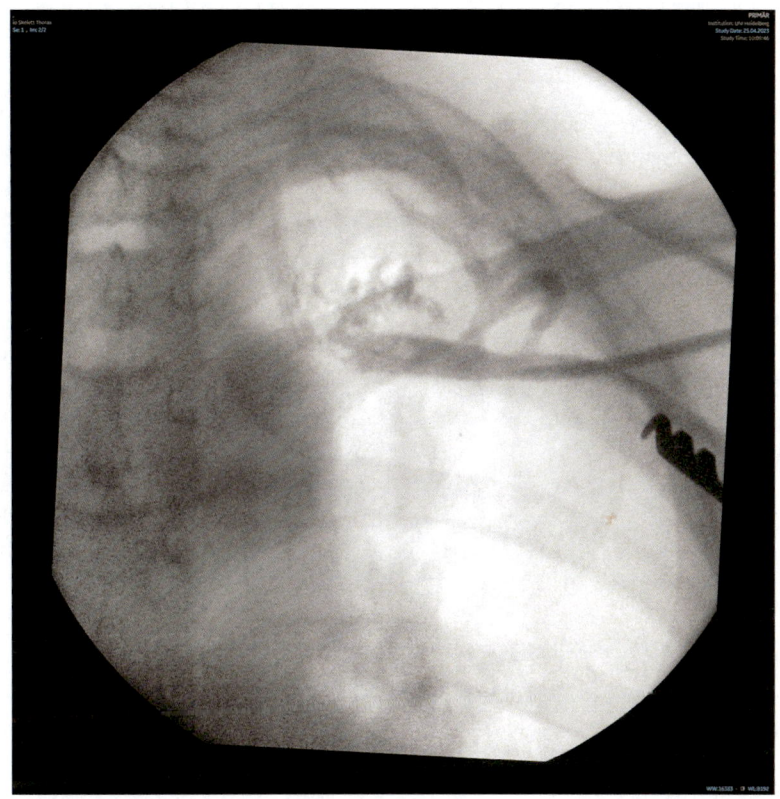

Abb. 16.8 Thrombose im Verlauf der Vena subclavia mit Abbruch des venösen Abflusses. (© R. Hennes; alle Rechte vorbehalten)

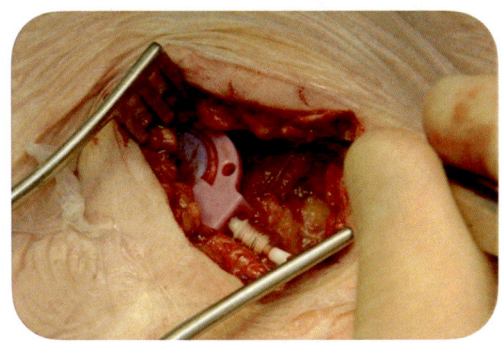

Abb. 16.9 Technischer operativer Fehler: Gekippte Portkammer bei Fehlender Fixierung auf der Faszie des M. pectoralis. (© R. Hennes; alle Rechte vorbehalten)

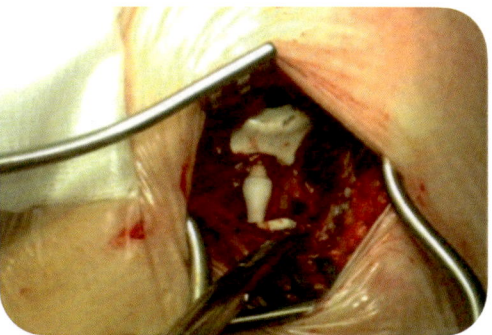

Abb. 16.10 Technischer operativer Fehler: Abknickung des Portkatheter hinter der Portkupplung. (© R. Hennes; alle Rechte vorbehalten)

16.1.6 Fallbeispiel 6: Technische Fehler während der Operation

Die genaue Kenntnis und Schulung, wie das zu implantierende Material anzuwenden ist, ist die Bedingung, um technische Fehler, wie in Abb. 16.9 und 16.10 dargestellt, zu vermeiden. Insbesondere weiche Silikon-Katheter neigen zur Knickbildung, während Polyurethan-Katheter dies nicht tun.

Silikon-Katheter können aufgrund ihrer Weichheit auch mit Ligaturen eingeengt werden. Dies sollte intraoperativ immer geprüft werden.

16.2 Postoperative Komplikationen

16.2.1 Fallbeispiel 6: Fehllage des Portkatheters in der Vena jugularis interna

Auch das Umschlagen in die Vena jugularis interna ist möglich.

Eine 53-jährige Patientin mit Mamma-Carzinom zeigte eine Dysfunktion des Ports, 3 Monate nach Anlage des Portkatheter.

In der Durchleuchtung zeigte sich, dass der Portkatheter in die Vena jugularis interna umgeschlagen war. Es kam zur Knickbildung am Scheitel des umgeschlagenen Katheters.

Zusätzlich kam es zur Bildung einer Fibrinscheide entlang des distalen Katheterabschnitts mit Okklusion der Katheteröffnung. So konnte ein retrograder Kontrastmittelaustritt an Perforationen der Fibrinscheide auf Höhe des distalen Katheters in der Vena brachiocephalica links beobachtet werden (Abb. 16.11).

16.2.2 Fallbeispiel 7: Bruch des Portkatheters bei einem Armport

Das eindrucksvolle Beispiel eines gebrochenen Katheters mit Paravasat ist eine wiederkehrende Komplikation, die wir immer wieder auch bei PICC-Kathetern beobachten (Abb. 16.12). Diese

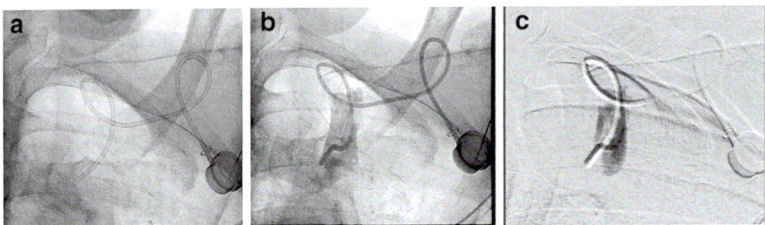

Abb. 16.11 a-c Portdysfunktion 3 Monate nach Portanlage: Katheter ist umgeschlagen in die V. jugularis interna mit Knickbildung am Scheitel des umgeschlagenen Katheters. Zusätzlich Bildung einer Fibrinscheide. (© R. Hennes; alle Rechte vorbehalten)

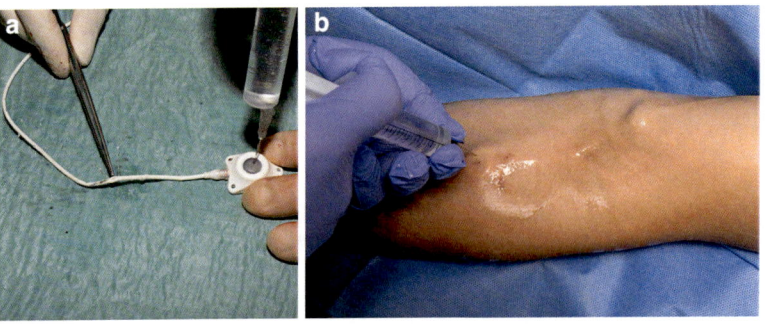

Abb. 16.12 a,b Bruch des Portkatheters mit Paravasat. (© R. Hennes; alle Rechte vorbehalten)

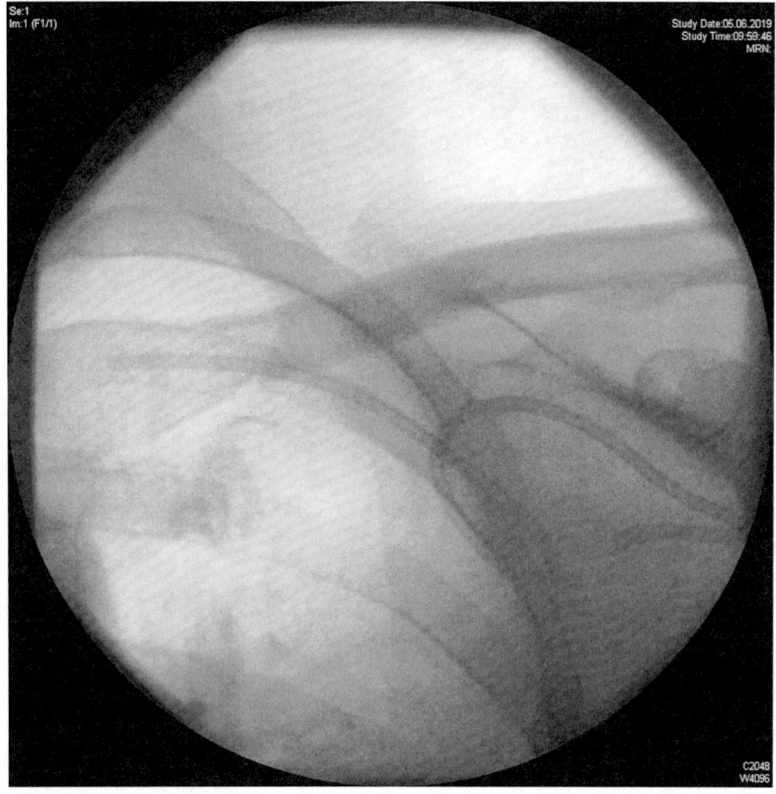

Abb. 16.13 Fehllage durch „Zurückziehen" des Portkatheters. (© R. Hennes; alle Rechte vorbehalten)

Materialermüdung ist offensichtlich durch die mechanische Überbeanspruchung durch die Armbeugung verursacht.

16.2.3 Fallbeispiel 8: Katheter-Fehllage

Das Retrahieren des Portkatheters mit Schleifenbildung und Fehllage des Portkatheters ist ein seltenes Phänomen. Beschwerdeangaben des Patienten bei Nutzung des Ports, mit Druckgefühl und Schwellung im Bereich der Clavicula und Brustbereich müssen immer ernstgenommen werden (Abb. 16.13).

16.3 Spätkomplikationen

16.3.1 Fallbeispiel 9: Falsche Auswahl der Portkammer

Die falsche Auswahl der Größe der Portkammer kann für den Patienten schwerwiegende Konsequenzen haben. Druckulcera mit Durchtritt der Portkammer durch die Haut verursacht regelmäßig Infektionen, die eine umgehende Revision/Portexplantation begründen. Wir halten deshalb verschiedene Portkammergrößen vor, um diese an die Konstitution des Patienten

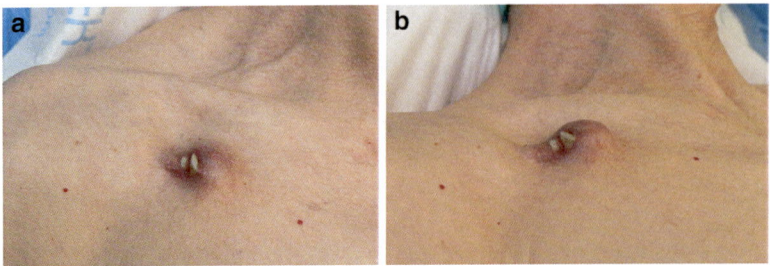

Abb. 16.14 a,b Durchwanderung der Portkammer durch die Haut. (© R. Hennes; alle Rechte vorbehalten)

anzupassen. Falls nur eine Portkammergröße verfügbar ist, sollten die Porttasche und die Lokalisation der Portkammer sorgfältig gewählt werden.

Bei sehr schlanken Patienten kann die Portkammer auch tiefer in die Muskulatur des M. pectoralis gesetzt werden, um die Problematik eines Druckulcus durch die Portkammer zu vermeiden. Die Durchwanderung einer Portkammer ist in Abb. 16.14 dargestellt.

16.3.2 Fallbeispiel 10: Materialermüdungen

Ports, die länger als 5 Jahre oder sogar länger als 10 Jahre im Körper verblieben sind, zeigen oft deutliche Materialermüdungen. Sehen Sie dazu auch Kap. 3.

Ports sind im Laufe der Jahre unterschiedlichsten Belastungen ausgesetzt:

unter anderem Chemotherapien, Ernährungslösungen, Blocklösungen und auch immer wieder Alkohollösungen, die dem Kathetermaterial direkt schaden können. Unsere Empfehlung ist, den Port nach 5 Jahren zu wechseln bzw. zu entfernen, falls er nicht mehr gebraucht wird (Abb. 16.15). In Abb. 16.16 a-c ist ein weiteres Beispiel einer Materialermüdung dargestellt.

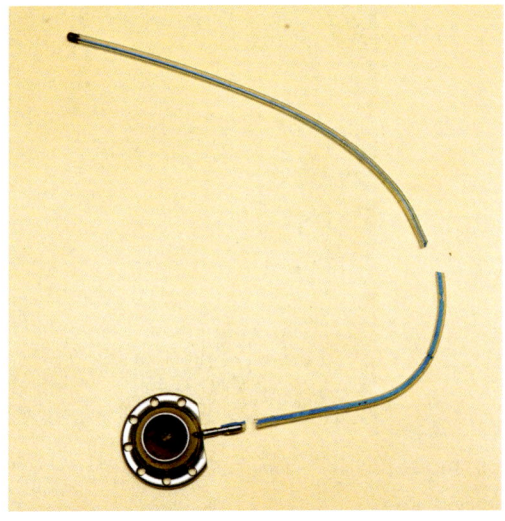

Abb. 16.15 12 Jahre alter Katheter mit Bruch des Katheters. Interventionelle Bergung des Katheters. (© R. Hennes; alle Rechte vorbehalten)

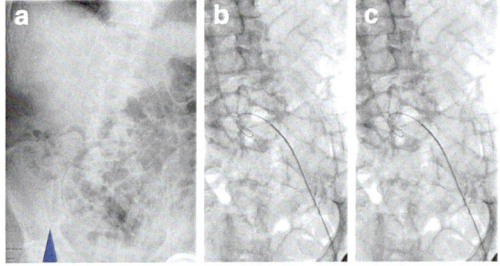

Abb. 16.16 a-c Zufallsbefund eines abgebrochenen Katheters, der interventionell geborgen werden konnte. (© R. Hennes; alle Rechte vorbehalten)

16.3.3 Fallbeispiel 11: Ausgeprägte intraluminäre Verwachsungen des Portkatheter

In Kap. 15 wurde bereits auf das Problem der Verwachsungen des Portkatheters mit dem Gefäßsystem eingegangen. Verwachsungen können insbesondere bei Portkathetern auftreten. die über lange Jahre im Körper verblieben sind. Es kann sinnvoll sein, eine Phlebographie oder CT vorzuschalten, um das Ausmaß der Verwachsungen abzuschätzen. In Abb. 16.17 ist ein Beispiel mit besonders starken Verwachsungen dargestellt. Beim Entfernen des Katheters kam es zu einem kleinen Einriss der Vena brachiocehalica (Abb. 16.18) als gedeckte Perforation, welche jedoch konserva-

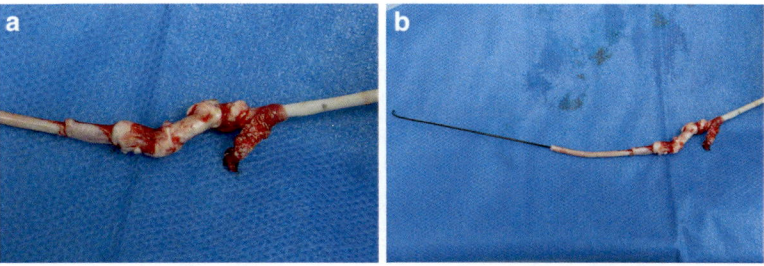

Abb. 16.17 a,b Stark verwachsener Portkatheter, der mit Führungsdraht geborgen werden konnte. (© R. Hennes; alle Rechte vorbehalten)

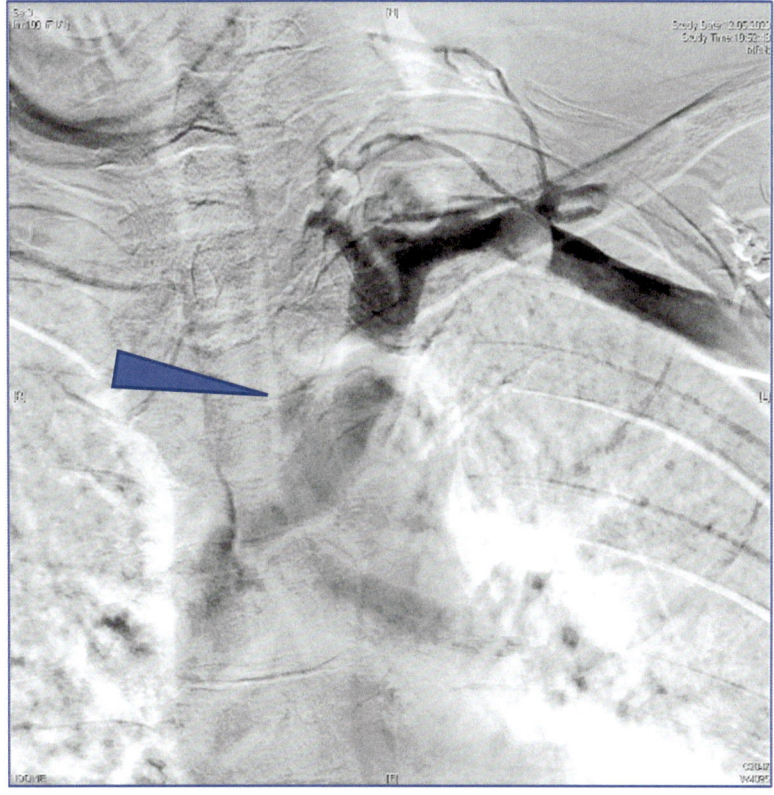

Abb. 16.18 Einriss der Vena brachiocephalica mit gedeckter Perforation. Der blaue Pfeil zeigt auf die Perforationsstelle. (© R. Hennes; alle Rechte vorbehalten)

tiv behandelt werden konnte. Der Patient hat diese Komplikation ohne weitere Beschwerden und Folgen überstanden. Solch eine seltene Komplikation, die jedoch aufzeigt, dass Portentfernungen mit starken Verwachsungen erhebliche Komplikationen mit sich bringen können, die auch lebensbedrohlich sein können.

Literatur

Biffi R, Orsi F, Pozzi S et al (2009) Best choice of central venous insertion site for the prevention of catheter-related complications in adult patients who need cancer therapy: a randomized trial. Ann Oncol 20:935–940

Hennes R, Müller G (2021) Portpflege. Springe. ISBN 978-3-662-60482-3

Ho M-L, Bhalla S, Bierhals A, Gutierrez F (2009) MDCT of Partial Anomalous Pulmonary Venous Return (PAPVR) in Adults. J Thorac Imaging 24:89–95

Lyen S, Wijesuriya S, Ngan-Soo E, Mathias H, Yeong M, Hamilton M, Manghat N, Lyen et al (2017) Anomalous pulmonary venous drainage: a pictorial essay with a CT focus. Journal of Congenital Cardiology 1:7. https://doi.org/10.1186/s40949-017-0008-4

Talukder S, Srinath SR, Behera A, Ganeshan D (2017) Accidental Catheterization of Left Partial Anomalous Pulmonary Venous Connection (PAPVC): A Rare Instance of Central Venous Access Malpositioning. J Cardiovascular Thoracic Surgery. 2(3):1–3. https://doi.org/10.15226/2573-864X/2/3/00116

Teil VI
Dokumentation und ökonomische Aspekte

Roland Hennes

▷ Zentralvenöse Katheter haben in der Onkologie und Ernährungsmedizin eine zunehmend zentrale Bedeutung in der Behandlung von Patienten, insbesondere die onkologischen Patienten profitieren dauerhaft von Portkathetern, die ihre Lebensqualität verbessern und ihnen die größte Bewegungsfreiheit für ihre Aktivitäten bieten. Diese Bedeutung der Ports ist vielen bekannt und gleichzeitig stellt sich die Herausforderung, diesen operativen Eingriff wirtschaftlich sowohl im ambulanten wie klinischen Bereich effizient abzubilden. Dazu sollen in diesem Kapitel einige wichtige Aspekte untersucht werden.

Nach Angaben der Gesellschaft der epidemiologischen Krebsregister in Deutschland e. V. gab es im Jahr 2021 520.000 onkologische Neuerkrankungen, Tendenz steigend. Auch nach den Angaben des Deutschen Krebsforschungszentrums Heidelberg (DKFZ) sind die Zahlen ansteigend und überschreiten inzwischen weit eine halbe Million onkologischer Neuerkrankungen in einem Jahr in Deutschland. Daraus ergibt sich ein Bedarf von ca. 180.000 Portimplantationen.

Neben den Portkathetern kommen auch verwandte Systeme wie Hickman-Katheter oder PICC-Katheter zum Einsatz. Hierbei kann jedoch klar unterschieden werden, dass Portkatheter die geringste Infektionsquote haben, die höchste Lebensqualität für körperliche Aktivitäten bieten, während die Liegedauer bei PICC-Kathetern nur 3 Monate – nach Herstellerangaben – beträgt. Der Hickman-Katheter hat als getunnelter Ernährungskatheter ebenso wie der PICC-Katheter den Nachteil der Ausleitung durch die Haut, wodurch sich verschiedene Aktivitäten, z. B. Schwimmen, verbieten. Weiterhin ist die Infektionsquote höher, auch die Liegedauer ist im Vergleich zu Portkathetern deutlich verkürzt.

Die Steigerung der Fallzahlen hat zur Folge, dass mit dem Anstieg von Krebs- und Ernährungspatienten die Anforderung an Portimplantationen nicht nur an Kliniken, sondern auch für den ambulanten Bereich deutschlandweit drastisch gestiegen sind.

Während auf der einen Seite erheblicher Bedarf an Portoperationen respektive Eingriffen für zentralvenöse Katheter besteht, sind auf der anderen Seite wenige Experten zu finden, die sich mit Schwerpunkt diesem operativen Thema widmen. So gibt es oft geringe Fallzahlen, die in kleinen und mittleren Häusern im Jahr abgebildet werden und damit auch die Erfahrung

R. Hennes (✉)
Klinik für Allgemein-, Viszeral- und Transplantationschirurgie, Universitätsklinikum Heidelberg, Heidelberg, Deutschland
E-Mail: Roland.Hennes@med.uni-heidelberg.de

und Expertise für komplexe und schwierige Venenverhältnisse nicht in ausreichender Erfahrung besteht. Des Weiteren wird von vielen Kollegen die Meinung gehegt, dass eine Portimplantation ein „einfacher" und zu „vernachlässigender" Anfängereingriff sei. Dem muss an dieser Stelle eindeutig widersprochen werden. Gerade für die qualitativ gute Versorgung eines Krebs-Patienten ist die Anlage eines zentralvenösen Katheters in Form eines Portkatheters eine anspruchsvolle und wichtige chirurgische Leistung für den Patienten, damit der Outcome im Rahmen der dann durchzuführenden ambulanten, aber auch klinischen Behandlung funktioniert.

Um eine Portoperation wirtschaftlich und ökonomisch abzubilden, bedarf es eines gut durchdachten und gelebten Standards, der vom operativen Setting über die Operationsmethoden und auch über die Nachbetreuung der Patienten im Rahmen der Portpflege in guten Standards und Evidenz durchgeführt wird (Vonlanthen R 2011).

Im Rahmen der PORTAS-3-Studie (Hüttner et al. 2019) wurden beispielsweise die Verfahren der Punktionstechnik und der Venaesectio-Technik gegenübergestellt. Hinsichtlich der Komplikationen und Aussagen gab es ein klares Resultat: Der evidenzbasierte Standard für die Portimplantation sollte die Venae-sectio-Technik für den Ersteingriff sein. Sie zeigt klare Vorteile im Hinblick auf die Komplikationsrate. Bezogen auf die Ökonomie und Wirtschaftlichkeit für den Porteingriff hat die Erfahrung und Expertise des Operateurs erheblichen Einfluss. In einer Beobachtungsstudie (Werba, Hennes 2023) an 149 Patienten konnte die Wirtschaftlichkeit genauer untersucht werden, wobei sich auch hier bestätigte, dass in geübten Händen eine durchschnittliche Schnitt-Naht-Zeit für eine Portimplantation von 10–15 min. erreichbar ist. Dies muss in Bezug gesetzt werden zu den Kosten einer OP-Minute, die natürlich abhängig vom ambulanten OP oder einem Zentral-OP mit ca. 100 € zu berechnen ist. Ein

standardisiertes Vorgehen mit einer durchschnittlichen Schnitt-Naht-Zeit von 15 min zu 40 min., wie sie in vielen Kliniken vorzufinden ist, macht dann einen deutlichen Unterschied in der Wirtschaftlichkeit, wie dieser Eingriff abgebildet werden kann.

Aus eigener Erfahrung von über 20.000 Eingriffen für zentralvenöse Katheter – vorwiegend- Ports, kann festgestellt werden, dass dieser Eingriff für die meisten Patienten in Lokalanästhesie durchgeführt werden kann. Gegebenenfalls verabreichen wir bei psychisch angestrengten Patienten zusätzlich eine Analgosedierung, ggf. auch eine Vollnarkose. Das stellt im Portzentrum Heidelberg jedoch eher eine Ausnahme dar. Bei 1798 Eingriffen im Jahr 2023 für zentralvenöse Katheter im Portzentrum Heidelberg werden 73 Patienten in Analgosedierung oder Vollnarkose für die Anlage eines Portkatheters operativ behandelt. Alle anderen Patienten wurden in Lokalanästhesie operiert. Dies ist insbesondere wirtschaftlich ein klarer Unterschied, da hier der Operateur die Lokalanästhesie selbst verabreichen kann und ein zusätzlicher Personalaufwand für die Anästhesie nicht notwendig ist.

Eine Portoperation sollte wenn möglich in einem ambulanten OP-Bereich durchgeführt werden, um den Haupt-OP zu entlasten. Idealerweise sollte die Portimplantation in einem eigenständigen Ambulanz-OP durchgeführt werden. Die meisten Kliniken haben i. d. R. Möglichkeiten, einen ambulanten OP-Bereich zu nutzen, welcher vom Haupt-OP räumlich getrennt ist. Dies muss unbedingt favorisiert werden, um eine Wirtschaftlichkeit abzubilden.

Ein anderer Aspekt ist, dass manche Kliniken mit diesen Eingriffen oft „überfordert" sind, da die Ressourcen fehlen, um diesen Eingriff durchzuführen. Hier kann es eine gute Möglichkeit sein, diese Eingriffe in eine Klinik oder ambulanten Bereich zu konzentrieren, im Sinne eines Portzentrums/Zentrums für zentralvenöse Eingriffe, um hier Ressourcen in synergetischer Form zu nutzen.

Mit steigender Zahl der Implantationen steigt zwangsläufig auch die Expertise des operativen und pflegerischen Teams. Die Komplikationsraten, die durch den operativen Eingriff verursacht werden, sind gering. Dies kann auch im Portzentrum Heidelberg bestätigt werden: Intraoperative Komplikationen, insbesondere Infektionen, stellen eine Rarität dar, trotz der Komplex-Patienten, die teilweise in Aplasie oder einer deutlichen Immunsuppression operiert werden müssen.

Um andere operative Komplikationen wie Fehllage des Katheters und Verletzungen der Lunge auszuschließen, empfehlen wir, die Anlage über eine intraoperative Röntgendurchleuchtung durchzuführen. Muss die Punktionstechnik für die Implantation des Portkatheter durchgeführt werden, sollte diese Maßnahme unter Ultraschall-Kontrolle erfolgen. Diese Empfehlung sind deshalb so wichtig, weil gerade bei Katheter-Implantationen im Rahmen von Rezidiv-Eingriffen oder Patienten, die mit Thrombosen und Voroperationen zur Portanlage kommen, die Röntgenkontrolle und Ultraschalluntersuchung Komplikationen vermeidet. Dazu muss angesprochen werden, dass die Favorisierung in manchen ambulanten Operationsbereichen über EKG immer ein Defizit besitzt, dass, wenn der Katheterverlauf extraanatomisch oder durch andere Gründe behindert ist, man ohne eine Durchleuchtung keine Möglichkeit hat, den Portkatheter korrekt zu platzieren. Dieser Umstand begründet die grundlegende Forderung eines mobilen Bildwandlers für den EKG-Einsatz.

Neben der Vorhaltung von verschiedenen Methoden zur Anlage eines zentralvenösen Katheters ist es ebenso wichtig, den Patienten intraoperativ gut zu führen. Gerade wenn der Eingriff in lokaler Betäubung durchgeführt wird, ist vonseiten der Pflege eine intensive Betreuung des Patienten notwendig. Im Rahmen der durchgeführten Beobachtungsstudie an 149 Patienten konnte gezeigt werden, dass die Patientenzufriedenheit intraoperativ und dann auch postoperativ zur Pflege des Ports sehr gut beurteilt wurde. Es liegt nach unserer Ansicht daran, dass auch die Betreuung des Patienten intraoperativ mit einer wertschätzenden Kommunikation und Führung des Patienten gewährleistet ist. Für ein verantwortliches Vorgehen ist es natürlich notwendig, Komplex-Patienten in einem Zentrum für zentralvenöse Katheter vorzustellen, damit man sich in der ambulanten operativen Einheit nicht mit einem solchen Patienten überfordert, speziell dann, wenn eine postoperative Überwachung stationär erfolgen sollte.

Abrechnung

Die Leistung der Anlage eines zentralvenösen Katheters, ob Port oder Hickman, ist im Ambulanten Operieren § 105 geregelt. Während die Anlage eines Portkatheters beispielsweise im stationären Setting erfolgt, wird sie den Leistungen für die Hauptdiagnose zugeordnet. Für die teilstationäre Aufnahme mit alleiniger operativer Versorgung für das zentralvenöse System kann die Leistung abgerechnet werden. Deshalb sollte eine gute Planung des Eingriffes im Rahmen des § 105 über die ambulanten Praxen und Einrichtungen wie auch die klinischen Einrichtungen erfolgen.

Abrechnung für eine Port-Operation nach § 115b

Für eine Portoperation können die Materialkosten der Operation gesondert abgerechnet werden.

Damit eine Zentralisierung und ein ambulantes wie klinisches Portzentrum entstehen kann, ist für eine finanzwirtschaftliche Planung im Sinne des zuvor Genannten nachfolgende Kapitalbedarfsplanung notwendig. Diese Angaben sind Richtwerte für Material und Ausstattung, wie ein Operationssaal für die Anlage von zentralvenösen Kathetern geplant werden kann.

Investitionsbedarf

1 Röntgengerät zur Durch-leuchtung (C-Bogen)	ca. 60.000 €
5 Instrumenten-Sets mit 19 Inst-rumenten	à ca. 1500 €
1 OP-Tisch	ca. 30.000–40.000 €
1 OP-Leuchte	ca. 14.000 €
Hinzu kommen Betriebsmittel wie der Port, als Hochdruckport (je nach Abnahmemenge und Fa-brikat)	ca. 80–120 €
1 Abdeck-Kit für den OP und Ver-band	ca. 25,00 €
Punktionsset	ca. 20,00 €
Führungsdraht	ca. 18–25,00 €
Kontrastmittel	ca. 2,50 €
Portnadeln	ca. 4,50 €
Sterilisation pro Instrumenten-Set	ca. 12,00 €

Hinzu addieren sich die Dokumentation mit Computern und weiterem Equipment.

Gerade die Einführung eines OP-Kits für die Port-Operation bei entsprechender Fallzahl hat sich im Portzentrum Heidelberg äußerst bewährt, hier sind auch die Operationsmäntel, Handschuhe und Fäden sowie Kompressen und Spritzen enthalten. Das bedeutet, dass die Richt-zeit für die Operation sich durch ein Operations-Kit erheblich verkürzt. Im Portzentrum haben Messungen ergeben, dass ein Richten des OP-Tisches für eine Port-Operation 5–7 min beträgt. Auch dies führt zu einer deutlichen Verkürzung der Nutzung des Operationsraumes und entsprechender Reduzierung der OP-Minuten.

Zusammenfassend kann festgestellt werden, dass zum einen eine Fokussierung und Zentralisierung von Kliniken und Praxen für die Anlage von zentralvenösen Kathetern sehr sinnvoll ist. Es erhöht die Expertise der agierenden Operateurinnen und Operateure. Gleichzeitig ist die Komplikationsrate gering. Die Auslastung des OPs ist effektiv und lässt eine optimale Nutzung zu. Bei entsprechenden Fallzahlen und Anbindungen an onkologische Kliniken und onko-logische Praxen kann die Attraktivität eines Portzentrums wirtschaftlich sehr interessant werden. In dieser Hinsicht wäre die Stationierung eines solchen Zentrums in Großstädten bzw. im Einzugsbereich von onkologischen Kliniken zu suchen. Mit der Zentralisierung im Sinne eines Portzentrums kann auch die Weiterversorgung der Patienten besser gewährleistet werden. Die Komplikationsrate ist gering, die Versorgungsqualität hoch und die Patientenzufriedenheit dadurch optimiert. Sehr wichtig ist die Standardisierung der operativen Methoden. Es müssen verschiedene Methoden für die entsprechenden Patienten vorgehalten werden, ebenso die Standardisierung der intra- und postoperativen Betreuung der Patienten und nicht zuletzt eine Standardisierung der Portpflege mit Schulung aller Mitarbeiter, sowohl der Pflege als auch der Ärzte, die die Portpunktion postoperativ durchführen. Hier sind insbesondere die hygienischen Aspekte, die rechtlichen Aspekte und auch das Expertenwissen über das Material essenziell (Hennes und Müller 2021).

Sowohl die operativen Eingriffe als auch die Pflege von Portpatienten sollten mit neuen Qualitätsstandards im Sinne einer Exzellenz-Chirurgie und einer, evidenz-basierten kompetenten Pflege weiterentwickelt werden, Solch eine Entwicklung für eine exzellente Behandlung wird zu einer verbesserten Versorgungs- und Lebensqualität der Patienten beitragen, die auch wirtschaftlichen Ansprüchen genügt.

Literatur

Hennes R, Müller G (2021) Portpflege. Springer. ISBN978-3-662-60482-3
Hennes R (2023) PMCF Beobachtungsstudie, in Veröffentlichung
Hüttner et al. (2019) Primary open versus closed implantation strategy for totally implantable venous access ports. Ann Surg
Vonlanthen R, Slankamenac K, Breitenstein S et al (2011) The impact of complications on costs of major surgical procedures: a cost analysis of 1200 patients. Ann Surg 254:907–913

Stichwortverzeichnis

GPSR Compliance

The European Union's (EU) General Product Safety Regulation (GPSR) is a set of rules that requires consumer products to be safe and our obligations to ensure this.

If you have any concerns about our products, you can contact us on ProductSafety@springernature.com

In case Publisher is established outside the EU, the EU authorized representative is:

Springer Nature Customer Service Center GmbH
Europaplatz 3
69115 Heidelberg, Germany

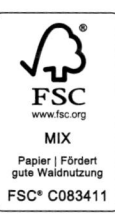

Zeitfracht Medien GmbH
Ferdinand-Jühlke-Straße 7
99095 Erfurt, Deutschland
produktsicherheit@kolibri360.de